中医名家

辨治 老年病

经验集萃

关雪峰 刘悦 张帆◎主编

全国百佳图书出版单位
中国中医药出版社
·北京·

图书在版编目（CIP）数据

中医名家辨治老年病经验集萃／关雪峰，刘悦，张帆主编 . —北京：中国中医药出版社，2024.2

ISBN 978-7-5132-8539-1

Ⅰ.①中… Ⅱ.①关… ②刘… ③张… Ⅲ.①老年病-中医临床-经验-中国-现代 Ⅳ.①R259.92

中国国家版本馆 CIP 数据核字（2023）第 216841 号

中国中医药出版社出版

北京经济技术开发区科创十三街 31 号院二区 8 号楼

邮政编码 100176

传真 010-64405721

唐山市润丰印务有限公司印刷

各地新华书店经销

开本 787×1092 1/16 印张 14.75 字数 229 千字

2024 年 2 月第 1 版 2024 年 2 月第 1 次印刷

书号 ISBN 978-7-5132-8539-1

定价 69.00 元

网址 www.cptcm.com

服 务 热 线 010-64405510

购 书 热 线 010-89535836

维 权 打 假 010-64405753

微信服务号 zgzyycbs

微商城网址 https：//kdt.im/LIdUGr

官 方 微 博 http：//e.weibo.com/cptcm

天猫旗舰店网址 https：//zgzyycbs.tmall.com

如有印装质量问题请与本社出版部联系（010-64405510）

序

　　放眼当下，我国正处于人口老龄化快速发展阶段，习近平总书记在党的二十大报告中强调"推进健康中国，把保障人民健康放在优先发展的战略位置"。如何科学、有效地保障老年人健康已成为当代医疗工作者最为关注的问题之一。中医药作为中医学的重要组成部分，素来具备形神统一、个体化辨证论治的诊疗特点，在治疗老年病、慢性病方面具有得天独厚的优势。数千年来，历代医家在漫长的研讨与实践过程中将临床各科与传统的养生方法紧密结合，对各类老年疾病的防治进行了颇为详尽的论述。

　　本书从历史沿革出发，系统整理了历代名医名家老年病防治理论与经验，从收录的老年医学经典专著中总结老年病论治思想及在治疗过程中所涉及的理、法、方、药，带读者领略传统各派名医名家论治老年病的医术风采，从实战出发，展现名医名家守法严而不拘、变法活而不乱的遣方用药经验，博采众长，加深读者对老年病理论与辨证论治实践的理解和掌握。基于此，本书作者团队依托中华中医药学会老年病分会，在对历代先贤医著医案进行较为全面整理的基础上，特撰《中医名家辨治老年病经验集萃》一书，期冀能为学界各位同仁提供启迪，为广大临床工作者提供参考。认真总结这些名医名家的医疗经验，既是中医学术工作的当务之急，对于指导临床实践，保驾老年人健康亦颇具实用价值。

　　中华中医药学会老年病分会愿本书能够为广大老年患者群体服务，为推进健康中国建设和积极应对人口老龄化国家战略贡献微薄之力。

中华中医药学会老年病分会

2024 年 1 月

编写说明

老年疾病的临床特点是"正虚""病程长"。本书为历代名医名家中医药论治老年疾病的理论和验案集萃，共分为四章，前两章为清代以前及清代的医家论治老年病的理论及验案，第三、四章为近现代医家论治老年病的理论及验案。全书以中医论治老年病思想的历史沿革为主线，旨在体现传承精华、守正创新的老年病中医药诊疗思路，充分发挥中医药在老年人健康维护、疾病预防和康复中的积极作用，持续增加老年人中医药健康服务供给，推进中医药健康服务能力的提升。

需要说明的是，本书名为《中医名家辨治老年病经验集萃》，古代老年人年龄界定以40岁为界，称之为"盛年"，故本书中所收录的古代老年医案患者年龄为40岁及以上。按照《中医老年病学》中的标准，老年人的年龄界定为60岁及以上的人群，故本书中所收录的现代老年医案患者年龄为60岁及以上。

历代中医老年病医著医案汗牛充栋、浩如烟海，其中有诸多行之有效的复方验药和独特丰富的临床经验。倘若本书能为读者带来启发，为更多老年人带去健康，便是对我们的最大宽慰。

《中医名家辨治老年病经验集萃》编委会

2024 年 1 月

目 录

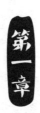

清代以前中医名家老年病防治理论与经验

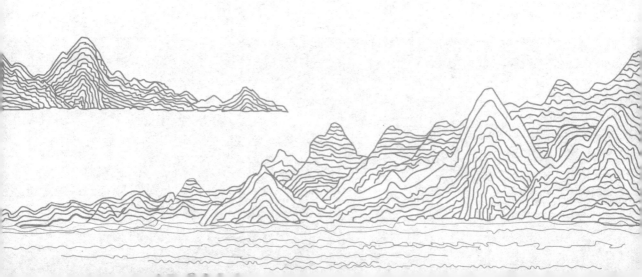

第一节　张仲景

一、医家简介

张仲景，名机，字仲景，南阳涅阳县（今河南省邓州市穰东镇张寨村）人。东汉末年医学家，建安三神医之一，被后人尊称为"医圣"。张仲景一生著作无数，其中最出名的便是《伤寒杂病论》。在方剂学方面，《伤寒杂病论》也做出了巨大贡献，创造了很多剂型，记载了大量有效的方剂。其所创立的六经辨证的治疗原则，受到历代医家的推崇。《伤寒杂病论》辨证论治思想是内涵丰富鲜活的整体观思维，从伤寒、杂病一体的角度，以辨证的整体观、整体观指导下的联系观、整体观指导下的知常达变3个方面，总结了张仲景运用整体观进行辨证的学术经验。

张仲景治疗老年病有着丰富的经验，其形成了自己独特的辨证体系，对临床有很强的指导意义。他认为老年病主要病机特点为本虚标实，以脏腑亏虚为本，以夹痰夹瘀为标，治疗上应标本兼顾，以温肾健脾为本，祛痰化瘀为标。

二、老年病理论发挥

（一）重视阴阳平衡

张仲景在《伤寒论》中首创桂枝汤，作为群方之祖，桂枝汤是调节阴阳的基本方，也是根本方。《素问·生气通天论》云："阴平阳秘，精神乃治；阴阳离决，精气乃绝。"阴气平顺，阳气固守，阴阳两者互相调节而维持一种相对平衡的状态对人体健康有着非常重要的意义。随着年龄的增长，人体对阴阳平衡的调节功能下降，容易出现阴阳离决、亡阴亡阳等危急证候，所以维持人体阴阳的相对平衡状态对老年人的身体健康非常重要。

桂枝汤中以桂枝为君药，解肌发表，散外感风寒，又用芍药为臣药，益阴敛营。桂、芍相合，一治卫强，二治营弱，合则调和营卫，二药相须为用。生姜辛温，既助桂枝解肌，又能暖胃止呕。大枣甘平，既能益气补中，又能滋脾生津。姜、枣相合，升腾脾胃生发之气而调和营卫，所以并为佐药。炙甘草之用有二：一为佐药，益气和中，合桂枝以辛甘化阳，合芍药以酸甘化阴；二为使药，调和诸药。在《金匮要略》中，很多老年人常见的疾病如血痹、虚劳、痉病、湿病、历节、奔豚等都以调节人体阴阳为指导思想，临床多应用桂枝汤或在桂枝汤基础上进行化裁。

（二）重视后天之源

张仲景指出脾胃作为后天之本、气血生化之源，具有运化水谷精微、濡养全身四肢孔窍的功能，在维持人体正气、抵御外邪中发挥着重要作用。老年人脾胃运化功能不足，后天乏源，对精微物质的吸收不足，正气抗邪能力不足，且脾胃虚弱，容易波及他脏致病，形成多脏腑亏虚，上下交困，出现胃气衰败如"除中"等不治之症。故老年人在平时更应时时注意保护胃气，纠正不良的饮食习惯，如暴饮暴食、嗜食肥甘厚味及生冷油腻之物等。对于中气不足的老年患者，应注意时时顾护其胃气，对治疗本病、防治并发症、改善预后至关重要。张仲景的建中之法简便廉验，多应用姜、枣、甘草以保护脾胃之气，对于多脏腑虚损的疾病也多从补益脾胃入手，如黄芪建中汤、小建中汤、大建中汤等在临床中应用广泛，疗效显著。张仲景更是专拟薯蓣丸，该方共21味药，既能调理脾胃，又能补气养血，采用综合治理、多向调节气血阴阳的治法，针对老年人久病五脏皆虚、气血皆耗、阴阳皆亏的病理特点，对治疗老年人的虚劳病有很大的指导意义。对于饮食调护中州的方法，张仲景注明应用桂枝汤后应啜热稀粥，一方面在于助药力，另一方面是以粥来顾护脾胃。粥主要是以谷类为主，谷类多甘，入脾胃经，具有补养后天之本的作用，所以老年人在日常生活中可以时常喝粥以顾护胃气，保养后天之本。

（三）注重先天之本

《素问·上古天真论》云："二八，肾气盛，天癸至，精气溢泻，阴阳和，故能有子；三八，肾气平均，筋骨劲强，故真牙生而长极……五八，肾气衰，发堕齿槁……七八，肝气衰，筋不能动。八八，天癸竭，精少，肾脏衰，形体皆极，则齿发去。"可以看出，人体衰老的过程就是肾气不断衰竭的过程。肾为先天之本，寓藏元阴元阳，人体阴阳二气受肾阴、肾阳的调节，并借此影响人体的生长化收藏。老年人肾气衰竭，肾阳助阳化气的功能减退，容易出现五更泻、遗尿等肾虚的症状。张仲景重视人体先天之肾气，创制肾气丸，为补肾之祖方，对后世补肾护肾产生了深远的影响。方中附子大辛大热、温阳补火，桂枝辛甘而温、温通阳气，二药相合，补肾阳，助气化，共为君药。肾为水火之脏，内舍真阴真阳，阳气无阴则不化，正所谓"善补阳者必于阴中求阳，则阳得阴助而生化无穷"，故重用地黄滋阴补肾生精，配伍山茱萸、山药补肝养脾益精，阴生则阳长，共为臣药。方中补阳药少而滋阴药多，可见其立方之旨，并非峻补元阳，乃在于微微生火，鼓舞肾气，即取"少火生气"之义。泽泻、茯苓利水渗湿，配桂枝又善温化痰饮，牡丹皮活血散瘀，伍桂枝则可调血分之滞，此三味药寓泻于补，俾邪去而补药得力，并制诸滋阴药碍湿之虞，俱为佐药。诸药合用，助阳之弱以化水，滋阴之虚以生气，使肾阳振奋，气化复常，则诸症自除。肾气丸应用十分广泛，老年疾病中的肾虚腰痛、小便不利、痰饮等均可在辨证论治的基础上应用肾气丸。

（四）重视活血祛瘀

老年人脏腑气血亏虚，经络气血运行迟滞，瘀血内留，日久而成"干血"。干血内结，新血不生，则面、目、肌肤等俱不能荣，如此由虚致瘀、由瘀致虚是老年人常见的病理过程，张仲景在《金匮要略·血痹虚劳病脉证并治》中首次提出大黄䗪虫丸有缓中补虚的功效，方中以大黄、䗪虫、桃仁、干漆、水蛭、虻虫、蛴螬活血通络逐瘀在先，以地黄、芍药、黄芩、杏仁养血润燥清热于后，俾润以濡其干，虫以动其瘀，通以祛其闭也，符合老年人体虚多瘀的特点。除此之外，其所创黄芪桂枝五物汤可用于治疗气虚血瘀，对各种因气虚所致血证有效，后世应用补阳还五汤治半身不遂即由此发展而来。另外在现代药理研究中发现，活血化瘀法具有改善心肌功能、增加血流量、改善微循环、促进血液再生的功能。

（五）注重温化寒饮

老年人肺、脾、肾功能下降，水液输布代谢功能异常。肺主治节，若肺失宣肃，津液不化，则可凝聚成痰；脾主运化，脾胃受伤，运化无权，水湿内停，则可凝聚成痰；肾司开阖，肾阳不足，开阖不利，水湿上泛，亦可聚而为痰。老年人脾肾阳气素虚，易受外感寒湿的侵袭，再加上饮食劳欲之伤，导致脏腑功能失调，水液在体内不得输化，停聚或流注于某一部位而致病。饮停胃肠者为痰饮，饮流胁下者为悬饮，饮溢肢体者为溢饮，饮犯胸肺者为支饮。饮为阴邪，非阳气不能运化。故张仲景在《金匮要略·痰饮咳嗽病脉证并治》中提出治疗痰饮病的根本"病痰饮者，当以温药和之"。其意为通过温药健运脾胃之阳气，脾为生痰之源，脾气宜温宜健。选用甘温、苦温药物有助于健运脾气，通畅三焦，消除饮邪。痰饮之患往往是本虚标实之证，既需要温肾健脾以固其本，又需要发汗利水以治其标，既不能一味壅补，也不能一味攻邪。以温药和之之法对于老年人的病情尤为合适，在临床中我们要根据患者的病因、症状、个人体质和病位等因素，进行综合的判断以确立正确的治则、治法及方药。如治疗脾肾阳虚患者，应温阳健脾，可用泽泻汤健脾化饮、降逆止眩，也可用苓桂术甘汤温阳蠲饮、健脾利水；如治疗肾阳虚、气化不行的患者，应用肾气丸温肾化饮；如治疗内饮外寒的支饮、溢饮患者，当以小青龙汤温里化饮、止咳平喘。临床上我们对待痰饮患者不但要以温药和之，更需要对其进行辨证论治。

（六）重视食疗法

中医自古重视食疗养生的方法，通过饮食来调理身体、强壮体魄，无疑是一种非常理想的养生方法。《金匮要略·禽兽鱼虫禁忌并治》云："凡饮食滋味，以养于生，食之有妨，反能为害……所食之味，有与病相宜，有与身为害，若得宜则益体，害则成疾。"老年人往往不愿服药，如果可以通过日常饮食达到治疗疾病的目的是非常理想的。张仲景在《伤寒杂病论》中所用药物大多是日常生活中的常见之物，如生姜、红枣、百合、炙甘草、鸡子黄等。张仲景用百合鸡子黄汤治疗心肺阴虚之不寐，用甘麦大枣汤治疗心脾两虚之脏躁，用当归生姜羊肉汤治疗血虚有寒之腹痛，用蜜煎导方治疗肠中津枯之大便干硬者，用猪肤汤治疗少阴阴虚火炎之咽痛等，无不取自于日常生活中之食材，对于患者来说易于接受，且简便廉验。

（七）采用调摄身心疗法

张仲景在《金匮要略·脏腑经络先后病脉证》中言："若人能养慎，不令邪风干忤经络，适中经络，未流传脏腑，即医治之；四肢才觉重滞，即导引、吐纳、针灸、膏摩，勿令九窍闭塞。"意为应在疾病的早期及早治疗，注意防微杜渐，以免病情加重，可用导引、吐纳等疗法。导引、吐纳属于气功疗法，是以意念为主导下调节呼吸锻炼，动静结合，身心松弛，形神共养，心神合一，通过活动身体，调整气血的运行，有助于协调和恢复老年人内脏生理功能，以提高疗效；另外，对于老年人的特殊心理问题也可运用导引、吐纳等气功疗法使患者注意力及想象力高度集中而缓解其负面的心理因素如悲观、焦虑等，从而治疗和预防疾病，延年益寿。

三、验案举隅

案一

某叟，七十岁。

因女暴亡，悲哀过甚，先呕吐，继又发作性腹痛一年余，小腹痞块作痛，块渐增大，痛亦渐剧，气从小腹上冲心下，苦闷欲死，继而冲气渐降，痛渐减，病为奔豚。

予桂枝汤，共 16 剂，奔豚大为减轻。

按语：心阳虚弱，坐镇无权，则下焦寒水之气上冲，病发奔豚。桂枝汤温振心阳，平冲降逆，正为相宜。若更加桂二两，则其效更捷。

案二

一人年五十余。

中气本弱。至元庚辰，六月中病伤寒八九日。医见其热甚，以凉剂下之，又食梨三四枚，痛伤脾胃，四肢冷，时昏愦。罗诊之，其脉动而中止，有时自还，乃结脉也。心亦悸动，吃噫不绝，色变青黄，精神减少，目不欲开，独卧恶人语。以炙甘草汤治之。成无己云：补可去弱，人参大枣之甘，以补不足之气；桂枝生姜之辛，以益正气；五脏痿弱，荣卫涸流，湿剂所以润之，故用麻仁、阿胶、麦门冬、地黄之甘，润经养血，复脉通心是也。加桂枝、人参急扶正气；生地黄减半，恐伤阳气。服之，不效。罗再思，脉病对，莫非药陈腐而不效乎？再于市铺选尝气味厚者，再煎服之，其病减半，再服而愈。

按语：患者中气素亏，又误用泻剂，"痛伤脾胃"，后天乏源，无阳以宣其气，更无阴以养其心，此脉结代、心动悸所由来也。方用人参、大枣之甘，以补不足之气；桂枝、生姜之辛，以行不及之阳；麻、胶、麦、地之润，以养已亏之阴；尤重在炙甘草一味，主持胃气以资心脉之本源。方得补土生火、滋阴复脉之功，切中本案，力宏效卓。

案三

张氏，五十七岁。

早岁，右眼病青盲失明。近年，左眼亦感昏蒙，视物如在云雾，眼前萤星满目，时而白光发如电闪，红光发如火焰，红白相衬，飞舞眩惑，因致头目眩晕，睛痛，眉骨酸楚，心烦不安。病则神光自现，阳光越散，亦青盲之象也。脉象沉细，舌中光绛。

责之阴精亏损，虚阳上浮，心神不宁，孤阳飞越，故而光发乱散，不得内敛。

治宜补阴益血，宁神潜阳。

处炙甘草汤加龙骨、牡蛎。

数服上方，病情大见好转，红、白二光几乎消失。但云雾尚见，当予补益收功，继服原方。

按语：《灵枢·大惑论》云："目者，心使也。"言目睛得心血灌注以养。故心血不足，心气亏耗，目失所滋，而病视惑，以炙甘草汤补益心之气血，目得濡灌而愈。

案四

陈氏，五十五岁。

平日身体素虚，外出后夜里忽大汗不止，面苍，手足不温，心跳气短，精神萎靡，小便清长，夜难入寐，舌淡苔薄白，脉细弱。

处方：炙甘草20g，桂枝10g，制附子10g，麦冬12g，阿胶10g，火麻仁12g，生地黄15g，党参10g，大枣5枚，生姜3片。3剂。

药后，汗出止，手足转温，但仍心悸不安。上方进退，继服5剂之后，心悸减轻，但体质较弱。嘱其常服补中益气丸及归脾丸，气血双补而愈。

按语：脉症合参，此乃阳气虚极，不能温养心阳，致汗出、心跳气短；阳损及阴，心失所濡，故夜难入寐。以温阳固卫、滋阴益气为治。汗出于心，心阳不足，可致汗出。汗为心之液，大汗不止，复伤心阴，形成心之阴阳两虚之证，符合炙甘草汤证之病机，用之有效。

案五

焦氏，六十五岁。

胃强健啖，体瘦面苍。因过食羊肉，致病哮喘，医予麻杏石甘汤，其势弥甚。症见痰声雷鸣，气逆难降，苔黄舌紫，脉象沉数，大便艰涩而味臭质黏。

此为大肠实热上干肺金，用釜底抽薪法，使肺气降而喘自止。

以桃核承气汤加葶苈子，蠲痰泄热，直取阳明，2剂便下喘定，苔退食进。嗣后予泻白散加知母、天花粉、大贝母清阳明而肃肺金，4剂痊愈。

按语：喘证以肠热肺闭最为常见，《素问·缪刺论》云："邪客于手阳明之络，令人气满胸中。"《伤寒论·辨阳明病脉证并治》亦谓："短气，腹满而喘，有潮热者……大承气汤主之。"本案之治，即是以喘取阳明，启上导下，俾肺中之邪，由肠而解。

第二节　王　珪

一、医家简介

王珪，字君璋，号中阳，道号洞虚子，平江府常熟（今江苏常熟）人，元代著名医学家、养生学家。其38岁时，弃官归隐，筑室于常熟虞山之阳，一心事医，自称逸人，后人尊称其为王隐君。其自制"礞石滚痰丸"疗效卓著，求治者日众，每年治愈者数以万计。

王珪所著的《泰定养生主论》是一部医道结合的养生学专著。书中详细阐述了人体自幼及壮到老，人生多阶段的养生保健原则，该书融会儒、道、佛三教与中医养生经典理论，蕴含了丰富的养生学术思想，同时王珪根据不同人群的生理特点提出了适宜的养生保健原则和方法。他所主张的养生思想包括养生首贵养心孝亲、养心又贵在因顺自然、少私寡欲、素富贵行乎富贵、素贫贱行乎贫贱、不将不逆、生不苟生、死不苟死、务本流末等。他认为善养生者，务必摒弃私欲，调畅情志，胸怀坦荡，着重强调这种心性修养应贯穿人体自幼及壮到老的各个阶段。

王珪认为老年养生之道，不贵求奇，当洗涤胸中忧结，不苟求名利，不妄发喜怒，不因循声色，不耽嗜滋味，不邪思神虑，不读无益之书，不劳不急之务，故养生当以先圣之道诚意正心，崇德辨惑，自然能够愈疾疗瘵，富寿安宁。

二、老年病理论发挥

（一）老年达命，怡情养福

1. 老年养生贵在养心

王珪根据老年人自身生理和心理特点，提出晚年养生的主旨为节情志、轻得失、重养心，指出老年人的生理特点为"少壮既往，岁不我与"。随着年龄逐渐增长，老年人脏腑功能日渐衰退，气血津精亏虚，体内精气神日渐衰微，精神状态和情绪易发生波动，对于得失尤不能释怀，常患得患失，犹豫不决，甚至惊悸不安，时而出现悲凉凄切的伤感情绪。王珪引用孔子之语，指出了老年人养生重在"戒得"，人到了老年，身体的盛壮阶段已经过去，血气虚衰，如果还念念不忘获取名利、患得患失，那就对健康延年极其不利。心为脏腑之主，心有所扰则五脏六腑皆摇，故老年人应"戒之在得以养心"。这里的"得"，包括名誉、地位和财富等，应当警惕贪得无厌、患得患失的思想。王珪强调在老年精神修养和生活调理上"贵在养心"，告诫老年人应平淡看待得失，不忧不惧，避免情绪波动过大影响身心健康。老年人脏腑功能虚弱，不堪扰动，若因得失而心动，则五脏六腑更受惊扰，致阴阳失衡，气血逆乱，加速衰老造成多种疾病。老年人因身心虚损，很多事情不能通过自己的努力达到目的，因此容易性情不定。心安则五脏六腑得安，阴平阳秘，气血乃治。内心清净，无贪念妄想则人精神健旺，气机通畅。因此，老年养生宜养心，不患得患失；宜养性，即涵养天性，顺应自然，不妄作劳；宜多积德行善；宜戒怒戒躁，保持情绪舒畅；宜培养兴趣爱好，保持乐观积极的生活态度。同时子女要尽心奉养老年人，对老年人多关心陪伴，避免老年人受到不良情绪的刺激。

2. 养心贵在寡欲修德

老年人养生，不要追求方法奇特，应该先用前贤的教诲洗涤心中的郁结，名利不苛求，喜怒不乱发，声色不沉迷，饮食口味不偏好，心神无邪念。不好的书不读，不急的事务不硬撑着去做，长幼尊卑谨守规范，贫困富有安乐随缘，心有定见就不会患得患失影响健康了。"形神统一的整体观"是中医学的理论基础之一，心神对人体有统帅和协调作用，所以中医养生以调神为第一要务。当七情变动剧烈或持久时，超过人体的适应和调节能力，就会引起气血失调、脏腑功能紊乱，进而导致疾病的发生。老年患者自身五脏虚损、气血失调的情况更易受到情绪变化的影响。老年期情志致病特点为性情不定、易情绪低落和多疑善虑，注重调畅情志是老年人身心疾病预防和治疗中的关键因素。

（二）顺天应人，养慎调摄

1. 老年养慎注重体质禀赋

老年人养生不仅要有"无欲无求"的养生理念，还要针对自己的情况做到个性化养生。王珪特别强调老年人养生要因人而异，因为人的身体状况、文化修养、性情等方面的差异，决定养生的内容也不相同。王珪从老年人体质状况谈老年养生，指出体质肥盛强密的老年人，衣服、饮食、药物都应当用粗疏和清爽之品，少食肉类，水果宜食用枣、柿、藕之类，多吃韭菜和萝卜，饥饿时应先吃热的食物，然后再吃温凉及当季果菜。体质清瘦羸弱的老年人，自壮至老，衣服与药物都宜温厚，以防寒凉伤身，对于那些性寒伤胃、腥膻鲙炙、生冷油腻的食物，都应当少吃，以防伤胃，减少黏滑、辛辣、燥热之食的摄入，以防风痰内郁、痈疽外发。由此可见，养生要根据个体的差异性而进行摄养。

饮食"得宜则益体，害则成疾"，饮食过寒过热或五味有所偏嗜易损伤脾胃，导致人体阴阳失调。老年人脾胃运化功能不足，后天乏源，对精微物质的吸收不足，正气抗邪能力不足，且脾胃虚弱，容易波及他脏致病，形成多脏腑亏虚，上下交困，出现胃气衰败如"除中"等不治之症。故老年人在平时更应时时注意保护胃气，纠正不良的饮食习惯。对于中气不足的老年患者，时时顾护其胃气对治疗本病、防治并发症、改善预后至关重要。老年人食养原则应以健脾为本，以清淡、易消化的食物为主，而饮食方案应依据老年人不同年龄和不同的体质偏向来制订。此外老年人食养须注意因证施食，不能滥补，宜炖煮不宜煎炸，少荤多素，多以粥养，少食多餐等。

综上所述，对于老年人来说，养生要抛弃杂念、无欲无求，还要根据自身的情况，做好老年养生保健，以求安度晚年。

2. 老年养生重在未病先防

老年人日常生活中要有防微杜渐的意识，做到未雨绸缪，未病先防，重视提前防衰防病。老年人应保持心态平和，淡泊名利，不计得失，静心少虑，不枉费神，顺应四时，注意宜忌，适应寒暑的变化，防老于未老之先，方能安度余生。老年人腠理不固，抵抗力低下，易于外感邪气，平时更应注意正气的调养，在起居、房事、饮食等方面应有所节制。养正辟邪，防患于未然，对于老年人养生防病有指导作用。

另外，也表明了防传杜变的养生防病观念，疾病早期应及早治疗。中医以整体观念为特征，认为人体的经络、脏腑、气血和表里之间互相联系，互相影响，牵一发而动全身。老年人由于脏腑功能衰退，真元之气日虚，故而患病之后，较之中、青年人更容易发生传变，有时病情甚至会发生突然变化而出现意外情况。老年人这种病情易传变的特点，不仅表现在患外感病后，时邪容易发生逆传，致使病势凶险，病情危重；同时还表现在患内伤病时，一脏有邪，其他各脏受邪发病的机会明显增多以致脏腑相传而同患数病。西医学认为，老年人患病之后，往往并发症多，而且具有多系统发病，甚至单个脏器同时存在多种病理改变的情况。

3. 老年治病重在养肾

人体以四十岁为转折点，随着年龄的增长，五脏功能相继衰退，"气逐神消，荣卫俱衰"直至百岁五脏皆虚而终。其中，五脏虚衰首责先天之肾。中医学认为，肾为"先天之本"，主藏精，肾精乃先、后天之精的精华，生命之根本。肾藏精，精化气，肾精足则肾气充，肾精亏则肾气衰。《泰定养生主论》中提出因老年人肾阳消耗，出现"啼号无泪，笑如雨流，鼻不嚏而出涕，耳无声而蝉鸣"一系列"七窍反常"的症状，继而影响到肾阴，导致"真阴妄行，脉络疏涩"，说明肾虚是衰老的根本原因，应节欲养肾，减少先天肾精的消耗。

（三）善用丸散治疗老年病

王珪在《泰定养生主论》"衰老门"所列治疗老年病方药，多用丸散之剂。衰老门所载35首方剂中，为丸的有9首，占25.71%；为散的有8首，占22.86%。如熟地黄丸"治肝肾俱虚，精血不足""常服延年益寿"，五子散"治衰老肠脏少津，及风毒燥涩，大便不通"。其多用丸散一是因为老年人气血俱衰，行动不便，煎煮汤药过程繁琐，耗时过长，并且容易出现汤药熬干或发生烫伤等意外。采用丸散形式省时省力，服用方便。二是因为"丸者缓也"，散者取其清轻，老年人病机多虚实错杂，脏腑气血衰弱，用丸剂则可缓缓图之，不伤正气，用散剂则药趋中上焦及肌表者多，中病而不伤正气。足见其对老年病病机认识把握之精深。

三、验案举隅

案一

李媪，年八十余岁。

卧病日久，心烦，喜怒改常，胸闷不能进食，迷闷，辗转不安，并无寒热别证，令亲人求治。王曰：汝既久医不瘥，吾除滚痰丸外，无法可为。况其年高不食，岂其宜乎？来者力请服之。王曰：吾故知其可服，但不可多，试以十丸一服，当自知之也。既而逐下败痰三五片，一如水浸阿胶，顿然安好。再求三十丸，作三服，后只再进一服，余二服置于佛前。举室欢越来曰：母氏复生矣。近已备后事，只俟其瞑目，今得二十丸药，顿得痊安。闾巷惊骇，拜谢而去。余制龙脑膏一剂，令其每夜嚼睡，无恙五载而终。

按语：王珪认为因伏痰怔忡，如畏人捕，佛勃至甚，火气上炎，性好夸大，坐卧反常，语言错谬，狂惑悲笑，逾垣上屋，邪阳独盛，普力过人，属乎少阳相火所司。一切心下怔忡，怵惕不安，阴阳关隔，变生乖证，每服滚痰丸七十丸。

王氏自制的治疗痰病的"礞石滚痰丸"，药用大黄、黄芩、礞石、沉香4味，疗效卓著，为历代医家所推崇，在临床上至今沿用不衰。清代张秉成在《成方便读》中言："方中以黄芩之苦寒，以清上焦之火；大黄之苦寒，以开下行之路，故二味分两为独多。但既成之痰，亦不能随火俱去，特以礞石禀剽悍之性而能攻陈积之痰者，以硝石同煅，使其自上焦行散而下。然一身之主宰者，惟气而已，倘或因痰因火，病则气不能调，故以沉香升降诸气，上至天而下至泉，以导诸药，为之使耳。"诸药合用，辛开苦降，寒温相承，除痰泄热，疗因痰所致百般怪症。

案二

尝有一富长者，以交友之故，求余治痢，大苦小便秘之，每服汤药，方得初通，终不快利。余先发五苓散，加滑石末、赤芍药、木通、山栀子。令用灯心、竹叶煎服。未几溲通，并是黑秽恶物，痢亦渐轻。余至，进滚痰丸五十丸，其势顿减，举室欢悦，患者笑容可掬，粥食亦进。

按语：人到老年，气逐神消，荣卫俱衰，七窍功能异常。在前后二阴则表现为小便不利或自遗、大便不通或泄泻。而衰老的病机为肾间动气，即命门真火，在外感六淫、内伤七情的长期损耗下逐渐导致衰老。《泰定养生主论》中首列熟地黄丸以治"肝肾俱虚，精血不足"，并言"常服延年益寿"，体现了王珪对于衰老病机的重视。五苓散方可温化阳气、利水渗湿，是治疗膀胱蓄水证的经典名方。《伤寒论·辨发汗后病脉证并治》云："若脉浮，小便不利，微热，消渴者，属五苓散。"五苓散以通水道之泽泻为君药。茯苓利水渗湿、健脾行水，猪苓专利小便，其利水之力较茯苓更强，此二药为臣药，助泽泻利水渗湿。白术燥湿健脾，辅助君臣药发挥转输津液的作用。桂枝温阳化气助膀胱气化，膀胱开阖复常则小便自利。复加赤芍、栀子以泻火除烦、清热利湿。滑石、木通、灯心草、竹叶以利尿消肿、清热去火。

王珪言今人名为痢者，古方谓之滞下。滞者，乃不利之义也。今之痢字，古方无之。盖利者，不滞之谓，伤寒法中之泻证也。谓某人久痢，百药不效，忽曰思食某物，一餐而愈。后人效之，多致强为，殊不知其滞下之积将尽，肠胃之气已清，脾元顿复，而一旦思食，故食之而愈也。庄子云："既以为物矣，欲复归根，不亦难乎。"盖痰以败津所结，咽入脾胃，不复为津矣。但毋令远唾伤气可也，故继服滚痰丸五十丸以治痰，常取攻邪，着眼痰火。滚痰丸组方易简，其中大黄、黄芩各八两，用量相等，而礞石和沉香用量相对较少，礞石一两，沉香仅半两。本方功效泻火逐痰，主治痰火证。因湿聚成痰，热盛为火，湿之与痰，热之与火，异名同类，故本方亦主治湿热下注证。

第三节　巢元方

一、医家简介

巢元方，605～616年任太医博士、太医令。610年，其奉诏主持编撰《诸病源候论》，内容包括内、外、妇、儿、五官等科的各种疾病。《诸病源候论》是中医学古典著作之一，它总结了隋代以前的医学成就，集中论述各种疾病的病源与病候，是中医史上现存的第一本疾病病因病机学专著。该书未载一药一方，却记载导引术280余条，用于治疗相应的疾病，因此《诸病源候论》又是一部医学气功的典籍著作。按照《诸病源候论》的说法，导引是一种可以与汤剂、针灸、砭石并列的治疗方法，因此继承发扬这些宝贵的导引临证经验，对于中医气功学的学科发展、中医学的完善都有着很重要的作用。

二、老年病理论发挥

（一）六字诀以平衡阴阳

老年人发病的特点可以概括为阴阳俱衰、气血亏虚、脏腑功能减退，从老年人独特的生理特点可知，调理脏腑气血阴阳是老年人养生和治疗老年疾病的重要内容。

古人早已发现季节与人体五脏关系甚密，顺之则养生，逆之则灾害丛生。四时节气、运动等都可以影响老年人的身体健康。"春嘘明目木扶肝"，说明春季老年人需要调养肝脏，同时需要进行眼睛保健。夏至"呵心火自闲"，暑热天气会影响老年人的心脏健康，建议老年人多休息以缓解疲劳。秋天多肺燥，老年人秋天需要关注肺脏，调养肺脏功能。而在冬季，则需要关注肾脏，并进行御寒保暖。这是一种传统的中医养生观念，强调了人们在不同季节需要关注不同的身体器官，这样才能达到养生保健的目的。

调理三焦和脾胃也十分重要。老年人需要合理调节身体中的水、火、气三元素，才能保证身体的平衡。而脾胃则是人体吸收养分的关键器官，需要长期注意保养。建议通过饮食、按摩等方式调理身体，从而达到预防疾病和促进健康的目的。

（二）呼吸吐纳以梳理气机

虚是老年人的共性，尤其以肾精亏虚为多，古人注重用呼吸吐纳来达到保养肾气的目的。"不息"是一种行气的方法，与闭气含义相近，但不能单纯地理解为停闭呼吸，此方法强调了呼吸的重要性。人体能量的流动与呼吸息息相关，而通过调节呼吸可以调整身体的气血流通。在十二通龙行气中，需要躺下并闭上双眼，通过深呼吸来调整呼吸节奏。这样可以使人体内的氧气充足，增强机体免疫力，促进身体康复。

1. 散气

老年人多有气滞，而"散气"有两方面含义，一是理气导滞，疏导气机的郁滞；二是排出身体的浊气、病邪之气。其方法包括呼气，也包括通过指端、穴位来散气，气滞是老年人疾病发生发展的常见原因之一，古今医家经过长期医疗实践，提出"气滞血瘀，百病丛生"的观点。西医学研究也证实了微循环瘀阻是许多老年病的发病基础，也是许多慢性病久治不愈的原因之一，通过"散气"的方法宣导气机，可以预防和辅助治疗多种疾病。

中医治病强调"因势利导""给邪以出路"，"散气"就是给郁滞的气机以宣导的方法。中医学认为，人体手指、足趾、毛孔，重要穴位如风府、云门等均是散气的主要途径，向外、向下是散气的主要方向。

2. 咽气

老年人正气不足，脏腑功能减退，气化功能衰弱，中年以后脾胃渐衰，运化功能减弱。咽气是指用口吸气并辅以下咽的方法，咽气可以补益中焦之气，还有除热的作用。咽气常和吞津配合起来操作，因为在缓慢呼吸过程中，口中津液分泌增多，可见咽气法和吞津法是相互联系在一起的，两者配合起来运用，补益效果更佳。

（三）存想法，调节情志以防病

对当代老年人精神心理健康状况的调查显示，焦虑者占35.9%，有抑郁情绪者占23.3%，都提示气郁的普遍存在。目前新兴的冥想训练和《诸病源候论》中存想有相似的内涵，冥想已经广泛应用于体育训练、心理减压、疾病康复等多个领域，有研究证实，采用冥想训练对美国中学游泳选手训练后缓解焦虑及心率的恢复均有积极的影响。

存想常被称为"存、思、度"等，指的是通过默想、存念某些特定场景或颜色消除杂念，防治疾病的方法。存想、肢体动作和行气相结合，如"风偏枯候"应"以背正倚，展两足及指，瞑心，从头上引气，想以达足之十趾及足掌心。可三七引，候掌心似受气止。盖谓上引泥丸，下达涌泉是也"。"风冷候"应"安徐看气向下，知有去处"。"风身体手足不随候"应"调和气息，莫思余事，专意念气，徐徐漱醴泉。漱醴泉者，以舌舐略唇口牙齿，然后咽唾"。呼吸和存想的紧密结合可以有效地刺激人体的神经内分泌系统和免疫系统，当人体遇到外在刺激之后，心理因素可引起喜、怒、哀、乐等情绪变化，这一刺激还可通过神经系统和内分泌系统作用于免疫系统，引起生理上的变化，这被称为心理免疫学。

（四）握固调摄法以改善睡眠

睡眠障碍是当代老年人常见的心理障碍，我国老年人睡眠障碍发病率为45.4%～46.7%。老年人退休后失落感、孤独感油然而生，加之人到老年，机体衰老，体弱多病，身体上的不适和情绪上的失调促成了失眠的发生。中医学认为人到老年，营卫气血趋于衰退，"年四十，而阴气自半也，起居衰矣"，说明阴阳的平衡从四十岁开始，阴气自半，为了维持平衡状态，阳气也随之减半，人的生理功能逐渐减退。阴阳亏虚必然导致起居衰退，表现为睡眠障碍。无邪而不寐者，必营气之不足也。营主血，血虚则无以养心，心虚则神不守舍，故不寐。随着年龄的不断增长，则会出现肝肾逐渐亏虚、脑减髓消的自然衰老变化。

握固有助于收摄精气，安神定心。握固即将大拇指扣在手心，指尖位于无名指（第四指）的根部，然后屈曲其余四指，稍稍用力，将大拇指握牢，如攒握宝贝一般。古人认为这是肝魂关窍之所在，此动作对应人体的肝经系统和肾经系统。故此动作可以疏泄情志，调畅气血。肝肾同源，肝肾常协调配合，使人体精气收藏，气血散布。情志不舒与肝脏关系最为密切，此动作就是通过调畅肝经气机以达到开郁的目的，进而影响肾精封藏，使肾水充裕，上济于心，使心火不亢，水火既济以改善睡眠质量。

（五）邪风宜慎避

老年人素体虚弱易受外邪侵袭，外邪又易引动旧疾复发或加重旧疾，成为老年人健康长寿的致病因素。老年人由于脏腑亏虚，正气虚衰，阳不能固护于外，阴不能营守于内，易于感受外邪而致病。对老年人来说，肾精已衰，本就存在着肾水不能涵养肝木之病理基础，故要注意调节情志，尤其要戒怒。怒为肝所主，若肝气太过，肝阳亢旺，则使人性躁、善怒，肝气横逆，可导致脏腑功能失调而发生病变。"大怒则形气绝，而血菀于上，使人薄厥""恬惔虚无，真气从之，精神内守，病安从来"，老年人应时常保持一种欢乐、祥和、乐观、与世无争的思想境界。注意调节情志，这对于老年人保持身体健康，预防疾病有重要的意义。

三、验案举隅

案一

隋大业五年，隋炀帝下诏开汴渠，诏令征北大总管麻叔谋为开河都护，麻叔谋时任 50 岁，到任后患风痒病，全身关节疼痛，起坐不得，头昏作呕，隋炀帝命太医巢元方前往诊治，巢元方诊为风入腠理，病在胸臆，以嫩肥羊掺入中药蒸熟食用。麻叔谋让人找来半岁的羊羔，杀后留腔，和药服用，很快病就好了。麻叔谋知道了药膳的好处，以后便常叫人杀羊羔，每天杀几只，把杏酪及各调味品，放在羊羔腔内蒸熟，用手撕着吃，称叫"含酥窗"。

按语：关于风痒病的症状，《诸病源候论·风瘙痒候》云："风瘙痒者，是体虚受风，风入腠理，与血气相搏，而俱往来在于皮肤之间。邪气微，不能冲击为痛，故但瘙痒也。"《诸病源候论·风痒候》云："邪气客于肌肉，则令肌肉虚，真气散去，又被寒搏皮肤，外发腠理，闭毫毛。淫邪与卫气相搏，阳胜则热，阴胜则寒；寒则表虚，虚则邪气往来，故肉痒也。凡痹之类，逢热则痒，逢寒则痛。"

案二

古稀女性刘氏，小便数，尿痛，腰亦痛，遂以八正散，用药之余偃卧，令两手布膝头，斜踵置尻，口内气，振腹，鼻出气。月余，渐愈，去大黄、车前子、白茅根，加桑螵蛸、续断、乌药、益智仁，又半月后愈。

按语：《素问·刺法论》云："膀胱者，州都之官，津液藏焉，气化则能出矣。"《素问·逆调论》云："肾者水脏，主津液。"巢元方在《黄帝内经》（以下简称《内经》）的基础上进一步阐释了肾与膀胱在小便代谢中的作用。如《诸病源候论·小便病诸候》云："肾主水，膀胱为津液之腑，此二经为表里，而水行于小肠，入胞者为小便。"《诸病源候论·五脏六腑病诸候》云："膀胱象水……肾之腑也。五谷五味之津液悉归于膀胱，气化分入血脉，以成骨髓也。而津液之余者，入胞则为小便。"以上原文旨在说明肾与膀胱在小便的化生及排泄中配合为用，也就是说任何能够导致肾和膀胱气化失司的因素，均可导致小便的异常。淋证是指以小便频数，淋沥刺痛，欲出未尽，小腹拘急或痛引腰腹为主症的一类病证。巢氏把淋证的主要病机概括为肾虚而膀胱有热，其病因有饮食不节、喜怒无时、感受外邪、劳伤虚损等。《诸病源候论·淋病诸候》云："偃卧，令两手布膝头，斜踵置尻，口内气，振腹，鼻出气。"提出了仰卧导引行气之法，导引时屈腿张膝，收足跟至臀旁，手按膝上，状似按手盘膝，突出下焦，收引肾气。吐纳以口纳气至极，从鼻出气，以达到振腹之效，从而充分吸纳清气，迫出下焦邪气，通利膀胱。"蹲踞，高一尺许，以两手从外屈膝内入，至足跗上，急手握足五指，极力一通，令内曲入"，提出蹲踞姿势导引之法，该法难度较大。一是两手入内至足背时，上身俯倾，易倾倒；二是两手几乎要伸到地，且要弯转两手用力，做到不易，非一日之功。但此法可引气达下焦，应极力活动手足，软硬功夫配合，两脚站稳，腰髋有耐力，可达到斡旋肾气、弛张腰髋、流通下焦气机之效。本案患者为古稀之年女性，肾气已亏，加之下焦湿热蕴结，肾与膀胱气化失司，遂发淋证。湿热为标，肾亏为本，湿热为急，肾亏为缓，治以清热利湿通淋，佐以益肾，故取效甚佳。

第四节　徐春甫

一、医家简介

徐春甫，字汝元，号东皋，祁门（今属安徽省）人，明代医学家。其有《古今医统大全》《内经要旨》《妇科心镜》《幼幼汇集》《痘疹泄秘》等著作，其中以《古今医统大全》影响最大。其家世业儒，因多病，乃从师于名医汪宦。徐春甫博览医书，通内、妇、儿等科，曾在太医院任职。徐春甫十分推崇李杲的脾胃学说，并主张良医应当兼通针药，他认为用药不可泥守古方，临证应会变通加减等。他广泛学习古代医家经典著作，并对医学理论进行深入思考，逐渐形成了自己的独特医学体系。徐春甫注重实证观察和临床经验，提倡以治疗疾病为中心，注重疗效，强调患者的整体健康。

徐春甫尤其擅长治疗老年病，他深知老年人的身体特点和其易患的疾病，因此在治疗上他有着独到的见解。他主张应根据老年人的体质和具体病情，采用个体化的方法进行治疗。徐春甫经常强调调理养生的重要性，他认为老年人身体衰老是自然规律，但通过科学的调理和合理的饮食可以延缓衰老的速度。

在具体的治疗方面，徐春甫提出了许多独特有效的方法。例如，他针对老年人常见的关节炎和骨质疏松症等疾病，创立了一系列以活动关节、增强肌力为主的康复体操和按摩疗法，并且在临床实践中取得了显著的效果。此外，他还注重调理老年人的脾胃功能，提倡合理饮食和药膳。

徐春甫不仅在医学理论上有杰出贡献，在教育和医疗制度改革方面也有重要影响。他积极推崇教育医生的重要性，倡导培养医学人才，在徐春甫的领导下诞生了我国第一个医学民间组织——一体堂宅仁医会，这个学会成立于明隆庆二年（1568年），其时集于直隶顺天府（今北京市）的名医高手46人，46人均系福建、四川、湖北、安徽等省名医，其中新安医家占12人，著名的有歙县名医巴应奎、儿科名家支秉中等。学会的宗旨是"穷探《内经》、四子（张、刘、李、朱）之奥，切磋医技，取善辅仁"。对会员的要求有22项：诚意、明理、格致、审证、规鉴、恒德、办学、讲学、辨脉、处方、存心、体仁、忘利、自重、法天、医学之大、戒贪鄙、恤贫、自得、知人、医箴、避晦疾。该学会着重强调治学态度与学术指导思想，论述了治学方法及内容要点，提倡良好的医德医风和端正服务态度，在当时的历史条件下，实属难得。同时，他还致力于改革医疗制度，提出了许多行之有效的医疗管理方案，为医疗事业的发展做出了重要贡献。徐春甫以其卓越的医术和对老年病治疗之专长，深受社会各界的尊重和爱戴。他的医学思想和方法影响了许多后世医家，对中医学的发展产生了深远的影响。

二、老年病理论发挥

（一）保养论

阴阳和四时是万物生长、消亡的根本原则，它们的正常运行与否直接影响人体的健康。如果违反了这种规律，就会导致各种灾害和疾病的发生；相反，人们如果能够遵循这种规律，就能够保持健康。春天温暖，适合生发生长；夏天炎热，有利于生长发育；秋天凉爽，适合收敛收获；冬天寒冷，有利于储存。如果气候与季节相反，则会引发各种疾病。这是天地的常道，顺应这种规律就能生存，违背则生病。

人们要观察天地的规律，遵循天道的运行方式。人们如果能够把握天地的生杀之理，根据四时的变化合理运用，自然就能够避免疾病的发生，延年益寿。特别是对于年老体弱的人来说，若稍有差错或身体失调，就可能危及生命。因此，老年人必须勤奋努力，不能放松懈怠，要根据自身的情况进行调养，遵循四时养生的原则，顺应五行更替的气候变化。

我们应该遵循自然规律，在饮食起居等方面与四时的变化相协调，保持身心的和谐。对于老年人来说，更需要精心照料和调养，根据自身的体质和环境的变化，采取相应的养生方法，以延年益寿。同时，孝敬父母也是一种重要的美德，要恭敬对待，不得怠慢。只有真正理解并应用这一理论，才能够保持身心健康，享受幸福长寿的人生。因此，我们每个人都应该认真对待并遵循四气调神论，将其融入到日常生活中去。这样才能够实现身心健康的目标，过上幸福美满的生活。

（二）四时调摄

春养生发之气，"春三月，此谓发陈"。春季是自然界阳气升发之时，亦为人体阳气升发之时，老年人在春季应养护生发之气。如在精神情志上，应保持积极乐观、恬静舒畅的状态。在饮食上，徐春甫认为"高年之人多有宿疾……至春成积，多所发泄，致体热头昏，膈壅涎漱"，宜多食辛甘发散之品，以助脾阳生发。在起居上，应夜卧早起，松缓衣带，在庭院中缓步慢行，以助阳气的升发。

夏养长养之气，"夏三月，此谓蕃秀"。夏季是自然界阳气旺盛的季节，亦是人体阳气旺盛的季节，老年人在夏季应养护长养之气。如在精神情志上，应该保持恬静愉快，使人体气机畅通。在饮食上，宜减苦增辛，适当吃一些萝卜、葱白等辛味之品，以行气活血化湿。在起居上，应夜卧早起，且徐春甫认为"夏月老人尤宜保扶……宜居虚堂静室、水次木阴，洁净之处，自有清凉"。夏日阳气趋于体表，易感受风寒湿邪，亦不能居于阴冷潮湿之地。

秋养收敛之气，"秋三月，此谓容平"。秋季是自然界阳气渐收、阴气渐长的季节，亦是人体阳气渐收、阴气渐长和肺气清肃的季节，老年人在秋季应养护收敛之气。如在精神情志上，应该做到心情舒畅，不要悲伤忧思，以收敛神气。在饮食上，宜减辛增酸，以养肝气，可适当食用菠萝、梨、粳米等柔润之物以养胃，益肺生津。在起居上，应早卧早起，与鸡俱兴，还要注意增添衣物以免寒凉外侵，使机体逐渐增强对寒凉气候的抵御能力。

冬养闭藏之气，"冬三月，此谓闭藏"。冬季是自然界阳气深藏而阴寒之气盛的季节，亦是人体阳气潜藏于内的季节，老年人在冬季应养护闭藏之气。如在精神情志上，应注意敛阳护阴，神藏于内，保持平静的心态。在饮食上，宜减咸增苦，以养心气而使肾气固实，宜食羊肉、枸杞之类以护阳气，在大寒之日，山药酒、肉酒时进一杯，以扶衰弱，以御寒气。在起居上，应早卧晚起，必待阳光，徐春甫亦认为"冬月最宜养老密室……不可远出，触冒严风"，应居于密室，注意防寒保暖，以防寒邪袭人。

（三）宴处起居

徐春甫指出，子孙的孝养对于老年人的心理和精神状态至关重要。子孙应该尽力保护和照顾老年人，以免其遭受不必要的伤害。在生活中，老年人需要巧妙地安排自己的作息时间和居住环境，以提供娱乐和舒适感。居住的房间应该保持洁净，并根据季节的变化进行适当的调整。夏天要保持房间通风，冬天则要保持温暖。床铺的高度和宽度不必太大，可比正常标准减少三分之一，这样方便老年人上下床。床垫要软而平整，床的三面要设有屏风以防风寒。座椅应该设计成矮而低的床样，让老年人坐下时可以垂直放松双脚，方便起立。左右两侧应设有扶栏，前面放置几凳，由于老年人常感到疲倦，在坐下时很容易打盹，设置扶栏可以避免摔倒造成伤害。在服装方面，不要穿宽大和过长的衣物，衣物太长容易被绊倒，太宽则穿着不舒适，由于老年人的骨肉较为松弛，容易受凉，因此建议贴身穿窄一些的衣物，这样既可以保持温暖，又可以促进血液循环和四肢的灵活性。即使在盛夏季节，也不应该暴露身体，颈部后面应使用柔软的绸布，将其披在颈后，以保护皮肤和腠理。老年人的肌肉相对较少，皮肤腠理较开放，如果受到风寒的伤害，可能会产生严重问题，因此需要小心对待。

（四）养老之法

人年老之时，身体衰弱，多疾病缠身，加之失去劳动能力又丧失独立生活的能力。作为子女要奉养老年人，即从物质层面实现对父母的赡养，保证他们不饥不寒。《孝经》云"夫孝，始于事亲……终于立身"，即明确了"事亲"是子女行孝的基础。徐春甫认为赡养父母在饮食上不在富奢，亦不必日用三牲，即使奉呈一个橘子也能尽其孝心。如《论语》所言"事父母，能竭其力"就是这个意思，赡养父母不在于每日大鱼大肉，能够尽自己所能即可，至于秽恶臭败及黏硬毒食应远避老年人，更要注意夜食不可过饱，以免损伤脾胃。在居所上，应清雅干燥，避免陈旧破漏及阴暗潮湿的居住环境。

三、验案举隅

案一

卿家的泉郝公今年已到七旬之龄，予过而问焉。其仆为予言：昨朝出无恙，比暮之客所，与客语未竟，忽自仆地。及持归，即患左臂不和，又时时作眩状，疾呼弗省也。予私心危之。嘱医数辈至治，皆弗验，乃往迎徐君。徐君视诸医所为治，则笑曰："夫兹病，郁也，烦懑而不宣，其发必遽，纟缘于阳络，为臂痹；逆攻于上，必作眩。诸君以风治之，左矣！"乃为清痰发郁之剂。饮之有顷，少泉公目微瞬，嘘唏服臆，泪淫淫承睫，呼儿以泣。众惊问其故，有客曰：少泉公性至孝，即京邸，宁独居，不以携家，曰：留侍太夫人尔。以故公子卒，且数月不及闻。既闻，意其拊擗切怛，顾避左右，无以尽哀，则含悲贮怆而止；兼为太夫人虑，恐以其孙毁，奈何不郁而为疾！徐君言是也。于是众皆挢舌相视，奇徐君术为神！不数日，少泉公愈。

按语：这则医案描述了对郝公的治疗过程和效果。根据文中所述，郝公患有左臂不和以及时常头晕的症状，之前众多医生治疗无效。直到徐君的出现，才给出了正确的诊断和治疗方法，以清痰解郁之剂调理身体。经过短时间的治疗，郝公的病情有了显著的好转。

从这则医案可以看出，徐君的医术高超，不仅能准确判断疾病的病因，还能给出合适的治疗方案。他认为郝公的病源在于郁结，即因为某种原因导致情绪积聚不宣泄，进而引发身体病变。他通过使用清痰解郁之剂，疏通了郁结的病源，让郝公的身体得到了舒缓和康复。

郝公作为天子的耳目风纪之司，负有稽查、举劾、纠弹百官之责，权势颇重，职责要求沉静稳重，喜怒不形于色，故其含悲贮怆、退避左右，无以表达和发泄哀痛的情绪，遂郁而为病。诸医从风论治，当然不对证。徐春甫认为"百病中多有兼痰""郁为七情之病，故病郁者十有八九"，其以一剂清痰发郁，郝公即呼儿痛泣，郁之症情得以宣泄，故很快痊愈。这则医案体现了徐春甫临床阅历之深、学术经验之丰富。

案二

一丈夫，年四十余，身肥，素耽劳神，有痰火。一日，先恶寒后发热，头微痛，眩多，如不胜其重，躁热不退。自用参苏饮发汗，不愈，请予治。诊其脉，沉洪而滑。予谓：痰火郁积无疑矣。以二陈加芩、连、天麻、神曲之类，复以滚痰丸下之，三逾日反躁热不退，咳唾痰涎不止。复用瓜蒂散探吐之，得痰半碗许，彼畏苦而止。予意痰少不能效，躁热如旧，但以人参白虎汤、五苓散合服，亦不愈。予谓郁滞重，吐难得出，分利亦不去，宜以散郁之剂。仍用二陈加前胡、柴胡、葛根、桔梗、苍术、川芎、姜汁炒芩、栀，三剂遂愈。

按语：此为徐春甫运用吐法治疗痰证之案，所不同的是，本案痰火郁积，郁滞重，吐后还需继续以消散痰郁为治。药用对症，奏效也速。该案患者为一名肥胖男性，主要症状是痰火郁积所导致的寒热错杂、眩晕、躁热不退、咳唾痰涎等。在治疗过程中，徐春甫先尝试了发汗疗法和滚痰丸，但效果不佳。经过观察患者痰涎量不足，再加上病情属于郁滞较重，最终采用了瓜蒂散和疏散郁滞的药物，才使病情得到缓解。这则医案反映了中医治疗痰火郁积的方法，强调了根据病情调整治疗方案的重要性。此外，医案中还提到了丹溪的理论，增加了医案的学术价值。通过分析这个医案，我们可以看到中医治疗痰火郁积的思路和方法，具有一定的临床指导意义。

第五节　赵献可

一、医家简介

赵献可，字养葵，号医巫闾子，明末浙江鄞县（今浙江宁波）人。赵氏认为先天之火乃人生立命之本，养生治疗莫不以此理"一经贯之"，遂其书命名为《医贯》。老年人多患有慢性疾病，而五脏虚损常是这些疾病的病理基础。据《医贯》"五脏之真，惟肾为根"的理念，可以看出其对于老年养生和治疗老年病常着眼于肾。人体是一个有机整体，脏腑组织相互依存、相互为用，调养五脏气血，亦可达到滋养肝肾之目的。脾肾双补法、滋肾益胃法、益肾化痰法等，这些扶正固本方法的使用，对改善老年人的体质，祛除病邪，恢复健康，颇有意义。

二、老年病理论发挥

（一）培补命火，却病延年

赵献可创立了君主命门学说，认为命门为人身之大主，强调了命门在人体生命活动过程中的重要作用，指出人的发育过程，先有命门，而后生成五脏六腑，命门为十二脏腑之根，为生命之源。命门在人体生命活动过程中，起主要作用，乃命门内具之相火，他把相火比喻为人体的命门，认为人体五脏六腑之所以能发挥正常作用，同样依赖于命门相火的作用，充分反映了赵氏对命门的重视，他认为命门是人身之至宝，是生命活动之源。故赵氏将人体阳气之根从心脏转移至命门，使命门的生理功能作用在人体中显得尤为重要，使中医学术理论又有了新的发展。

1. "命火" 为先天之本

赵献可在阐述衰老机制时，认为"命门之火"是人体衰老的主要因素，故在《医贯》中提出老年人当保养"命门之火"的观点，并极力推崇温补学说，同时结合古典医籍和个人临床经验，创立了肾间命门学说。赵氏认为，命门为人身之真君真主，命门是人体生长发育、维持生命的物质和动力，尽管人之初生，由父母阴精阳气交合而成，但真正生成的最早物质是命门之水火，然后由此化生五脏六腑、四肢百骸。只有命门功能正常，五脏六腑和十二经脉才会正常，人才能够健康长寿，所以保养"命门之火"的观点贯穿于其养生与治疗疾病等过程之中。赵氏认为，命门位于两肾之中，内具真水真火，而命门之相火又位于两肾水之间，它们之间有着非常密切的关系。火之有余是由于水亏，阴不制阳，而见相对火旺之象；水之有余，是由于火亏，阳虚相对阴盛而见的表现，这是阴阳对立观所决定的。真水真火只能虑其不足，不能虑其有余，因为命门水火是人体生命活动能力的根源，是先天之本。所以，只能虑其虚。

2. 养阳即是养命门

人体的生老病衰，就是命门火衰的过程。赵献可认为命门为一身之至宝，因年老命门之火不足，所以此火可补不可泻，不可以寒凉伤之，不可纵欲伐之。赵氏用温补药物峻补真火的同时也注重滋养真阴，因为真水随相火潜行，相火又禀命于命门之火，而命火又涵于肾水之中，可见阴精是命火之物质基础。水火之间，水为火之根。因此，补火相当于水中求火，即在阴中求阳，使阴生阳长。对于命门水火的作用，赵氏更强调火的作用，认为相火在人体中起决定性作用，应当时刻保护，不能任意戕伐。对于命门先天水、火不足的治疗，不是补水，就是补火。赵氏认为疾病的发生，并非是因为火之有余，而是因为真水的不足，所以提出在治疗上不可泻火，只能补水以配火，而当火之不足，水之有余时，则不必泄水，宜于水中补火，赵氏的这个解释与"壮水之主，以制阳光；益火之源，以消阴翳"一脉相承，所以在此基础之上，明代以赵献可为主要代表，提出养阳即是养命门的观点，开创了温补学派，纠正了当时只知养阴，不知养阳的弊端，对中医后世补肾抗衰延寿理论的发展起了很大作用。

3. 尊生之士，几于道矣

赵献可将注意养生之人，比喻成追求至高无上的生的人，也就是尊生之人。但是其认为不吃饭，而天天吃补药的人是不懂得养生的人。真正懂得养生的人是真正理解了生死的含义，并且始终关注着生，始终用的是辛温、温热药物，远离寒凉药物。同时赵氏提出，有生就一定有死，生死是相对的，不生不死是不可能的，所以真正顿悟生，要从宏观的角度去看待生，也就是要领悟自然界的生命，不要刻意地去改变什么，也不要有过多的欲望，而是要顺其自然。例如四季变化、饮食规律等，即使这样不能达到长生，但是可以得到却病的效果。赵氏别具一格地从欲望的角度看待养生，并且将其引用到医者行医的方法之上，赵氏认为医生治病的时候，生死也是不归医生管的，而病是归医生管的，疾病又是由患者的欲望而来的，所以医生在为患者治疗疾病的时候需要告诉患者要寡欲，同时也要通过养生来防范未病。

4. 阳有余而阴不足

赵献可对阴阳的解释有自己独特的理解，其认为人刚生下来是纯阳之体，而阴是从吸食母乳开始得来的，阴阳相互结合才会使人生长发育，但是等到女子七七绝经和男子八八绝精之后，阴也就不足了，这个时候就只剩下阳了，所以如果想要继续活下去，就需要补阴，同时赵氏也指出了其所认为的补阴，是补精气和阴精，而不是经血。由此可见，赵氏将人的一生与阴阳的消长变化相结合，从而提出自己所支持的阳常有余、阴常不足的理论，可以看出赵氏受丹溪学派的影响颇深。但是也为后来医家对于这个理论的理解提供了新的思路，可以看出赵氏对于后天补阴也非常重视，其全面且充分地考虑到了阴阳之间的关系，注重阴阳的结合与平衡，并且与人体的生长发育相结合，以达到却病延年之效。

（二）以肾立论、辨治各病，调养脾胃、以奉生身

赵献可诊治老年患者时，往往从肾立论，甚至将左肾右肾细分，直指病机根本，以辨阴阳水火不足，其见解深刻，往往发前人之所未发，辨证论治之中深谙命门水火之旨。赵献可注重老年人命门之火的同时，也并未忽视脾胃的作用，其在《医贯》中提到"中焦在中脘，不上不下，主腐熟水谷，泌糟粕，蒸津液。化其精微，上注于肺脉，乃化为血液，以奉生身，莫贵于此"，明确指出了想要长寿，所需要的生命来源都需要依靠脾胃的化生。

1. 滋阴则火自降

古代医家认为老年人肾水渐绝，只有孤阳，所以要用补阴之药。赵氏反对降火以滋阴的说法，他认为对于阴虚火旺之证用苦寒降火之药反伤肾阳，唯有补足肾中先天之源才是滋阴降火的正途。其在书中又提到医家王节斋先生的学术观点，即"阴常不足，阳常有余"，并且对这个观点加以肯定并广泛传播。不难看出，赵氏对阴虚病机的讨论重点已经由气血之精转向先天之阴，论治从物质泛指趋于落实定位，以肾或命门作为指代词，重视肾中阴阳的互生互化，逐渐形成滋肾阴或温肾阳化阴精的补真阴思想。

2. "水养火""水生金"

赵献可从五行生克关系辨治老年咳嗽，认为该病的治疗不在于肺，而在于脾，又不专在脾，而反归于肾，故在补脾益肺的同时，应重视温补命门之火。由此可见，赵氏对于五行生克的认识独树一帜，他认为五行生克顺序并不是绝对的，既包括生克反序如"水养火"，也包括生化互换如"水生金"。在治疗用药方面，赵氏在书中用一案例来强调运用人参治疗咳嗽的作用，其指出如果是阴虚咳嗽，直接用独参汤就会有很好的效果，这也提示我们，人参不但可以治疗消化系统或心脏系统疾病，也可以治疗呼吸系统疾病。

3. 峻补少阴之水

老年人易因为气候原因出现咽喉不适，赵献可认为老年人的咽喉肿痛是足少阴为病，也就是因肾水不足，相火上冲，表现为内热，口干面赤，痰涎多，脉数但无力。同时赵氏在书中引用了《薛案》中的一个病案，一位五十岁老人，神志清醒，诊脉时第一次脉象正常，但是再次重按脉时，脉细微似无，这种症状属于戴阳证，即虚阳上越。这里就讲述了一个诊断上的误区，虽然有时治疗咽痛采用针刺放血的疗法就可以取得较好效果，但如果此人脉象散乱无根，就不能单靠放血治疗了，而应该滋阴。提示我们在临床中要仔细区分脉象的强弱。

4. 五脏和则肾窍通

赵献可在书中引用《内经》中"肾气通乎耳，肾和则能闻五音"的理论，指出肾开窍于耳，故治疗老年耳鸣耳聋应以补肾为主，同时也要兼顾五脏和谐。因为五脏经络皆通于耳，任何一个脏腑的功能异常，都有可能影响到耳。赵氏又言"左肾为阴主精，右肾为阳主气"，也就是肾的精与气，来更加细致地区分耳聋之虚实，并且在辨证为耳聋实证后说明此症状为高寿之征兆。赵献可将此类虚实归于先天禀赋所致，其认为并不需要治疗。赵献可又提出"乍聋"证型，认为年未五十却出现这种症状，是早衰征象，需要治疗。由此可见，赵氏对于老年耳鸣耳聋疾病的理解细微独到，颇具特色。

5. 无三消之分，应以水火为重

消渴病作为老年人的常见病，在古代备受医家重视。赵献可在消渴病上力主三消肾虚学说，其认为一个人如果水火是正常的，气血得到充足的营养，那怎么会得消渴病呢？这句话其实是在强调水火的重要性，即将本病的病机归于肾，认为并无三消之分，治疗消渴病应以治肾为急。赵献可对于消渴病的观点令人耳目一新，对后人的理论研究和临床实践运用至今仍有深远的影响。

6. 如无补阴，焰光自灭

古代医家认为五十岁以上男性易得噎膈，主要病因是因为老年人多体弱，易出现肾虚，先天之本累及后天，故而发生脾肾两虚。小肠主液，大肠主津，膀胱为州都之官，其由肾所主导，若肾水干，阳火盛，熬煎津液，导致津液干涸，就会食入困难。此外，赵氏提出患者个人情志因素也会造成此病，但归根结底是由于老年人真阴不足，故易发病。所以在治疗方面，要以养阴为主。

7. 劳者温之，损者温之

邪气之所以能伤人，是因为年老者正气虚弱，而邪气致病，也就是气虚外感之证型，所以在治疗上需补中益气，正气强了，邪气自然就没了，不用专门使用祛邪的药物。赵氏在此基础上又将脾胃与肾相联系，即将后天与先天相联系，认为补中益气也是可以治疗肾气的。这与《景岳全书》中所记载的"以人之禀赋言，则先天强厚者多寿，先天薄弱者多夭；后天培养者，寿者更寿，后天斫削者，夭者更夭"观点不谋而合，所以哪怕是先天体弱，但只要后天好好调养，也是可以延年益寿的。

8. 以补为用，先元后中

赵献可引《内经》中的观点，认为食物所伤首先是腑而非脏，同时对于老年人消化不良的病因和治疗做了具体分类并进行阐述。赵氏将其分为若不欲食，需补心火；若食入不化，需补相火；若先天之气不足，需补元气；若后天之气不足，需补中气等方面，并提出了相应的治疗方法，由此不难看出赵氏对于消化不良的治疗仍用补，而不用攻伐。同时，其补元气和补中气的做法，与其主张的培补命门和调养脾胃相呼应，再次印证了中医独特的学术思想。

三、验案举隅

案一

一男子年五十余岁，病伤寒咳嗽，喉中声如鼾。与独参汤，一服而鼾声除，至二三服而咳嗽亦渐退，服二三斤病始痊愈。此阳虚之案。

《衍义》云："有暴嗽服诸药不效，或教之进生料鹿茸丸、大菟丝子丸方愈。有本有标，切不可以其暴嗽，而疑骤补之非。所以易愈者，亦觉之早故也。"此阴虚之案。

有一等干咳嗽者。丹溪云："干咳嗽极难治，此系火郁之证，乃痰郁其火邪在中。用逍遥散以开之，下用补阴之剂而愈。"

案二

一人年五十，咽喉肿痛，或针去血，神思虽清，尺脉洪数而无伦，次按之微细如无。余曰：有形而无痛，戴阳之类也，当峻补其阴。今反伤阴血，必死。

凡喉痛者，皆少阴之病，但有寒热虚实之分。少阴之火，直如奔马，逆冲于上，到此咽喉紧锁处，气郁结而不得舒，故或肿或痛也。其症必内热、口干、面赤、痰涎涌上，其尺脉必数而无力。盖缘肾水亏损，相火无制而然。须用六味地黄、门冬、五味，大剂作汤服之。又有色欲过度，元阳亏损，无根之火游行无制，客于咽喉者，须八味肾气丸，大剂煎成，冰冷与饮，使引火归原，庶几可救。

案三

丹溪治一老人患小便不利，因服分利之药太过，遂致秘塞，点滴不出。予以其胃气下陷，用补中益气汤，一服而通。因先多用利药，损其肾气，遂致通后遗尿，一夜不止，急补其肾然后已。凡医之治是证者，未有不用泄利之剂，谁能固其肾气之虚哉？予特表之，以为世戒。故已明知其肺虚矣，乃以补中益气汤送肾气丸，使上下相须，子母相益耶。

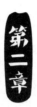

第二章

清代中医名家老年病防治理论与经验

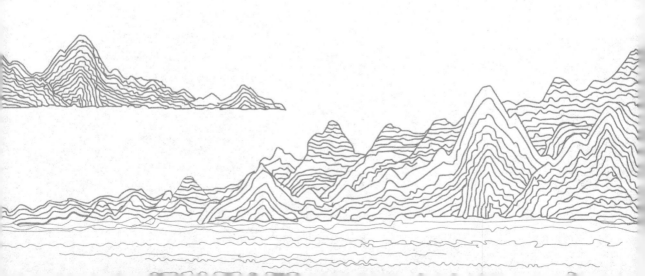

第一节 王燕昌

一、医家简介

王燕昌，清代医学家，字汉皋，河南周始人。王氏出生于中医世家，至王燕昌已历七世，其父亲曾为清宫侍医。王燕昌9岁时便拜大儒蒋湘南为师，17岁转而学医，拜固始名医阎牧堂为师，23岁时正式挂牌行医，并自设药号"长乐堂"。曾任幕僚，议论医药之事，常加记录，积久而成，集成《王氏医存》十七卷，其所论有医学理论、诊断及药物，于杂病之诊治，亦颇有心得。

《王氏医存》中设专卷论述老年病证治，详析老年病证脉治等，读之大有裨益。王燕昌治疗老年病多从老年人的生理特点出发，其注重元气的重要作用并形成了独特见解。其论治老年病多从真阴不足立论，认为津液不足而生燥热。此燥热并非实火。老年人病愈之后，其主张峻补元气，元气足则动而生阳。

二、老年病理论发挥

（一）老年体质中气不足，阴阳俱虚

王燕昌继承并发扬《内经》之说，其视中气为生命的体现，认为中气不仅能够使清阳上升，浊阴下降，还能够"生阳而化温暖，生阴而化清凉"，反之，通过温暖、清凉的轻重，可以比较动静的强弱，反推中气的盛衰，以测人体的生理状况。中气化生阴阳，化生精、气、神，支持五脏六腑。老年人的体质特点以"虚衰"为主，王氏提出"心愈用而愈灵，极则神虚；肾愈泄而愈流，极则精竭。神虚则头重，精竭则足痿，耄老至矣。衰老之渐至，在于中气之渐衰，老则百病丛生"。老年人多病而衰多责之元气不足无以化生阴阳，真阳亏则目不能明，真阴亏则耳不能听。若不常病者，大抵"幼年不斫丧元气，至老则阴阳尚自有余，故得精神足、肢体健，不常病也"。

王氏认为老年病多热证而少寒证，盖真阴不足，津液无从化生则生燥，故有"头晕、耳聋、发白、眼花、怔忡、健忘、不寐、久咳、口臭，一切上焦热证皆燥也。又有大便干结，小便数赤，则燥热在二肠。又有口渴，而多饮茶水

而作胀闷，食干物则噎而难下，燥热在上脘。凡诸燥热证，皆不可认为实火"之论。

（二）论用药

1. 用药因元气

王氏倡导"用药因元气"之说，其认为"昔日能消食者，元气足以运之也；津盛者，元气足以生之也；身肥力健者，元气足以充长也。后来诸虚弱病，皆元气亏也。故药饵入腹，其功力之大小缓急，亦视元气之强弱，为运转之主宰"。在王燕昌看来，青壮年体质强盛，可用攻伐、祛邪扶正之药。老年人体质下降，元气衰弱，脏腑生理功能退化，用药当视元气、正气之强弱而区别用之。凡祛邪攻逐之药皆借元气之力而成效，元气弱则虽邪在非所宜，当扶正祛邪兼施或先助元气，后施攻逐。

2. 识体而慎药

王氏认为，古人组方立法，皆含有慎药的意识，其谓"古发表之剂皆防亡阳，攻下之剂皆防亡阴；利水方中皆固津液，消导方中皆固脾土；温补则防失精失血，寒凉则防阳虚火败；有汗勿再发表，便利勿再清泻；治上勿妨下，治下勿伤上；清上之虚热，勿令火冷金寒；清下之虚热，勿令脾陷肾泄"。

由于老年人脏腑生理功能状态逐渐趋下，发病则以缠绵或危重为多，且本虚之脏腑被内外邪浊阻遏困顿，则纯虚者反而为数不多，使得老年病的治疗颇费周章拟攻邪唯恐伤正，不能因实而强攻，欲扶正又恐虚不受补以及恋邪，难于因虚而峻补。针对老年病的复杂情况，王氏列举用药法度如"老人思热证，勿纯用寒凉药，恐灭其有限之元阳也""胸中气滞，勿用破气药，恐散其有限之元气也""凡小便不赤者，皆忌利水之药""凡感冒鼻塞，忌大发汗""老人大便结者……忌攻下之药"以及"大便润者……忌滑利之品"。

老年人表虚易汗，王氏强调治疗老年疾病更应当慎药。如麻黄、羌活、独活、荆芥、防风、白芷、细辛一切发汗之药，当慎用；脾虚则易泻，凡攻下之药如大黄、芒硝、二丑、巴豆等，当慎用；降香、沉香、麦芽、紫苏子等皆能破气，若用此而无固气之药，则气虚更易汗、泻也。故有不发表而汗，不攻下而泻，甚有汗脱、泻脱者，此类是也。然则见为不宜汗，则当留心于能汗之药，见为不宜泻，则当留心于能泻之药。盖立方大非易事也，老人表邪未尽散、热痰未尽消、实火未尽清等证，须于应用方中，酌加清补一二味以固其本。又多有积食，宜兼用消食之药者。凡感冒鼻塞，忌大发汗。

3. 用药宜轻

针对老年人的体质，王氏认为用药宜轻，"老弱病不足，宜峻补缓服，若大剂顿服，则不能载之，疑为不受则误矣。盖气血太弱，只能载三四分之药也"。老年病以"本虚"为主，又以慢性病、危重病证多见，常表现为脏腑功能虚弱，气化不行，痰瘀互结，正虚不胜邪，虚实夹杂之证。治疗之法不可与年轻体壮之人同日而语，应立法年迈之体，辨证要准，立法要稳，选方要精，用药要轻，宁可再剂，不可重剂，方可起到力挽千斤的作用。

（三）养生当主静

王氏遵《内经》元气思想，重视元气在人体生、长、病、老、死中的重要作用，他认为老年人"诸虚弱病，皆元气亏也"。因此，养固元气的措施贯穿于王氏摄生缓衰及防病治病的过程中。王氏认为"人自少至老，四体百骸，皆中气长养而成"，所以老年人养生之要，在于保养有限之中气。

王氏认为疾病应早预防早治疗，其谓"四十岁后，大病一次，愈虚一次"。其虚者，主要指元气之亏耗。因而，老年患疾应及早医治，力避强撑硬挺，重创虚元。

王氏对老年人日常养生及病后调理也进行了系统论述。王氏主张早晨宜空腹静坐，以行食滋补，可食用鸡蛋白、鸭脑汤、猪肺肚汤、羊腰子、鸽蛋、人乳、阿胶、黄牛骨髓、四君子汤、人参、黄精、鹿胶、牛羊乳等。与此同时，要注重静养，因"服食以养中气，如喷水以润花叶；静养精神以补中气，如溉水以灌花根"，实寓开源不如节流之哲理于其中。

三、验案举隅

案一

一封翁，年七十余。

痢两年不愈，能食而形未脱，乃以大黄三钱、槟榔二钱、厚朴二钱、条参三钱、白芍三钱、山楂炭三钱。勉服一剂泻止，二剂愈。次晨解下积滞，遂以四君、白芍数服补痊。两年不愈者，医者见其老且封翁，概用滋补，则积滞更固结也。能食而形未脱，是脾胃未败，宜亟下其宿物，然后补中。

按语：王氏认为老年人"六十岁后，阴阳俱亏，惟借谷气以助元气，稍有停积，积滞生热矣"。本案患者年老且为封翁（封翁，封建时代因子孙显贵而受封典的人），患久痢，王氏分析"概用滋补，则积滞更固结也。能食而形未脱，是脾胃未败"，主张"亟下其宿物，然后补中"，先以大黄、槟榔、厚朴、山楂、条参、白芍消滞为主，后以四君、白芍调理善后。

案二

一富翁，年六十余。

夏感暑风，腹疼不泻。医者用清暑益气汤表愈；又用六君子加山楂、神曲，疼减而身热不食；又用香砂六君子加柴胡，症减而倦食。乃更医，又用六味地黄汤等方，月余不愈，续生咳嗽、尿赤、汗喘等症；改用十全大补，遂卧不起，不食，腹疼而泻。诊之左关弦数，肝胆热也；右寸、关洪有力，热积胸胃也。因用柴胡、白芍、厚朴、枳壳、黄芩、知母、麦冬、萹蓄、滑石之类，二剂而愈。溯其由来，腹疼非食，乃肝旺克胃；身热、不食，肝气未平，胃又误补也；次症减，少食，肝清而胸不满也；次月余不愈，病未减，而脾又湿也；咳嗽、尿赤、汗喘，皆脾湿助热之故；次不起、不食，热盛也；腹疼、便泻，肝胆木旺而疏泄脾湿也；熟地湿脾，桂、附暖肝，故疼泻也。

按语：王氏认为凡老年人表邪未尽散，热痰未尽消，实火未尽清等证，亦须于应用方中酌加清补一二味以固其本。本案患者先后用过清暑益气汤、六君子汤加山楂与神曲、香砂六君子汤加柴胡、六味地黄汤、十全大补汤，以致月余不愈，更见"咳嗽、尿赤、汗喘"与"遂卧不起，不食，腹疼而泻"等症。王氏认为，用清暑益气汤相宜，故表愈，而腹疼乃肝旺克胃，误补以致变证丛生，"诊之左关弦数，肝胆热也，右寸、关洪有力，热积胸胃也"。药以柴胡、厚朴、枳壳、黄芩、萹蓄、滑石疏泄郁热为主，兼以白芍、知母、麦冬养阴护液，收"二剂而愈"之效。

案三

一命妇，年八十四岁。

终日续饮蒸酒，腮唇动摇，十五日不大便，六脉沉微，右关略强。清润二日不效。问平昔本脉，曰：六阴也。乃悟右关略强，即热盛也。但舌无苔，非实也。用条参、白芍、麦冬以固本，大黄下其滞，蜂蜜、芝麻润其燥。次日欲解不得下，使以银耳挖，乘势取下干粪十七丸。连用四君子、六味地黄丸补润之，十余日愈。

按语：本案患者为老年女性，《素问·阴阳应象大论》云："年四十，而阴气自半也。"真阴不足是其本，且蒸酒湿热，日久损伤真阴，阴不濡之而成风动之象，故腮唇动摇，右关脉强，余沉微，为气阴不足兼有胃肠积滞。清润二日不效是因为只看到阴虚其本，未虑及积滞之标，积滞不下，病终难愈。患者十五日不大便，此急也，故以参、麦、芍固真阴，大黄去滞，蜂蜜、芝麻润燥以下燥粪，后以四君子、六味地黄丸养气阴助其本，调理而安。本案用药清润柔和。麦冬、条参清润而不寒胃，下滞而不伤正。

第二节　雷　丰

一、医家简介

雷丰，字松存，号少逸，晚年自号侣菊布衣，祖籍福建浦城，后随父迁居浙江衢州，清代著名医家。其天资聪明，诗画皆擅长，时有三绝之誉。雷丰幼承父训，遵从《内经》之学，历览诸家医术，结合临床实践，融以个人心得，著《时病论》，共 8 卷，涵盖时病种类 70 余种，从病因、病机、诊断、治法、方药等方面加以分析，并于每一病证后附列自己的治案。书中每病分证列法，条理清晰，便于学习者按图索骥。

雷丰重视因人施治，对患者年龄、性别、体质、生活条件和习惯、饮食和性情等多种因素皆有探讨，从标本虚实论治。其认为上述个人特征对发病、病机、病势、病程乃至治法、方药都有影响，其著作体现了因人制宜的思想。雷氏十分重视春秋寒暑，童叟壮衰，因时因人而治。雷丰在《时病论·自序》中指出"体有阴、阳、壮、弱之殊"，应当辨体立法，特别是对老年时病的治疗，更有其超凡脱俗，神乎其技之处！其指出老年时病多本虚标实，应攻补兼施，以扶正救本为主、祛邪治标为辅，并考虑患者体质。雷氏治疗老年时病患者，首先顾护正气，多从先、后天之本着手，注重补虚，考虑时令、病位、病势、病程等，不妄用祛邪，贸然伤正。

二、老年病理论发挥

（一）老年人体质本虚，治宜顾护正气

雷氏认为大凡治疗时病，"因于风者，宜以解肌散表法；因于寒者，宜以辛温解表法；因于暑者，宜以清凉涤暑法；因于湿者，宜以增损胃苓法；因于燥者，宜以苦温平燥法；因于火者，宜以清凉透邪法"，此为一般而论。雷丰提出按时分病、知时论证、辨体论治、以法统方，尤其注重辨体之阴、阳、壮、弱。雷丰认为体质因素直接关系到患者的正邪斗争情况，因此病程、病势易受到体质因素的影响，他强调"更宜审其体实、体虚而药之，自无不当耳"的辨体立法，对患者体质差异、年龄、性别等因素进行考虑，因人制宜。雷氏又云"首先论证，其次立法，其次成方，又其次治案，医者能于此熟玩，自然融会贯通。弗执定某证之常，必施某法，某证之变，必施某法，临证时随机活法可也"，并反复强调"不可拘于某病用某方，某方治某病"，提倡用法而不用方，以法统方。即使是在同一季节发生的外感病，由于患者的生活习惯和职业环境等差异，临床上亦可出现性质截然相反的两种病证，因而临证当仔细分辨，治疗时灵活变通。

老年人年届古稀，体质本虚，至于高年之时病，又有其特殊性。雷氏治疗老年时病患者，处处考虑老年人的体质特点，首先是顾护正气，不可妄用攻邪，否则易伤其正。《时病论》提及"补法于未发之先，助其气血阴阳，则邪不能胜正而自止"。例如老年人血气已虚，风邪易乘虚中络，"倘被风邪所客者，便为兼证，散风益虚其正，补正必关其邪，思散邪而不损正者，如参苏饮、补中益气之类；若风邪甚者，又当先散其风，风邪一解，再补其损可也""倘见病治病，罔顾其本，虚脱必难保也"。雷氏在此仅举风邪之例以昭一律，明确提出老年时病，大多本虚标实，易出现夹证兼证。若肆用祛邪，则戕伐正气，妄用补虚，又恐闭门留寇，顾此而失彼，投鼠又忌器，真是棘手之至，唯圆机活法，扶正祛邪，或先散后补，方为良策。雷氏治疗老年时病自始至终以补虚扶正为主，随标证选药以祛邪，深合老年时病的病变机理，故每收奇效。再如《时病论》中提到的疟疾之休疟饮的应用，"若汗散既多，元气不复，或以衰老，或以

弱质，而疟有不能止者，俱宜用此"，此方不以祛除疟邪为务，反而加用了人参、白术、何首乌、当归、炙甘草等补虚之品。

《时病论》中特别强调在扶正攻积过程中，特别是对于老年病或伏气病，切忌误补，需给邪以出路，以免闭门留寇。用药亦需谨慎，过用辛温则易伤阴化燥，过用寒凉则易郁闭气机。药量也必须轻重得当，轻则不中病，过则伤正气。同时，饮食不节、劳逸过度，易伤正助邪，药效难以发挥，甚至导致疾病加重或复发。

（二）着眼于先后天之本

《内经》在描述人之生、长、壮、衰的变化过程中，特别强调"肾气盛……身体盛壮……肾脏衰，形体皆极"，其鲜明地指出了衰老的成因在于"肾"之衰。《素问·示从容论》曰："年长则求之于腑。"腑者，胃腑也。我国古代医家将人体"胃气"的强弱视为长寿或夭折的重要原因之一，然而谈胃则离不开脾。雷丰继承并发展《内经》之说，认为无论是先天之本还是后天之本对于老年人同样重要，治疗以脾、胃、肾并重。《时病论》指出："如老年虚损，当分证之浅深，浅者宜六君、四物之类，深者宜固本、大造之类，此定法也。"雷丰扶正多从先、后天之本着手，重视对脾胃的调治，将其置于极其重要的位置，以运脾和胃、化湿理气为治疗疾病的核心大法。雷氏用药也遵循"治中焦如衡，非平不安"的原则，讲究"轻、灵、精、专"，即选药精准，用量轻，药味少；常用灵动之品，最忌呆滞滋腻；精而不杂；用药专一。老年患者年老体衰，肾精先枯，累及诸脏，此时全赖脾胃运化升清，方能荣滋五脏。故辨治尤须重视补益脾气之法，以"后天养先天"。

（三）考虑病程病势

雷氏对时病的辨证治疗注重从病位的浅深来判断病情的轻重，他认为发生于同一季节、感受同一时邪的病证，由于邪犯部位的浅深不同其病情也有轻重之分。雷丰指出治疗老年时病需考虑病程长短、病证虚实。雷丰云："凡治病有先后缓急。"如痢疾初起为实，邪势盛，当以攻邪为主；久病为虚，脾肾易亏，当以补益为治。《时病论》"痢久脾肾两虚"案中，患者"频频虚坐""脉小而涩""两尺模糊"，此乃中下二焦皆虚，故雷丰兼治脾肾，用温补先、后天之法，将四君子汤、四神汤合用，皆不出补益先、后天之本的范畴，并用金银花炭止血，炒陈米止泻，加生薏苡仁祛湿邪。总体来看，雷丰治疗老年时病主要考虑标本虚实、轻重缓急，以扶正救本为主，祛邪治标为辅。雷丰扶正多从先、后天之本着手，祛邪则考虑时令、病位、病势、病程等，尤其是患者体质，不可妄用攻邪。

三、验案举隅

案一

城西马某之母，望八高年。

素常轻健，霎时暴蹶，口眼㖞斜，左部偏枯，形神若塑，切其脉端直而长，左三部皆兼涩象。丰曰：此血气本衰，风邪乘虚中络，当遵古人治风须治血，血行风自灭之法。于是遂以活血祛风法，加首乌、阿胶、天麻、红枣治之，连服旬余，稍为中窍。复诊脉象，不甚弦而小涩，左肢略见活动，口眼如常，神气亦清爽矣，惟连宵少寐，睡觉满口焦干，据病势已衰大半，但肝血肾液与心神，皆已累亏，姑守旧方，除去秦艽、桑叶、白芍、天麻，加入枸杞、苁蓉、地黄、龙眼，又服十数剂，精神日复，起居若旧矣。

按语：老年人血气已虚，风邪易乘虚中络，本案患者望八高年，"血气本衰，风邪乘虚中络"，雷丰先施以活血祛风法，随标证而选药，取秦艽、桑叶、天麻等祛风，考虑到患者年事已高，"肝血肾液与心神，皆已累亏"，故在病势已衰时，加补肾阴、肾阳之品如枸杞子、肉苁蓉、地黄、龙眼进行调理。

案二

樵李张某，年逾五旬。

素来痰体，一日赴宴而归，腹痛而泻。邀丰诊之，右关独见弦紧，嗳气频作。乃曰：此属谷饪之邪，团结于中，脾气当升不升而泻作，胃气宜降失降而嗳频，当遵薛立斋治刘进士用六君加木香之法，更佐山楂、枳椇子。服二剂，腹痛已止，但泻未住。复诊，更加苍术、厚朴，再服二剂，方得全瘥。

按语：雷氏强调脾虚为泄泻的核心病机，但不同的泄泻其脾虚程度有异，因此在治疗用药上有补虚与祛邪之偏倚，痰食"难免乎无湿"，多兼夹湿邪，脾虚不能助胃消化，食积太仓，遂成便泻。本案患者年逾五旬，且素来痰体，右关独见弦紧，嗳气频作，脾失清，胃失降，雷丰循薛立斋之法以六君加味，后用苍术、厚朴助运化水谷之力，补益后天之本。

案三

徽歙程某，年届赐鸠。

忽患湿温之证，曾延医治，一称伏暑，一称湿温，一称虚损，清利与补，皆未中鹄，始来商治于丰。诊其脉，虚数少神，心烦口渴，微热有汗，神气极疲，此皆湿温伤气之证也。治宜益气却邪，即以东参、麦、味、甘草、陈皮、生苡、苓、泻治之。令服数帖，热渴并减。但精神尚倦，饮食少餐，姑率旧章，佐以神、苓、夏、曲，又服数帖，日复一日矣。

按语：《后汉书》云："年始七十者，授之以王杖……王杖长九尺，端以鸠鸟为饰。鸠者，不噎之鸟也，欲老人不噎。"故年届赐鸠多指年龄到了七十岁。本案患者年届赐鸠，体质虚弱，湿温耗气伤阴，故雷丰治宜益气祛邪，以生脉散（人参、麦冬、五味子）益气生津，兼用清利除湿药，以补正为主，祛邪为辅，治法温和轻缓。

案四

城北李某，望八高年。

素来矍铄，秋间忽患痢疾，即延医疗，药石无功。邀丰诊之，脉形小缓而息，痢下赤白，呕逆频来，日内全不思食。丰曰：此脾胃虚弱，不能化湿消导，壅滞胃口，而成噤口痢也。即用六君佐以楂肉、藿香、石莲、仓米，黄土浆煎。服一剂呕逆已宁，仍不思食，登圊无度，痢不甚多，脉象相符，较昨乏力，明是脾气虚陷之象，倘见病治病，不顾其本，虚脱必难保也。改用补中益气去当归、柴胡，加煨葛、石莲、谷芽、仓米，令服一帖，中机再服。幸喜病药相投，觉思饮食，但发浮肿，举家惊惶，来邀复诊。脉转迟细而涩，舌淡苔白。丰曰：斯是脾虚发肿，非五皮淡渗等药所可用也，宜以附子理中汤加酒炒黄芪、生米仁二味。送进五剂，浮肿渐消，痢疾亦减，仍率旧章，略为增损，调治匝月而愈。

按语：雷氏治疗老年痢疾强调祛邪与扶正相结合，虚实兼顾，双管齐下，才能有效调动机体的防卫修复能力。雷氏总结了噤口痢发生的八种病因，一是湿热之邪壅塞胃口；二是误服下利之药损伤胃气；三是止涩太早邪留中焦；四是脾胃虚寒又感湿邪；五是热邪阻膈致气机闭塞；六是下有积滞使恶气向上熏蒸；七是肝旺乘脾土；八是胃中有宿食、水饮停聚。临证以脉象作为依据判别其为何因所致，"右部浮濡沉细，或缓怠无力，胃虚也；洪大急滑，火热也；浑浑浮大或浮弦，浊气上壅也；沉而滑，或右涩滞，宿食停积也；迟细者，胃寒也；弦急者，木胜也"。调中开噤法所用药物组成为党参、黄连、制半夏、藿香、石莲肉、陈仓米。方中党参补其脾胃，黄连清除残余湿热之积，半夏降逆止呕和中，藿香醒脾开胃，石莲肉开噤，陈仓米养胃。若绝不进食者，去黄连。针对前人常用黄连治疗噤口痢，雷氏认为应从噤口痢发生阶段来看是否合适，若是初患痢疾便出现噤口痢，多为热瘀于胃口，可用苦燥之黄连，若是久痢出现噤口痢，胃虚者多见，必用大剂量人参、白术，配伍茯苓、甘草、藿香、木香、煨葛补其胃气，禁用黄连。然而针对老年噤口痢，雷氏曰："倘见病治病，不顾其本，虚脱必难保也。"本案患者望八高年，患噤口痢，雷氏取六君补益脾胃，加楂肉、藿香、石莲、仓米等化湿消导。后改用补中益气去当归、柴胡，加煨葛、石莲、谷芽、仓米，切中病机，终以附子理中汤加酒炒黄芪、生米仁，调治匝月而愈。

第三节　魏之琇

一、医家简介

魏之琇，字玉横，号柳州，浙江杭州人，清代名医。魏氏的一生坎坷不得志，其为世医出身，幼因贫于质肆帮活，夜则灯下苦读，先后达二十年，精通医术，并以医济世，颇有医名。以明代江瓘之《名医类案》尚有未备，遂予以补充，魏氏著《续名医类案》。

《续名医类案》中蕴藏了大量身心理论或情志疗法，包括情志相胜、劝说开导、移情易性、暗示等，多收效非凡，足以引起我们对身心理论及情志疗法的重视。如《续名医类案》中总体特色以平和补益、稍加疏导为主，并时常配合情志、生活习惯上的调适和纠正。

魏氏重视养阴养肝，肝脏体阴而用阳，肝主疏泄，此为其用。虚实夹杂，标本兼治，仍以补养肝阴为主，稍予疏泄。老年人高血压病位在脑，以肝、脾、肾气血阴阳失调为发病基础，风、火、痰、虚、瘀为其主要病理基础，属本虚标实证。随着年纪的增长，老年人肾气亏虚，肝精也逐渐不足。肾藏精，肝藏血，特别是贫血的老年患者，肝肾亏虚尤为明显。临床上常可见到老年贫血患者伴有腰酸胁痛、眩晕耳鸣、目花目干、易疲劳等症状。无论是《续名医类案》中的情志疗法、疾病初愈后调摄的手段还是魏氏重视养阴养肝的思想都与治疗老年病和治未病密切相关。

二、老年病理论发挥

（一）养阴增液，调理脏腑

魏氏极力反对过投发散温补之品，主张以养阴增液为治。喻嘉言曾言："盖伤寒才一发热发渴，定然阴分先亏，以其误治，阳分比阴分更亏，不得已从权用辛热，先救其阳，与纯阴无阳、阴盛格阳之症，相去天渊。后人不窥制方之意，见有成法，转相效尤，不知治阴症以救阳为主，治伤寒以救阴为主。"喻氏之说，魏之琇极其服膺。魏氏言"伤寒初愈，脏腑犹多热毒，时师不察，骤投参芪术附温补，其遗患可胜言哉"，其表明了外感证愈后当以甘寒调理的观点，而其见解之精当，旗帜之鲜明，酷似叶天士，为王孟英所倾服。魏之琇对伤风的认识，更能反映出其深邃的造诣，其云："伤风一症，殊非小恙……肾水素亏，肝火自旺者，不过因一时风寒所束，遂作干咳喉痛。此外邪本轻，内伤实重，医者不察，肆行表散，致鼓风木之火上炎，反令发热头痛。继又寒热往来，益与清解，不至十剂，肝肾与肺伤损无遗，久者周年，近者百日，溘然逝矣。"老年人脏腑功能皆衰退，阴阳二气本就虚衰，胡乱施药更会损伤本源，使病情加重。

（二）清心寡欲，养阴长寿

道家崇尚无为的人生观，在为人处世上主张守柔不争，在生命的养护上也倡导清静寡欲、顺应自然，固护人体中的阴气，以作为长生久视的根本。"见素抱朴，少私寡欲"能使人心神清静，精神内藏，固守住体内阴气。阴气具有抑制、沉降、收敛的作用，可使人之元精藏于内，不轻易流失，从而疾病不生。阴精、阴气是人体内具有温润、寒凉、沉降性质的重要精微物质，是化生生命的最根本物质。阴精可以化神，神足则人体正气足，正气足则能有力防御外邪的侵袭，使人身体强健，益寿延年。正如《素问·五常政大论》所言："阴精所奉其人寿。"

"阳化气，阴成形""天主生物，地主成物。故阳化万物之气，而吾人之气，由阳化之。阴成万物之形，而吾人之形，由阴成之"。"阴成形"即能使无形之气聚集成为有形之物质，灌注于经脉四肢，濡养周身。老年人"阴"不足，则会出现五脏衰败，无阴而难以成形，而致"阳化气"不足，无力温煦化生清气及营养精微，脾胃中焦腐熟水谷乏源，精血无以化生，进而出现"阴成形"亦不足，难以润养宗筋则宗筋松弛，发为肉痿肌瘦；或见阳虚则阴成形偏盛，阴寒内生，气血凝滞失和，痰湿、瘀浊等病理产物形成，阻滞于体内阳气虚弱之所，阳气亏虚无以消阴翳，气血津液无以温养，发为肉痿骨枯。

（三）养阴有术，柔润微旨

对于内伤杂病，魏氏有关养阴学说的阐述精辟独到，其内容亦更觉丰富多彩。他指出"阴虚证，初投桂、附有小效，久服则阴竭而死，余目击数十矣……热补药谓之劫剂，初劫之而愈，后反致重，世不知此，以为治验，古今受其害者，可胜数哉"。魏氏论补中益气汤的运用，使我们体会到他对温补并无成见，其云："补中益气汤为东垣治内伤外感之第一方。后人读其书者，鲜不奉为金科玉律，然不知近代病人，类多其阴不足，上盛下虚者，十居九焉，即遇内伤外感之证，投之辄增剧，非此方之谬，要知时代禀赋各殊耳。"造成盲从温补的重要原因是医者不知辨证和对养阴学说缺乏全面认识，实践使魏氏感到"丹溪之学，何可薄哉"。于是，他深味柔润微旨，大胆实践，以理论指导临床，又用实践印证理论，为发扬养阴学说做出了卓越贡献。魏之琇《续名医类案》中近百例医案，以养阴取效的占绝大部分，足以证明养阴之法运用之广之多。如泻痢之病，一般多责脾湿胃热，治法多从健脾燥湿入手，但魏氏独出己见，着眼脾阴胃液，以为泻痢之病，所下皆太阴血津、阳明脂膏，用药宜柔润养阴，则能药到病除。

（四）药有百用，辨证养阴

对于老年人脏腑和身体的特殊情况，魏氏注重养阴，用药很有自己的特色。一是药少、量大，二是屡用达药。其临床用药，药味一般在三五味之间，很少超过六味以上，而每味药用量少则五钱，多则二三两，如用熟地黄，动辄二两，酸枣仁、枸杞子起手便五钱、一两，这在此前时期的医家中是很少见到的。魏氏几乎每方必用熟地黄、枸杞子、酸枣仁三药，可以说"致广大而尽精微"。历代医家中善用熟地黄者首推张景岳，而魏氏全面继承了张景岳用熟地黄的成功经验，并付诸实践，扩大其适应证。他力诋二地腻膈之说，认为只要辨证准确，配伍得当，二地的确是阴虚证的首选要药，其谓："二地腻膈之说，不知始自何人，致令数百年来，人皆畏之如虎，俾举世阴虚火盛之病，至死而不敢一尝，迨已濒危，始进三数钱许，已无及矣。"魏氏善用松子，实能指挥如意，得心应手。凡诸阴虚所致的呕吐、泻痢、消渴、黄疸、血证、肿胀等，无不重用之。《续名医类案》中记载"无力之家不能备参者，以枣仁一两，枸杞子一两代之，亦应如桴鼓"。魏氏是位基层医生，老年患者多有无力服参者，他就以自己的实际经验，摸索出枸杞子、枣仁同用，有人参滋补之功而无人参温热之害，阴虚用之，更觉合拍的宝贵经验。《续名医类案》云："一老人年八十四，夜能细书。询之云：得一奇方，每年九月二十三日，桑叶洗目一次，永绝昏暗（宜五月五日、六月六日、立冬日采者佳）。"其记载了老年人因精亏血虚所致目疾的治疗方法，其必须在特定日期采药、洗目，似颇涉玄奇，但桑叶确能祛风明目。老花目疾患者不妨一试，或许将不再有"小字文书见便愁"之类感叹。其目疾因苦读得盐水外洗而愈。盐精与青盐属同类，入药多用青盐，可滋肾阴、泻火明目。

（五）调摄情志，得以养生

《续名医类案》中绝大部分病案后都附有疾病初愈后调摄的方药或手段，有的针对当时的时令气候、环境地域或社会因素，有的针对整个疾病的诊疗过程，有的针对患者的体质或当时的状态等。但总体以平和补益、稍加疏导为主，并时常配合情志、生活习惯上的调适和纠正。老年人生病之后的康复是极为重要的一环，调摄情志正是老年养生不可或缺的。人的情志活动是和脏腑正常生理活动分不开的，老年人由于心力渐退，肝阴亏耗，加之社会、家庭、经济、文化等多种原因，往往容易产生异常情感。正如《老老恒言》中言"老年肝血渐衰，未免性生急躁，旁人不及应，每至急躁益甚"，老年人常常沉浸于怀旧情绪中，郁郁寡欢，心灰意冷，总有"夕阳无限好，只是近黄昏"之感，难免熬伤阴血，肝阴亏损，急躁易怒，伤身伤神。《素问·上古天真论》言："夫上古圣人之教下也，皆谓之虚邪贼风，避之有时，恬惔虚无，真气从之，精神内守，病安从来。是以志闲而少欲，心安而不惧，形劳而不倦，气从以顺，各从其欲，皆得所愿。""恬惔"指节制欲望，不追逐名利，生活要安于平淡，不去妄想一些不现实的事情，不要有杂念。要以节制欲望、安于平淡为前提，"气从以顺"，才能"各从其欲，皆得所愿"。总之，老年人要保持心态平和，心情愉悦，积极乐观，以此延年益寿。

三、验案举隅

案一

朱丹溪治一男子，年七十九岁。

头目昏眩而重，手足无力，吐痰口口相续。左手脉散大而缓，右手缓而大，大不及于左，重按皆无力。饮食略减而微渴，大便三四日一行。众人皆以风药，朱曰服此药至春深必死。此皆大虚症，当以补药大剂服之。众怒而去，乃教用人参、黄芪、当归、白芍、白术、陈皮浓煎作汤，下连柏丸三十粒。如此者服一年半，而精力如少壮时。连柏丸冬加干姜少许，余三时皆依本法，连柏皆姜汁炒为细末，又以姜汁煮湖为丸。

按语：此症大补而佐以连、柏，妙不可言矣。该病之本在于肝肾二经，以连清肝火，柏清肾火者也。既虑其寒，重以姜汁制之，可谓尽善。然不若竟用地黄、杞子，如左归加减，尤为善中之善也。

案二

张子和治新寨马叟，年五十九。

因秋欠税，官杖六十，得惊气成风搐已三年矣。病大发，则手足颤掉，不得持物，食则令人代哺，口目张睒，唇舌嚼烂，抖擞之状，如线引傀儡，每发市人皆聚观，夜卧发热，衣被尽去……倾产求医，至破其家而病益坚。叟之子，邑中旧小吏也，以父母病讯戴人。戴人曰：此病甚易治，若隆暑时，不过一涌，再涌夺则愈矣；今已秋寒可三之，如未，更刺腧穴必愈。先以通圣散汗之，继服涌剂……出痰三四升，如鸡黄成块状，如汤热。叟以手颤不能自探，妻与代探，咽嗌肿伤，昏愦如醉，约一二时许稍稍省，又下数行，立觉足轻颤减，热亦不作，足亦能步，手能巾栉，自持匙箸。未至三涌，病去如濯，病后但觉极寒。戴人曰：当以食补之，久则自退，盖大疾之去，卫气未复，故宜以散风导气之药，切不可以热剂温之，恐反成他病也。

按语：张子和治新寨马叟之证，本因惊而得，尤不能无郁也。盖惊入心，心受之则为癫痫。今心不受而反传之肝，则为螈，亦母救其子之义也。肝病则乘其所胜，于是生风生痰，怪证莫测。治以上涌下泄，乃发而兼夺之理，并行不悖。张案于此症，尤为合法。

案三

潘衷弦母，年六十余。

平时多郁多火，因劳伤感冒，次早仍然饮食，晡时遂发寒热，头疼骨痛，呕吐酸水，冷汗心痛。一医知其平日多郁多火，乃引经云："诸呕吐酸，皆属于热。"投以清凉，其痰愈甚，吐蛔数条。脉之，两关紧盛，两尺虚空，乃风寒饮食之故，用橘、半、枳、桔、楂、朴、藿、芷、桂枝、姜、砂，服后症少减。次日复伤饮食，症仍剧，夜不得卧，先用乌梅丸三钱以安蛔，随用槟榔、青皮、枳实、浓朴、山楂、陈皮、半夏、炮姜、藿香、黄连、姜、砂之类宽其中，又用面皮炒熨中脘。旬日后，用小承气汤加元明粉，去燥屎二次，调理半月而愈。（照叶天士法，只于此方中加大黄数钱，便可速愈，不必费如许转折。）

案四

孙文垣治董浔阳，年六十七。

有脾胃疾，以过啖瓜果，胸膈胀痛，诸医不愈。脉之，寸关弦紧，曰：病伤瓜果，而为寒湿淫胜。经云："寒淫所胜，治以辛温。"然瓜果非麝香、肉桂不能消。以高良姜、香附各一两为君，肉桂五钱为臣，麝香一钱为佐，每服二钱，酒调下。药下咽，胸次便宽，再而知饿，三服而巾栉交接宾客，如未病者。

案五

张仲文治一妇人，年六十岁。

病振寒战栗，足太阳寒水也。呵欠喷嚏，足少阳胆也；口亡津液，足阳明不足也；心下急痛而痞，手太阴受寒，足太阴血滞也；身热又欲近火，热在皮肤，寒在骨髓也；脐下恶寒，丹田有寒，浑身黄及睛黄，皆寒湿也；余症验之，知其为寒湿，溺黄赤而黑，又频数，乃寒湿盛也；病来身重如山，便着床枕者，阴湿盛也。其脉右手关尺命门弦细，按之洪而弦，弦急为寒，加之细者，北方寒水，杂以缓者，湿盛出黄色也；脉洪大者，心火受制也；左手又按之至骨，举手来实者，壬癸肾旺也；六脉按之但空虚者，下焦无阳也。用药法先宜以轻剂祛其寒湿，兼退其洪大之脉，以理中加茯苓汤投之。

案六

徐主政夫人，年逾七十。

江行惊恐，早晚积劳，到家未几，壮热头疼。医作伤寒，发散数剂，渐至面色烦躁，神昏不语，头与手足移动，日夜无宁刻。脉之，细数无伦，重取无力，此劳极发热。热者，乃元阳浮越于表也，更发散之，阴阳将竭矣，非重剂挽之无及。熟地一两六钱，炒麦冬、炒白术各三钱，牛膝二钱，五味子八分，制附子一钱二分，另用人参六钱，浓煎冲服。二三剂后，病减神清。后用八味、归脾二汤加减痊愈。

第四节　王士雄

一、医家简介

王士雄，字孟英，号潜斋，浙江海宁人，清代著名温病学家。王孟英幼承家学，博览群书，其著有《温热经纬》《归砚录》《随息居饮食谱》等，援古证今，不做虚谈，见解深邃。王孟英以《内经》为基础，集诸家之长，认为气机之正常升降出入，周流畅达，一息不停，是维持人体生命活动的基本条件。各种治病因子阻塞气道，壅滞经络，致使气机怠滞。"百病皆由怠滞"是其最基本的病因观，"调其怠而使其不怠"是其最突出的治疗观。临证理法严谨，机轴灵活，常用治法有祛邪实，涤痰攻下；疏机通络，重调肺脾；开结调怠，轻清灵动；量体裁衣，活法从心。其多从运枢机入手，通过调整枢机升降和疏通气机，以清除导致气机怠滞的各种致病因子，使升降得复，气化正常，气机通畅，正气恢复，诸病自愈。王氏有大量医案传世，后结集为《王氏医案》《王氏医案续编》《王氏医案三编》，为其临床诊治疾病理论与实践结合之结晶。《王氏医案》集中反映了王孟英的学术观点和临床经验，其中许多治疗老年患者的病案体现了其对老年病的辨治特色，尤其是对高龄患者的辨治，既注重老年患者的体质特点，同时又强调药贵对证、有故无殒，究其关键仍是"随证治之"四字。

二、老年病理论发挥

（一）审查脉色，注重体质禀赋

王孟英所处年代，世人多喜进补，闻补则喜。而医者一方面为迎合患者心理，另一方面对疾病认识不足，易惑于寒热之假象，故多喜用温补。在王孟英医案中经前医治疗因温补而致误案数量颇多。老年人生理功能自然衰退以及久病积渐成损，导致老年人大多以虚损为主，更易误辨为肾阳不足、下元虚寒等，而误投温补。王孟英认为老年人虽多体虚，然先天禀赋有异，如同为虚证，因体质各异，又有偏阴虚、偏阳虚的不同，临床须先辨察。特别是对于素体阳盛者，因当时医风崇尚温补，医者常拘于年老之人多阳虚体弱，滥用温热而误治。王孟英强调临证求因需兼顾患者体质及过往宿疾，其提出"量体裁衣，禀属阳旺，气血有余，察其脉色，治当如是"以及"病同体异，难执成方"。同一时期发病，病证相似，然因体质不同，用药有异。其强调了辨别体质禀赋在老年病治疗中的重要性，临床要善查脉色，针对患者的体质禀赋特征用药，不可拘于年老体虚，滥用温热，非为补药，反而成毒药，要做到"药贵对症"。

（二）重养阴而不滥施

王孟英一生多经历温病、霍乱、疫疠诸病的流行，而此类病证，最易伤津劫液，因此养阴保津是王孟英学术思想中的一个重要方面。王氏认为，奇难杂症，沉疴痼疾，郁热日久，下利泄泻，外感邪恋，情志郁结皆可耗伤阴津。《素问·阴阳应象大论》云："年四十，而阴气自半也，起居衰矣。"王孟英亦言："人年五十，阴气先衰。徐灵胎所谓千年之木，往往自焚，阴尽火炎，万物皆然。"王孟英认为老年人通常阴阳俱虚，尤以阴虚为甚。他主张应该把阴液的存亡与人体的生机密切联系，阴液"耗之未尽者，尚有一线之生机可望"，而一旦耗伤严重，即使重用养阴也难以挽回，"若耗尽而阴竭，如旱草之根已枯矣，沛然下雨，亦曷济也？"在治疗上，其认为"阴液难充"为最难措手之处。对于阴液耗伤的治法，当遵循"虚则补之"的原则，及时补充所耗伤的阴液、津液等，改善和纠正因伤阴引起的病理变化，使阴阳重归于平衡。然而人体各脏腑的"阴"又有一定差别，在功能上也有所不同。按照五脏六腑，可将人体的阴液分为肺阴、心阴、脾阴、胃阴、肝肾之阴等。对于不同部位或脏腑的阴伤，王孟英多按照药物的性味、归经、质地、功效等，加以灵活准确的应用。在治疗过程中，或祛邪以保津，或滋阴以生津，总以"救阴"为核心要义。老年人年过半百，阴气自半，阴虚体质者久病更耗阴津，且常常内有痰热瘀结之实邪，又有气阴不足之体，王孟英常先清肺胃、复治节、保胃液、行灌溉，然后以甘润浓厚之法补阴，使滋阴不碍痰，祛痰不伤阴。

王孟英虽强调老年人阴气自半，重视滋阴，亦非完全忽视老年人阳虚的一面。其治老年伤风戴阳、阳虚下痢、肾虚喘嗽，多用大剂温阳，投手而愈，可见其非囿于寒凉济阴，亦不遗阳虚，精擅温补。

（三）强调疏调气机

注重气化枢机是王孟英重要的学术思想之一。《素问·六微旨大论》云："出入废则神机化灭，升降息则气立孤危。"王孟英以《内经》气化升降学说为基础，并结合历代医家以及自身对"气"的认识，其认为人体脏腑的正常生理活动都赖于气化正常，枢机畅达，指出"人气以成形耳，法天行健，本无一息之停"。同时他认为："气贵流通，而邪气挠之，则周行窒滞，失其清虚灵动之机，反觉实矣。惟剂以轻清，则正气宣布，邪气潜消，而窒滞者自通。"

老年人历经沧桑，气机恣滞，升降失所难免，气、血、痰、食、湿、热诸般郁结由是而生。《王氏医案》中记载有气逆、痰饮、食滞、肝郁、凝血、郁火等所致之郁结，尤以痰、气为多。这些因素是构成老年人危急重症，病情错综复杂乃至大逆大乱的重要基础。王孟英根据气化枢机理论，对于老年人的病证，常以宣肺气、疏肝气为治疗关键，以轻清调气之品而收桴鼓之效。《素问·五脏生成》言"诸气者皆属于肺"，肺司呼吸，主一身之气。一方面，"上焦开发，宣五谷味，熏肤、充身、泽毛，若雾露之溉"，通过呼吸将体内浊气宣散于外，同时将卫气、津液等通过"开发"布散于周身，这是肺气的宣发功能；另一方面，肺居胸中，在脏腑中位置最高，为五脏六腑之华盖，肺气正常下降能保证气血水液的正常运行，通调水道，这是肺气的肃降功能。宣发和肃降是肺气相辅相成的两个方面，一宣一降，影响着全身气机。肺气不利，则枢机不畅，变证由生。肝为风木之脏，以血为体，以气为用，体阴而用阳，主疏泄，其气升发，喜条达而恶抑郁，其志在怒，对于气机更有升降出入的枢机作用。因此，肝气郁结、肝气上逆等证均可影响全身气机。肺气得宣，肝气舒畅，则病愈。在气化枢机理论指导下，王氏处方多用轻清灵动之品，无论证之虚实寒热，治之补泻温清，都十分注重配伍理气、行血、宣肺、通腑之品，如枇杷叶、杏仁、旋覆花、薤白、瓜蒌、厚朴、肉苁蓉、石菖蒲、桔梗等均为常用之药。

（四）以药入食，食药同治

王孟英十分重视饮食对疾病的预防、治疗及调护作用。其《随息居饮食谱》是一部营养和食疗的专著，而他的《王氏医案》中，应用食疗的医案亦比较多。王氏认为饮食"处处皆有，人人可服，物异功优，久任无弊"，主张食疗防治疾病。如对于津液大伤的患者，主张大量频频进食梨汁、甘蔗汁，以其凉甘之性味达到救阴养阴之目的。他称梨汁为"天生甘露饮"，甘蔗汁为"天生复脉汤"，西瓜汁为"天生白虎汤"。王氏常选择食物配合成适当方剂，临床时用以提高疗效。如以橄榄、生萝卜组成"青龙白虎汤"治疗喉证，以生绿豆、生黄豆、生黑大豆（或生白扁豆）组成"三豆饮"以治痘证、目疾、疮疡、泄泻，以海蜇、鲜荸荠合为"雪羹汤"以治痰热内蕴、瘀滞食阻、腹痛癥瘕等。王氏食疗经验十分丰富，其将饮食平淡之品，得当用之，而达奇效。

三、验案举隅

案一

邵奕堂室，以花甲之年，仲冬患喘嗽，药之罔效，坐而不能卧者旬日矣。乞诊于孟英。邵述病原云：每进参汤则喘稍定，虽服补剂，仍易出汗，虑其欲脱。及察脉弦滑右甚，孟英曰：甚矣！望闻问切之难，不可胸无权衡也。此证当凭脉设治，参汤切勿沾唇，以栝楼、薤白、旋覆、苏子、花粉、杏仁、蛤壳、茯苓、青黛、海虫宅为方，而以竹沥、菔汁和服。投匕即减，十余帖全愈。同时有石媪者，患此极相似，脉见虚弦细滑。孟英于沙参、蛤壳、旋覆、杏仁、苏子、贝母、桂枝、茯苓中，重加熟地而瘳。所谓病同体异，难执成方也。

按语：两案均为老年患者，同一时期发病，病证相似，邵奕堂妻案，患者为花甲之年，仲冬患喘嗽，坐而不能卧，易出汗，脉弦滑右甚，辨为痰热证；石媪亦患此病，症状相同而脉见虚弦细滑，除痰热外又显见阴虚之象。邵奕堂妻案治疗处瓜蒌、薤白、旋覆花、紫苏子、天花粉、杏仁、蛤壳、茯苓、青黛、海蜇为方，以竹沥、莱汁和服，药下即减，10余剂痊愈。石媪案处以沙参、蛤壳、旋覆花、杏仁、紫苏子、贝母、桂枝、茯苓，重加熟地而愈。此即王氏所谓"病同体异，难执成方"。因体质不同，处方遣药自然有所差异。

案二

戊申元旦，陈秋槎参军，大便骤下黑血数升，血为热迫而妄行。继即大吐鲜红之血，而汗出神昏，肢冷搐搦，躁乱妄言……速孟英至，举家跪泣救命。察其脉左手如无，右弦软，按之数。虚在阴分，热在气分。以六十八岁之年，佥虑其脱，参汤煎就，将欲灌之。孟英急止勿服，曰：高年阴分久亏，肝血大去，而风阳陡动，殆由忿怒，兼服热药所致耶？其夫人云：日来颇有郁怒，热药则未服也，惟冬间久服姜枣汤，且饮都中药烧酒一瓶耳。孟英曰：是矣。以西洋参、犀角、生地黄、银花、绿豆、栀子、玄参、茯苓、羚羊、茅根为剂，冲入热童溲灌之；外以烧铁淬醋，令吸其气；龙、牡研粉扑汗；生附子捣贴涌泉穴，引纳浮阳。两服血止，左脉渐起，又加以龟甲、鳖甲。介以潜阳法。服三帖，神气始清，各恙渐息，稍能啜粥，乃去犀、羚，加麦冬、天冬、女贞、旱莲投之，眠食日安，半月后始解黑燥矢，两旬外便溺之色皆正，与滋补药调痊，仍充抚辕巡捕，矍铄如常。秋间赴任绍兴。己酉秋以他疾终。

按语：肝风内动临床证候多见肝阳化风、热极生风、阴虚动风、血虚生风等，症见眩晕欲仆、震颤、抽搐。老年人以肝肾阴虚最为常见。此案的辨证有两个易误之处：一是骤然下血，吐血量多，气随血脱，肢冷脉微，对于老年人来说，多考虑亡阳之患，而误用温补、回阳之剂；二是症发突然，便血色黑，吐血色鲜红，又兼躁乱妄言，易辨为热极生风，而给予镇肝凉血息风之品。王孟英诊为虚在阴分、热在气分，为高年阴虚风动，不可再服温药。处以西洋参、犀角、生地黄、银花、绿豆、栀子、玄参、茯苓、羚羊、茅根为剂，滋阴凉血，冲入热童溲灌之；外以烧铁淬醋，令吸其气；龙、牡研粉扑汗；生附子捣贴涌泉穴，引纳浮阳，以救其急。两服血止，左脉渐起，又加龟甲、鳖甲以滋阴潜阳，调理而安。此案病起于高年阴液已亏，平日又因多服姜、枣、酒等助热伤阴，肝之阴血大虚，大怒后风阳陡动，故起病即势急危重，王孟英以滋阴清热为治，终得挽回。

案三

郑芷塘令岳母，年逾花甲。仲春患右手足不遂，舌蹇不语，面赤便秘。医与疏风不效，第四日延诊于孟英。右洪滑，左弦数，为阳明腑实之候。疏石菖蒲、胆星、知母、花粉、枳实、蒌仁、秦艽、旋覆、麻仁、竹沥为方。或虑便泻欲脱，置不敢用。而不知古人中藏宜下之"藏"字，乃府字之讹。柯氏云：读书无眼，病人无命，此之谓也。延至二旬，病势危急。芷塘浼童秋门复恳孟英视之。苔裂舌绛，米饮不沾，腹胀息粗，阴津欲竭，非急下不可也。即以前方加大黄四钱绞汁服，急下存阴合法。连下黑矢五次，舌蹇顿减，渐啜稀糜，乃去大黄，加西洋参、生地、麦冬、丹皮、薄荷。滋阴生津尤合法。服五剂，复更衣，语言乃清，专用甘凉充津涤热，又旬日舌色始淡，纳谷如常。改以滋阴，渐收全绩，逾三载闻以他疾终。

按语：王孟英注重顾护阴津，特别是老年患者，在祛邪后的调理中常用滋阴养液之法，以养阴生津、甘凉之品多见，根据病证的不同，有时亦常与益气、健脾等法同用。

案四

陈笠塘年近花甲，于初冬时偶从梯半一跌，遂发寒热，痰多咳逆。沈辛甫作虚痰类中夹风温治，热退便行，而痰逆不休，且兼呃忒，改从清肃镇摄，其呃日甚。因拉孟英商之。诊脉左弦涩不调，右兼软滑，察其呃，时有微甚而有欲呃不爽之象，询其喷嚏，久不作矣。曰：此气郁于肝，欲升而不能升，痰阻于肺，欲降而不能降之证也。补摄之品，咸在禁例，以柴胡、枳壳、石菖蒲、紫苏、薤白、蒌仁、竹茹、橘皮、白前为剂。覆杯而减，再剂而安。

按语：本案为跌扑损伤所致肝郁证，具体分析如下：第一，患者痰多咳逆，通常咳嗽、咳痰者，脉滑，而此患者脉诊可见弦涩之象。涩脉的特征是往来艰涩不畅，如轻刀刮竹，显然与滑脉相反，而弦脉主肝，肝主调畅气机，主柔和而恶刚硬，若肝失疏泄，气机郁滞，痰饮内阻，则可见弦脉，故从患者的脉象来看，可能与肝失疏泄有关。第二，从患者呃逆的特点来看，"时有微甚而有欲呃不爽之象"，呃逆是一种气机上逆的表现，呃逆不爽说明其气机在上逆的同时可能会出现气机受阻的情况，气机失调责之于肝。第三，本案开头就写明患者起病有一个跌扑的过程，前医诊治主要围绕患者表现出的症状进行诊治，似乎没有将这样一个外伤的起因考虑进来，而王氏在详查病情之后，十分重视这样一个起病因素，他认为正是由于跌扑损伤，所以气机出现了逆乱，气郁滞于肝，升降失常，而出现一系列病证。故治疗以疏肝气为关键，兼理肺气而愈。

案五

赖炳也令堂，年近古稀，患左半不遂，医与再造丸暨补剂，服二旬病如故。孟英按脉弦缓而滑，颧赤苔黄，音微舌謇，便涩无痰，曰：此痰中也，伏而未化。与犀、羚、茹、贝、菖、夏、花粉、知母、白薇、豆卷、桑枝、丝瓜络等药。服三剂而苔化，音渐清朗。六七剂腿知痛，痰渐吐，便亦通。既而腿痛难忍，其热如烙，孟英令涂葱蜜以吸其热，痛果渐止。半月后，眠食渐安。二旬外，手能握，月余可扶腋以行矣。

按语：此案乃药食相合的经典医案，前医以温补之药，令患者体内之阴液消耗，喘咳日甚。王孟英诊之，其人脉弦滑有力，知其体内火盛，真阴将竭，用大剂清热凉润养阴之品配合"甘凉润肺……化痰已嗽，养阴濡燥"，使得热清津回阴复，患者喘平嗽止肿消。若非谙熟食物保津养阴特性之人，不能应用自如并屡建奇功。

第五节　喻　昌

一、医家简介

喻昌，字嘉言，号西昌老人，南昌府新建（今江西省南昌市新建区）人，明末清初著名医家。其代表著作为《寓意草》《尚论篇》和《医门法律》，均被收入《四库全书》之中。喻昌在伤寒、温病、杂病诊治与研究方面多有独到见解，一生学术成就卓著，在中国医学史上具有一定的地位。《寓意草》是喻昌的医案集，按其卷首自序，该书成于"明崇祯癸未"。全书自"先议病后用药"至"详论赵三公令室伤寒危症始末并传诲门人"共67题，其中前两篇为医论，后65篇为医案。该书真实客观地记录了喻昌以内科杂病为主的疑难病治案60余例，其中治疗老年病的病案近20例，细读这些案例中的辨证论治、理法方药和喻昌的精辟论述，可以发现喻昌治疗老年病以注重脾胃、补养正气、温补下元和从痰论治为主，强调脾胃为中州之地，脾胃功能影响人体全身气机的升降出入。

二、老年病理论发挥

（一）注重脾胃

喻昌对脾胃学说很重视，其认为："理脾则百病不至，不理脾则诸疾续起。"喻昌在临床中注意审查胃气存亡，他认为人体正气的充足与否全赖于胃，胃中津液多寡关乎全身正气盛衰。脾胃相为表里，脾主为胃行其津液。生理状态下，脾胃功能相互配合，脏腑相济，协调平衡，所以胃不至于过湿，脾不至于过燥；病理状态下，脾气受损不能及时将胃中受纳的水谷津液布散至全身各脏腑，就会出现水湿停聚于胃。除此之外，他认为呼气主要靠心肺的推动作用，吸气主要靠肝肾的吸纳作用，而中焦脾胃在呼吸环节中的作用同样重要，脾胃所主的中焦才是"呼吸之总持"。他强调脾胃为中州之地，脾胃功能正常，影响全身气机的升降出入，尤其是年老之人，更须注重脾胃之气。喻昌还认为："除患之机，所重全在胃气。"因脾胃主中焦，为辨证的关键，所以喻昌在治疗老年病时，十分注重对脾胃之气的顾护。

喻昌注重顾护脾胃之气，还表现在他对于药物的选用也十分讲究。他认为枳壳、厚朴等耗气之药，"若夫年高气弱之时，而可堪其耗散乎"，因而其反对治疗老年病时滥用枳壳、厚朴等耗气之品。他在治疗老年肾虚耳鸣时反对使用礞石滚痰丸，其认为此方"少壮用之，多有效……以黄芩、大黄、沉香之苦，最能下气，而礞石之重坠……大损脾胃"。以上论述更能说明喻昌治疗老年病时时注重顾护脾胃之气。

（二）补养正气

喻昌治疗伤寒非常重视正气盛衰，尤其是在补气和扶阳方面多有发挥。他指出有内伤之人，稍微感受外邪，就会立刻发病；而体质壮实之人，必感邪深重才会发病。临床上外感病往往兼夹内伤者居多，因此治疗外感的同时也必须兼治内伤，但要分清主次。若患者七分外感，三分内伤，治疗当以外感为主，但宜用缓剂、小剂，还要加姜、枣等和中之药为引，以防发散太过耗伤气血；若患者七分内伤，三分外感，治疗当以内伤为主，但也要加入一二味透表药，热服以助药力之发散，正气足则外感自解。老年人乃体虚之人，喻昌指出老年人体质虚弱，元气不足，用发汗药则正气更虚，外邪反不易散。所以他提倡治疗虚人外感应于发表药中加少许人参，少助元气，使邪祛而不伤正。喻昌治疗老年外感主张扶正祛邪、标本同治。除此之外，老年病使用寒凉攻伐药物应中病即止，疾病后期要注重运用扶正药物。

（三）温补下元

喻昌提出"治少年人惟恐有火，高年人惟恐无火。无火则运化艰而易衰，有火则精神健而难老，是火者老人性命之根，未可以水轻折也"，老年养生尤其要注意保养下焦阳气，"盏中加油，则灯愈明，炉中复灰，则火不熄"，且阳气以潜藏为贵，若孤阳上浮则易引动上焦阳气变生热证，或为鼻中浊涕，或为耳鸣耳聋，不一而足。

喻昌针对老年养生提出的"温补下元"这一原则，具有非常重要的临床实用价值。肾为先天之本，人体阴阳本于肾中的元阴元阳，《素问·上古天真论》云："丈夫……五八，肾气衰……八八，天癸竭，精少，肾脏衰。"老年之人，肾水已竭，真火易露，故肾中之气，易出难收。喻昌认为"收摄肾气，原为老人之先务"，故治宜温补下元，壮水之主，以制阳光。温补下元最主要的就是温补肾阳，但是不可使之过亢，"潜则弗亢，潜则可久"。老年人除了在用药上要温补下元之外，在饮食起居上也要注意补养阳气保护肾气，恬恢虚无，不妄作劳。

（四）从痰论治

喻昌认为，老年病中多有痰邪致病，如痰饮、中风等疾，又当从痰论治。关于治疗原则，仍宗《丹溪心法》中所载丹溪治痰大法"善治痰者，不治痰而治气；气顺，则一身之津液亦随气而顺矣"。喻昌提出"体盛痰不易除，又必以健脾为先。脾健则新痰不生……气顺则痰不留，即不治痰，而痰自运矣"。

三、医案举隅

案一

老先生玉体清瘦，淡泊宁静以御神，病邪无从窃入，虽食饮素约，然三日始一更衣，出孔比入孔尤约，故精神有余，足以虑周当世，而中外倚毗壮猷也。

偶因大便后寒热，发作有时，颇似外感。其实内伤，非感也。缘素艰大便，努挣伤气，故便出则阴乘于阳而寒，顷之稍定，则阳复胜阴而热也。若果外感之寒热，何必大便后使然耶？此时但宜以和平之剂治内伤，辅养元气为上。加入外感药驱导兼行，必致内伤转增。奈何先生方欲治肠中之燥，医家又欲除内蕴之湿，不思肠燥为相安之恒，可以不治。即治之不过润肠生血，亦无不可。若乃见为湿热，而用滑利之药以驱之，则误甚矣！盖瘦人身中以湿为宝，有湿则润，无湿则燥，今指燥为湿，是指火为水也。且膀胱者水道也，大肠者谷道也。以三日一便之肠，误用滑药，转致澼出无度，犹不悔悟，每一大遗，辄矜祛湿之力，世间岂有湿从谷道而出之理哉！不过因主人暂快大肠之润，而谬饰其词耳！讵知沧海不足以实漏卮，而元气日削乎！始之阴阳交胜者，渐至交离，而阴从泻伤，阳从汗伤。两寸脉浮而空，阳气越于上；关尺脉微而细，阴气越于下。不相维附，势趋不返矣！然汗出尚有时，而下利则无时，究竟阴阳之气，两竭于下，便出急如箭，肛门热如烙，此时尚以滑石、木通、猪苓、泽泻等，分利小水以止泄，不知阴虚自致泉竭，小便从何得来？止令数十年大肠之积蓄尽空，仰给于胃脘，食入毋俟停留。已掣柄而挹之下注，久久胃不能给，遂将肠中自有之垢，暗行驱下，其臭甚腥，色白如脓，垢尽而肠气亦不留，只是周身元气至宝，坐耗于空虚之府，非不服人参大补。然药力入胃则肠空，入肠则胃空，便出则肠胃俱空。由是下空则上壅，胸膈不舒，喉间顽痰窒塞，口燥咽干，彻夜不寐。一切食物，惟味薄质轻者，胃中始爱而受之。此时尚图养血安神，调脾祛痰，旷日缓治，其不达时宜也甚矣。夫宣房瓠子之决，天子公卿，咸轻掷金马碧鸡奠之，以策群力，而襄底定，请以朝庭破格之法，而通于医药可乎？草野罔识忌讳，或者可与图功耳。

按语：此案患者年老体虚，气血津液不足，肠中血虚不润，津液失养，故习惯性便秘。喻昌以四君子汤合赤石脂禹余粮加味，其认为四君汤温而不燥，补而不峻，益气健脾，补益中土，可使脾胃纳化相因，气机升降有序，促进人体之气血津液生生不已，以推动大肠正常传化糟粕。

案二

吴添官生母，时多暴怒，以致经行复止。入秋以来，渐觉气逆上厥，如畏舟船之状，动辄晕去，久久卧于床中，时若天翻地覆，不能强起，百般医治不效。因用人参三五分，略宁片刻。最后服至五钱一剂，日费数金，意图旦夕苟安，以视稚子。究竟家产尽费，病转凶危。大热引饮，脑间有如刀劈，食少泻多，已治木无他望矣。闻余返娄，延诊过，许以可救，因委命以听焉。余以怒甚则血菀于上，而气不返于下者，名曰厥巅疾。厥者逆也，巅者高也。气与血俱逆于高巅，故动辄眩晕也。又以上盛下虚者，过在少阳。少阳者，足少阳胆也。胆之穴皆络于脑，郁怒之火，上攻于脑，得补而炽，其痛如劈，同为厥巅之疾也。风火相扇，故振摇而热蒸。木土相凌，故艰食而多泻也。于是会《内经》铁落镇坠之意，以代赭石、龙胆草、芦荟、黄连之属，降其上逆之气；以蜀漆、丹皮、赤芍之属，行其上菀之血；以牡蛎、龙骨、五味之属，敛其浮游之神。最要在每剂药中，生入猪胆汁二枚。盖以少阳热炽，胆汁必干。亟以同类之物济之，资其持危扶颠之用。病者药一入口，便若神返其舍，忘其苦口，连进十余剂，服猪胆汁二十余枚，热退身凉，饮食有加，便泻自止，始能起床行动散步，然尚觉身轻如叶，不能久支。仆恐药味太苦，不宜多服，减去猪胆及芦龙等药，加入当归一钱，人参三分，姜枣为引，平调数日而全愈。母病愈，而添官即得腹痛之病，彻夜叫喊不绝，小水全无。以茱连汤加延胡索投之始安。又因伤食复反，病至二十余日，肌肉瘦削，眼胞下陷，才得略宁。适遭家难，症变壮热，目红腮肿，全似外感有余之候。余知其为激动真火上焚，令服六味地黄加知柏三十余剂，其火始退。退后全身疮痍黄肿，腹中急欲得食，不能少耐片顷，整日哭烦。余为勉慰其母曰：旬日后腹稍充，气稍固，即不哭烦矣。服二冬膏而全瘳。此母子二人，皆极难辨治之症，竟得相保，不亦快哉！

按语：此案吴母患眩晕癫疾，喻昌按照《内经》铁落镇坠之意，投以代赭石、龙胆草、芦荟、黄连、蜀漆、牡丹皮、赤芍、龙骨、牡蛎、五味子清热潜镇之剂，并于每剂药中入生猪胆汁2枚，连进10余剂，而癫疾得安。嗣后，即更以扶正之品，喻昌谓"仆恐药味太苦，不宜多服，减去猪胆及芦龙等药，加入当归一钱，人参三分，姜枣为引，平调数日而全愈"，说明喻昌治疗老年病使用寒凉攻伐药物，中病即止，并注重疾病后期运用扶正药物，予以调理而病愈。

案三

旧宪治公祖江鼎寰先生，望七之龄，精神健旺，脉气坚实，声音洪亮，晋接不厌其繁，纷丝尚能兼理，不羡洛社耆英，行见熙朝元老矣。偶有胸膈弗爽，肺气不清，鼻多浊涕小恙。召诊日兼患齿痛，谨馈以天冬、熟地、石枣、丹皮、枸杞、五味等，收摄肾气药四剂，入桂些少为引经，服之齿痛顿止，鼻气亦清。第因喉中作干，未肯多服。门下医者素逢主，见治标热，不治本虚，特为辨曰：祖翁所禀先天阳气甚厚，冬月尚仍早兴晚寝，饮蔗啖梨，是以服药多喜清畏补。然补有阴阳之不同，阳气虽旺于上，阴气未必旺于下。髭鬓则黑，步履则迟，其一征也；运臂则轻，举腰则重，其一征也；阳道易兴，精液难固，其一征也；胃能多受，肠弗久留，又一征也。下本不虚，下之精华，暗输于上，是以虚也；上本不实，清阳之分，为阴所凑，似乎实也。故阴凑于上而开窍于目，则为泪；开窍于鼻，则为涕；开窍于口，则为涎为唾。经云：五十始衰。谓阴气至是始衰也。阴气衰，故不能自主，而从阳上行，其屑越者，皆身中之至宝，向非收摄归元，将何底极？是以事亲养老诸方，皆以温补下元为务。诚有见于老少不同，治少年人惟恐有火，高年人惟恐无火。无火则运化艰而易衰，有火则精神健而难老，是火者老人性命之根，未可以水轻折也。昔贤治喉干，谓八味丸为圣药，譬之釜底加薪，则釜中津气上腾，理则然矣。可见下虚者，不但真阴虚，究竟真阳亦虚，何也？阳气以潜藏为贵，潜则弗亢，潜则可久，《易》道也，盏中加油，则灯愈明，炉中复灰，则火不熄，与其孤阳上浮为热，曷若一并收归于下，则鼻中之浊涕不作，口中之清液常生，虽日进桂、附，尚不觉其为热，矧清补润下之剂，而反致疑乎，是为辨。

按语：此案患者"望七之龄，精神健旺，脉气坚实，声音洪亮"，偶有"胸膈弗爽，肺气不清，鼻多浊涕小恙"，喻昌以天冬、熟地黄、石枣、牡丹皮、枸杞子、五味子等药收摄肾气。"补有阴阳之不同，阳气虽旺于上，阴气未必旺于下"，其表现为"髭鬓则黑，步履则迟""运臂则轻，举腰则重""阳道易兴，精液难固""胃能多受，肠弗久留"。此为"下本不虚，下之精华，暗输于上，是以虚也，上本不实，清阳之分，为阴所凑，似乎实也。故阴凑于上而开窍于目，则为泪；开窍于鼻，则为涕；开窍于口，则为涎为唾"。喻昌明确提出了"是以事亲养老诸方，皆以温补下元为务。诚有见于老少不同，治少年人惟恐有火，高年人惟恐无火"。故"阳气以潜藏为贵"，治以桂、附之类，重在温补下元。

案四

季蘅翁禀丰躯伟，望七之龄，神采不衰，近得半身不遂之证，已二年矣。

病发左半，口往右㖞，昏厥遗溺，初服参、术颇当，为黠医簧以左半属血，不宜补气之说，几致大坏。云间施笠泽以参、附疗之，稍得向安。然概从温补，未尽病情也。诊得脉体，软滑中时带劲疾，盖痰与风杂合之证。痰为主，风为标也。又热与寒杂合之症，热为主，寒为标也。平时手冷如冰，故痰动易至于厥。然厥已复苏，苏已呕去其痰……况人身之痰，既由胃以流于经隧，则经隧之痰，亦必返之于胃，然后可从口而上越，从肠而下达，此惟脾气静息之时，其痰可返。故凡有痰症者，早食午食而外，但宜休养。脾气不动，使经隧之痰，得以返之于胃，而从胃之气上下，不从脾之气四迄，乃为善也。试观人痰病轻者，夜间安卧，次早即能呕出泄出。痰病重者，昏迷复醒，反能呕出泄出者，岂非未曾得食，脾气静息，而予痰以出路耶？世之喜用热药峻攻者，能知此乎？噫！天下之服辛热，而转能夜食者多矣，肯因俚言而三思否？

按语：此案患者半身不遂，病发左半，口往右㖞，昏厥遗溺。喻昌诊为"痰与风杂合之证，痰为主，风为标也"，其提出"治杂合之病，必须用杂合之药，而随时令以尽无穷之变"，治法以"参、术为君臣"，健脾燥湿，"附子、干姜为佐使"，温补散寒。"以参、术为君臣，以羚羊角、柴胡、知母、石膏为佐使，而春夏秋三时，可无热病之累。然宜刺手足四末，以泄荣血而通气，恐热痰虚风，久而成疠也"。

第六节　叶天士

一、医家简介

叶天士，名桂，字天士，号香岩，别号南阳先生，晚年又号上津老人，清代著名医家、温病学家。其著有《温热论》《临证指南医案》《叶氏医案存真》《叶氏医效秘传》等，均由其门人辑录整理而成。叶天士临床诊疗经验非常丰富，同时，其擅于博采众家之长，对前人经验兼收并蓄，融会贯通。《临证指南医案》是记录其临床经验的一本医案专著，全面展现了叶天士在温热时证、各科杂病等方面的诊疗经验。其中，对一些老年病的诊治，叶氏常有独到的见解，纵观其对老年病的辨证论治，以肾、脾、胃虚者居多，治疗多用补法，以调补脾肾为主。他指出："老年衰怠，无攻病成法。大意血气有情之属，栽培生气而已。"结合临证实践，叶天士通过诊治大量的老年患者，总结出老年体质以"阳明脉衰""下元虚损""上盛下虚"为基本特点，临床治疗强调通补阳明与培补肝肾，针对老年人体质与疾病的关系，调整攻补关系，以"体""病""证"相结合为诊疗模式。叶天士关于老年体质特点的学术思想，对于指导现代医家临床诊疗老年病及有效应对当今老龄化社会的医疗问题等具有重要意义。

二、老年病理论发挥

（一）肾精虚耗，滋益下元

叶天士所言之下元虚衰，乃先天肾气之衰也，包括肾阳虚、肾阴虚、肾气衰和肾液耗等方面。叶天士继承《内经》的相关理论，认为肾精亏耗为老年体质的主要特点之一，《临证指南医案》中载有"男子向老，下元经血先亏""高年下焦根蒂已虚"等论述。叶天士认为老年人下元亏损多与肝、肾相关，因肾主藏精，主纳气，为先天之本，内寄元阴、元阳，肾脏的虚损主要体现在肾精、肾阳、肾阴不足以及肾不纳气四个方面。肝主藏血，体阴而用阳，肝脏的病变以亢奋为主，或是肝肾精亏、水不涵木，或是情志郁怒、肝阳暴亢。因此，针对相关疾病的治疗，叶天士根据老年人下元亏损的体质特点，时时注意顾护真阴，以柔剂濡润为大法。

（二）阴精亏损，益阴涵阳

《素问·上古天真论》云："七八，肝气衰，筋不能动。八八，天癸竭，精少，肾脏衰，形体皆极。"《素问·阴阳应象大论》云："年四十，而阴气自半也，起居衰矣。"叶天士继承《内经》相关思想，总结出老年人体质特点为阴精亏损。肾主藏精，为脏腑之本，生命之元，而人体这一"生长壮老"的生命过程也取决于肾中精气的盛衰。若肾阴不足，五脏阴精无以滋养，则易出现阴亏阳亢的体质特点，如老年人多有精亏病温、精亏肠燥等发病倾向，并有其特殊的疾病发展规律。因此，叶天士在治疗上常结合老年人的体质特点，以"存津液"为第一要务，强调"老人怕其液涸，甘寒醒胃却热""老年五液已涸，忌汗忌下"，处方多以甘寒育阴为主，亦佐以咸寒、开窍之品，少用发散、苦寒之药。

（三）阳明脉衰，通补阳明

早在《素问·上古天真论》中就记载了衰老与"阳明脉衰"相关，即女子"五七，阳明脉衰，面始焦，发始堕"。历代医家将"阳明"解释为脾胃，叶天士认为脾和胃具有完全不同的生理特性，他认为此处"阳明"当为胃腑，并创制"通补胃阳"及"通补胃阴"诸多治法，为老年患者的辨体论治提供了全新的思路。阳明为气血生化之源，老年人因阳明脉衰，多有气血两虚的体质特点，如《临证指南医案》中多有论述，如"高年气血皆虚""老年力衰""老年血枯""老年血气渐衰"等。叶天士治疗老年病多以益气培中、通补阳明为主，用药以人参、黄芪、炙甘草为主，重在调整患者体质偏颇，恢复气血生化之机。

通补阳明法是叶天士脾胃分治的重要理论之一，其学术地位可与胃阴学说相媲美。所谓通补阳明，是指通过补胃气、温胃阳、建中气等手段治疗胃失和降，达到通降胃气的目的。叶天士通补阳明的思想来源于张仲景的大半夏汤，原方以半夏为主，人参为辅，佐以柔润之白蜜，治疗中虚胃反。叶天士指出"大凡脾阳宜动则运，温补极是，而守中及腻滞皆非，其通腑阳间佐用之"，故其用去腻滞的白蜜，加茯苓淡渗通阳，这种巧妙的变化使原方变为辛温淡渗的通降之剂，成为叶天士通补阳明的基本方药。又如《素问·痿论》云："阳明者，五脏六腑之海，主润宗筋，宗筋主束骨而利机关也。"《临证指南医案》云："阳明脉络空乏，不司束筋骨以流利机关。"则可见肢体痿弱不用、肩痛肢麻等症，均为老年患者常见病证。对于此类病证，叶天士从老年人的体质出发，通补阳明，使阳明气血充盛，机关流利而痿、弱、痛、麻诸症尽消。

叶天士继承并发展李东垣的脾胃学说，提倡"内伤必取法乎东垣"，提出"九窍不和，都属胃病"的理论，并且创造性地提出脾胃分治以及胃阴学说，弥补了历代医家只详于治脾而略于治胃的不足。"九窍"与胃的关系最早见于《内经》，《素问·通评虚实论》载："头痛耳鸣，九窍不利，肠胃之所生也。"其后李东垣发挥经旨，于《脾胃论》中提出"九窍者，五脏主之。五脏皆得胃气，乃能通利……胃气一虚，耳、目、口、鼻俱为之病"。老年人因其体质阳明脉衰，故而多有耳聋、目闭、纳呆、泄泻、大便不通、呕吐、痞胀等"九窍不通"的表现，叶天士从老年体质出发，针对"九窍不和，都胃病也"，采用通补阳明治法，灵活变通，应用大半夏汤、附子粳米汤等经方，拓展了原方应用范围，促进了经方的发展。

（四）阳化内风，宜补营阴

阳化内风学说是叶天士对中风病的重要学术贡献。唐宋以前，中风多以"外风"学说为主。叶天士继承了前人对中风的认识，并结合自身临床经验，创立了"阳内风说"。叶天士认为眩晕、耳鸣、心悸、不寐等都与内风有关，是"中阳气之变动"，而身中阳气之变动，又与厥阴肝木有关，而厥阴肝木的风动，又与其自身及全身脏腑有关。

肝肾阴亏所致中风，叶天士对此证的治法是介以潜之，酸以收之，厚味以填之，或用清上实下之法。这是因为叶天士认为"肝为刚脏，非柔润不能调和"，病机为肝肾阴亏、阳亢不潜，治法应填镇固摄、养肝阴、滋肾水、填精补虚，"攻风劫痰"只能劫夺津液，都是误治。在具体治疗过程中，叶天士根据临床实际情况，常用张仲景的复脉汤去生姜、桂枝，刘完素的地黄饮子，朱丹溪的大补阴丸、虎潜丸等方。叶天士对营阴亏虚动风的认识源于心营与神智的关系，其借鉴了刘完素心火暴亢、肾水枯竭、水衰不能制火的理论，但在选方上仍然选用张仲景的复脉汤、甘麦大枣汤、黄连阿胶汤、酸枣仁汤等方剂化裁，总体把握的原则是养心营、滋肾液、清心火。

此外，木土关系是脏腑辨证中的重要组成部分，《金匮要略·脏腑经络先后病脉证第一》中记载"见肝之病，知肝传脾，当先实脾"，肝脾二脏在发病中关系密切。土虚则易见木乘土位，肝气亢盛，肝风内动，两者互为因果。叶天士认为老年人体质多为"阳明虚衰"，气血生化乏源，而肝木之脏，体阴而用阳，其正常的生理活动赖于气血的充养。阳明脉衰，胃土衰惫，土不荣木而肝风内起，故老年人多见中风、肩痛肢麻、头目昏蒙等"木横土衰"之象。基于老年人的体质特征，对于这一类病证，叶天士多治以培土宁风，多选用大半夏汤、玉屏风散加减以"补阳明，和厥阴"。

（五）奇经伤损，肝肾同补

叶天士提出"奇经八脉，隶于肝肾为多""肝肾内损，渐及奇经""肝血肾精受戕，致奇经八脉中乏运用之力""肝肾损伤，八脉无气"等，都阐明了奇经八脉和肝肾的关系尤为密切，若肝肾久损，必然累及奇经。叶天士还指出"只知治肝治肾，不知有治八脉之妙""肝肾下病，必留连及奇经八脉。不知此旨，宜乎无功"，表明奇经八脉为病相系于肝肾，但绝不等同于肝肾，叶天士治疗奇经病证有别于肝肾。有学者认为肝肾为根本，奇经为枝叶，两者有着相互依存又相互影响的密切关系，临床见到下元精血不足的各种病证，叶天士除归咎于肝肾亏虚之外，还要进一步责之奇经八脉的受损。所以叶天士在临床治疗中，往往"久病宜通任督"，因为久病者一因血气必虚，二因穷必归肾，肾精不涵。

奇经八脉与脏腑在生理病理上相互联系。《临证指南医案》中有"八脉隶乎肝肾"之说。深究叶天士医案，不难发现奇经为病，大多为气血阴阳虚损较重的患者，叶天士辨证时认为"肝肾下病，必留连及奇经"，这与李时珍"正经犹夫沟渠，奇经犹夫湖泽"的观点相一致，奇经与脏腑可以同病，肝肾或脾胃久病，可使奇经受累。脏腑元气受损与奇经空虚相并，亦会出现脏腑与奇经同病。老年人下元亏耗，肝肾不足，常延及奇经，而多伴有奇经损伤诸证，如冲气上逆、肢痿不用等，故治疗上常从奇经虚损着手辨治老年病证。

三、验案举隅

案一

程五七，昔肥今瘦为饮。仲景云：脉沉而弦，是为饮家。男子向老，下元先亏，气不收摄，则痰饮上泛。饮与气涌，斯为咳矣。今医见嗽，辄以清肺，降气，消痰，久而不效，更与滋阴。不明痰饮皆属浊阴之化，滋则堆砌助浊滞气。试述着枕咳呛一端，知身体卧着，上气不下，必下冲上逆，其痰饮伏于至阴之界，肾脏络病无疑。形寒畏风，阳气微弱，而藩篱疏撤。仲景有要言不繁曰：饮邪必用温药和之。更分外饮治脾，内饮治肾。不读圣经，焉知此理？

桂苓甘味汤、熟附都气加胡桃。

按语：此案列举了时医常见误治，见嗽即以清肺、降气、消痰治之，久而不效，更与滋阴。然而本案的治疗重点当考虑患者体质，因老年人下元亏虚、肾气失摄，故而易痰饮上泛而为病。今饮随逆气而上，动肺而见咳嗽，故治疗当从饮论治、从肾论治。因饮为阴邪，当以温药和之，清肺滋阴自非所宜，故病不除。叶天士以温肾化饮纳气为法，处方桂苓甘味汤、熟附都气加胡桃。方中桂苓甘味汤温阳化饮、纳气平冲，都气丸培补固原、温肾纳气，又加附子以助阳，胡桃以纳气定喘。

案二

汪妪，老年腰膝久痛，牵引少腹两足，不堪步履。奇经之脉，隶于肝肾为多。鹿角霜、当归、肉苁蓉、薄桂、小茴、柏子仁。

按语：奇经八脉多隶属于肝肾，该案患者年老体衰，因肝肾精血亏耗，形成奇经虚损的体质特点。叶天士针对患者"腰膝久痛……不堪步履"等跷、维不用诸症，不仅考虑患者肝肾亏损，而且进一步从奇经虚损辨治，正如龚商年所言"有老年腰痛者，他人但撮几味通用补肾药以治，先生独想及奇经之脉隶于肝肾，用血肉有情之品，鹿角、当归、苁蓉、薄桂、小茴，以温养下焦"。老年人下焦虚损常累及奇经，本案所用鹿角、当归、肉苁蓉、桂枝、小茴香诸药为叶天士所习用，以温养下焦，补益奇经。

案三

唐六六，男子右属气虚，麻木一年，入春口眼歪邪，乃虚风内动。老年力衰，当时令之发泄，忌投风药，宜以固卫益气。

人参、黄芪、白术、炙草、广皮、归身、天麻、煨姜、南枣。

按语：该案患者因气血亏虚不能濡养肌肉，出现肢体麻木之象，又逢入春阳气生发时节，人身之阳气随之升腾无制而见口眼歪斜。患者年老，体质气血皆虚，故口眼歪斜并非实邪外中之证，发表祛风均属禁忌。叶天士立法固卫益气，以人参、黄芪、白术、炙甘草、大枣、当归健脾培中，益气养血，重在调整体质偏颇以治本。益气养血药中配伍天麻，平息内风以治标，且佐以陈皮，以防补气之壅滞。本案叶天士自注："凡中风症，有肢体缓纵不收者，皆属阳明气虚。当用人参为首药，而附子、黄芪、炙草之类佐之。"对于老年体质气血皆虚而变生他证，宜补益气血以治本。

案四

刘七三，神伤思虑则肉脱，意伤忧愁则肢废，皆痿象也。缘高年阳明脉虚，加以愁烦，则厥阴风动，木横土衰。培中可效，若穷治风痰，便是劫烁则谬。

黄芪、白术、桑寄生、天麻、白蒺、当归、枸杞、菊花汁，加蜜丸。

按语：该案高龄患者体质阳明脉衰，又加思虑伤脾，不能为胃行其津液，胃土更伤，气血生化乏源，则四肢肌肉失其充养而出现痿弱不用诸症，当从阳明而解。愁烦又可扰动肝阳，既可上冒而出现头目昏蒙等风动之象，又可横克中土，加重痿象。故治以培土为主，佐以平肝清热息风之品。若不考虑高年阳明空虚之体质，仍从风痰论治，则更为耗伤阴血津液，使得肝阳更加亢盛而加重病情。方中黄芪、白术、当归、白蜜补益阳明气血，使风息而痿除；蒺藜、菊花清上行之风阳，即为凉肝之法，又加入天麻增强平肝息风之力；桑寄生、枸杞子滋补肝肾阴血，以滋阴涵阳使得肝阳不至上犯。此案患者尤以阳明亏虚为主，叶天士灵活辨证，治以培中，佐以息风，可见法中有变，有所侧重。

案五

朱妪，心中热辣，寤烦不肯寐，皆春令地气主升，肝阳随以上扰。老年五液交枯，最有痫痉之虑。

生地、阿胶、生白芍、天冬、茯神、小黑穭豆皮。

按语：老年体质下元阴精亏损，尤以肾中阴精亏损为多，使得发病后多有阴虚内热的表现。该案患者为老年女性，下焦肾阴不足，心火亢盛于上，故见"心中热辣，寤烦不肯寐"等症状；又因下焦阴亏无以涵阳，加之春令地气上升，肝阳鸱张而阳化风动，使得人体有痫痉等病证的易罹性。针对患者体质，叶天士提出"老年五液交枯，最有痫痉之虑"，从体质角度把握患者证候的变化趋势，改善患者体质偏颇而消除证候发生的基础，以预防疾病。叶天士处以加减复脉汤育阴以除热，以生地黄、阿胶、天冬育阴以涵阳，茯神交通心肾，黑穭豆皮、生白芍养血平肝柔肝。

第七节　林珮琴

一、医家简介

林珮琴，字云和，号羲桐，江苏丹阳（今江苏省丹阳市）人，清代著名医家。林珮琴以儒兼医平生诊治患者颇多，晚年以济世苍生为念，总结多年临证经验，向病家索回经其诊治之处方，择其要者整理为验案，仿张璐《张氏医通》体例，编撰成《类证治裁》一书，在中医史中颇享盛名，书中寓有极为丰富的老年疑难、危急症治疗经验，精当入微。林珮琴基于"不先窥《内经》奥旨，则皆无本之学"之治学理念，宗经以立论。其对《内经》《难经》《伤寒论》《金匮要略》等经典医论，不断学习，"深求之，以通其变；精思之，以会其微；博观约取，触类旁通"。其治学既有根底，又融会贯通，且对于经旨之临床应用触类旁通。《类证治裁·卷之首》援引《内经》《难经》《伤寒杂病论》之论述，为该书理论解说之依据，并结合临床实践加以拓展发挥。此类承袭与阐发，贯穿于《类证治裁》全书，对于临床颇具启迪意义，可谓将中医经典灵活运用于临床之典范。林珮琴谓治病之难在于识证，识证之难在于辨证，而辨证的重点则是阴阳虚实、六淫七情及病机病位。《类证治裁》之所论，涵盖内科、外科、妇科、产科及五官科等病证，并有附方与临证医案分列于后，内容切合临床实用，对后世影响深远。

二、老年病理论发挥

（一）注重病证辨析

《类证治裁·自序》云："识证之难也在辨证，识其为阴为阳，为虚为实，为六淫，为七情，而不同揣合也；辨其在经在络，在腑在脏，在营卫，在筋骨，而非关臆度也。"开篇即将病证的分析与辨别放在首位，林珮琴认为临床诊治疾病，首先必须对病证进行精当之辨析，识别其病位、病性，抓住其关键病机，方能准确地遣方用药，使药证合拍，吻合无间，从而达到药到病除之目的。不言而喻，正确识别病证，乃是决定施治成败的首要关键因素。因此，林珮琴对《类证治裁》中所载诸病证，均从病因病机、病位病性详加阐释，尤其关注相似病证的辨析区别，并进行相关阐述，以便临证抓住鉴别之要端，实施正确之诊治。

如林珮琴论治健忘时，他认为中医言脑主记忆，但心、肾、脑三者密切相关，其认为："夫人之神宅于心，心之精依于肾，而脑为元神之府，精髓之海。"可见脑主记忆的功能正常与否取决于心、肾二脏。心、肾功能正常，则"心之神明，下通于肾，肾之精华，上升于脑。精能生气，气能生神，神定气清，自鲜遗忘之失"。健忘之人，病位在脑，根本原因在于心或肾功能异常，或心、肾皆不能发挥正常作用。"故治健忘者，必交其心肾"，即治疗健忘，以心肾交泰为要。对于健忘的辨证论治，实证可分为三类，即素有痰饮、痰迷心窍和血瘀于内，痰饮和瘀血为体内有形之实邪，各有其特征性症状，因此林珮琴没有详细列出兼症，但由病因病机可知，素有痰饮者常伴体胖、痰量多质清稀、纳食不佳等症；痰迷心窍者应见神昏、喉间痰鸣、痰质黏稠咯之不出诸症；内有瘀血者则有唇舌青紫、舌有瘀斑、面暗、脉涩、针刺样疼痛之症状。虚证健忘共分 10 类，分别为肝肾亏虚、心脾受损、气血不足、上盛下虚、上虚下盛、心肾双亏、劳伤心脾、心气不足、禀赋不足和年老神衰。从林珮琴对健忘虚证的分型可知其对健忘的研究已十分深入，他认为心肾不交是健忘产生的主要原因，故对心肾不交有更细致的分析，他提出心肾不交又可细分为 3 种情况，为其独到之处。虚证健忘多达 10 种，涉及心、肝、脾、肾 4 脏，但每一种类型中或有心虚，或有肾虚，或心肾皆虚，亦说明健忘以心肾亏虚为主。

（二）强调脉证合参

对于疾病证候的识别是否正确，辨析是否精当，是施治成败的关键，而临床表现复杂多样，林珮琴将脉象与症状结合，确有独到见解，在临床疾病诊察中着意于参合脉证。如《类证治裁》对所有病证的阐释，皆将"脉候"与"论治"并列，足可窥其重视脉证合参之思路。究其原理，正如《类证治裁·自序》所谓"顾脉理易淆，洞垣谁属"，林珮琴认为脉象复杂，临证应将脉与证互相合参，"缕析丝分，参合脉象"，方能避免过失，治疗乃能"心裁独出"。

如林珮琴关于虚损劳瘵论治，《类证治裁》指出肾中真阳虚者，脉右尺必弱，治宜甘温益火之品，补阳以配阴，以八味丸或景岳右归饮、右归丸，此所谓益火之源，以消阴翳。若肾中真阴虚，脉左尺细数，治宜纯甘补水之品，滋阴以配阳，以六味地黄丸加枸杞子、鱼膘，或选用张景岳左归饮、左归丸，此治乃壮水之主，以制阳光之谓。林珮琴认为"虚损潮热，多起于内伤。劳瘵阴虚火动，多起于伤风似疟。虚损蒸蒸发热，按至皮肤间甚热，不能食，不觉瘦，脉豁大，重按无力。劳瘵骨蒸，按之皮肤不热，按之筋骨乃热，能食而瘦，脉弦数。虚损转潮热泄泻，脉短数者，不治。劳瘵转阴虚火动，喉痛脉细数者死。虚症颊赤或唇红，阴虚逼阳于上也。音暗，肾气竭也。咳而喘急，肺虚气不归肾也"。继而，其提出"脉大为劳，脉虚亦为劳。大而无力为阳虚，数而无力为阴虚。沉迟小为脱气，大而芤为脱血，细微而小为气血俱虚。寸弱而软为上虚，尺弱而涩为下虚。两关沉细为胃虚，弦为中虚。凡细数弱涩弦，皆劳伤脉，但渐缓则有生意，若弦甚者病必进，数甚者病必危"，示人从脉候诊察其预后。

（三）遣方别出心裁

《类证治裁》中根据疾病特点，先分出大类，再分列子目，并详列治则治法，遣方用药，可谓纲举目张，辞简法备。全书8卷，设卷首1卷，除卷首论述医理外，其他各卷主要记载内科、杂病、外科、五官科及妇科的各种疾病。每一种疾病中论述了该病证之病因、病机、临床症状特点、脉象表现及选用的治法与方药。该书体现了林珮琴知常达变，善于将理论验之于临床，"盖取法于古，而不泥乎古，自有得心应手之妙"，其善于抓住疾病的辨识要点，用简练之笔墨，画龙点睛，揭示辨证施治之要义，然后层层推勘，丝分缕析，可谓旁征博引，言简意赅，酌用古方，契合临床，亦独出心裁。

例如，林珮琴在《类证治裁》中阐释诸气为致病之因素，《类证治裁·卷之三·诸气论治》指出"天地之气和，则沴戾不作；生人之气和，则诸疾不兴"。继而，援引《素问·举痛论》所云："余知百病生于气也，怒则气上，喜则气缓，悲则气消，恐则气下，寒则气收，炅则气泄，惊则气乱，劳则气耗，思则气结。"林珮琴从九气为病的角度深入认识，阐发百病皆生于气之机理，提出此乃由六淫戕于外，七情战于中，则气之冲和致偏，而清纯者化浊，流利者反滞，顺行者多逆。其后，林珮琴依据《素问·阴阳应象大论》"清气在下，则生飧泄；浊气在上，则生膜胀"之理论，指出"甚则厥逆哕呃，痞呕噎膈，攻注刺痛"，虽然表现多端，然而"无非气所主病"，联系临床，其认为治疗"当审其虚实新久"。随后，林珮琴分列其治，一是治气分虚实，如气虚宜培，治以四君补中、保元诸汤；气实宜泄，治以七气、五磨、降气诸汤。二是辨气之兼夹，如气虚夹滞，治以异功散、寒者治中汤；夹痰者，治以二陈汤加香附、枳壳；夹火者，治以左金丸、龙胆泻肝汤、戊己丸、火郁汤等。概言之为"大约气行则痛止，气调则血和。清者宜升，浊者宜降。郁则生火，滞则生痰。辛香暂用开导，燥热又易劫阴。以气本属阳，有余便是火。且上升之气，自肝而出，中夹相火，故气病多属肝逆犯胃，肝阳化风。再若冲脉失镇，丹田失纳，肺肾不交，喘促交至"。

三、验案举隅

案一

眭氏，年近六旬，肢麻头晕屡发。今春头右畔麻至舌尖，言謇目红，龈浮齿痛，厥阳升逆，鼓扇痰火，入窍入络，轻为麻瞀，甚则口眼㖞僻，手足不随，偏枯类中，由来者渐矣。用滋阴镇阳以息风，缓效为宜。熟地四钱，钩藤三钱，石斛、杞子、茯神、白芍、牡蛎、磁石各二钱，羚羊角七分，山栀、甘菊各一钱（俱炒）。十数服症减，去磁石，加冬桑叶、黑芝麻，再去钩藤、栀、菊、羚角等，加潞参，以桑葚熬膏，及阿胶和丸。渐安。

按语："麻木"是以局部或全身肌肤、肢体发麻，甚或全然不知痛痒为临床特征的一类病证，多因气虚不运、血虚不荣、风湿痹阻、痰瘀阻滞导致气血不通、皮肉经脉失养而致。老年人常见肢体麻木，麻木乃气血经络之病，大抵麻为木之始，木为麻之甚。新病以实证为多，久病则多虚中夹实或以虚为主。实证多因风寒、湿热、血瘀、痰浊为患，虚证每因气虚、血虚、气血两虚、阴虚、阳虚所致。治实证以祛邪、疏通经络为大法，治虚证以调补气血、滋养肝肾为大法。本案患者为厥阳升逆、鼓动痰火之证，且患者年近六旬，肢麻、头晕屡发，故治以滋阴平肝、潜阳祛风、清厥阴之热，并清心安神。复诊减平肝潜阳、宁心安神之品，治宜疏风清热、滋阴润燥，随后再减清热祛风之品，加健脾益气之药，滋养阴血，滋补肝肾而收功。

案二

褚氏，高年头晕，冬初因怒猝发，先怔忡而眩仆，汗多如洗，夜不能寐，左寸关脉浮大无伦。此胆气郁勃，扇动君火，虚阳化风，上冒巅顶所致。用丹皮、山栀各钱半，甘菊、白芍各三钱（俱炒），钩藤、茯神各三钱，柏子仁、枣仁（生研）各八分，桑叶二钱，浮小麦二两，南枣四枚。二服悸眩平，汗止熟寐矣。随用熟地、潞参、五味、茯神、麦冬、莲子、白芍，数服全愈。凡营液虚，胆火上升蒙窍，须丹、栀、钩藤、桑叶以泄热，炒菊、芍以息风和阳，再加茯神、枣仁、柏子仁、小麦以安神凉心，风静汗止，必收敛营液为宜。

按语：本案为一老年女性患者，因情绪暴怒引起眩晕，伴心悸怔忡、汗多、失眠。《素问·至真要大论》云："诸风掉眩，皆属于肝。"《素问·阴阳应象大论》云："肝……在志为怒，怒伤肝。"肝阳暴亢故见眩晕。患者左寸心脉、左关肝脉浮大，提示为心肝同病，心主血属营，汗为心之液，心营不足，故心脉浮大，并见汗出。心为君主之官，神明之宅，心营不足故神不守舍而见夜不能寐。肝为将军之官，暴怒伤阴，肝胆火旺，故肝脉亦浮大。故该病病机如林珮琴所言为

"胆气郁勃，扇动君火，虚阳化风，上冒巅顶所致"。治疗原则以清热平肝、养心安神为主，而治疗又有层次。首诊以清热平肝为主，佐以安神凉心。故用药以牡丹皮、栀子、钩藤、桑叶、白芍、菊花清肝热、平肝阳，又辅以浮小麦、柏子仁、酸枣仁、茯神、南枣。药证相合，故二剂而"悸眩平，汗止熟寐"。二诊见肝阳已平，肝热已清，则重在养心安神，滋肝之阴，即林珮琴所言"收敛营液"。所以用药大部分为养阴之品，如熟地黄、五味子、麦冬、白芍等。本案患者肝阳亢盛为病标，年高肝肾阴亏为病本。急则治其标，缓则治其本，故先平肝清热，得效旋即养阴。

案三

汤氏，衰年食少病羸，胃阴虚弱，冬感风燥，疮疥搔痒，时或寒热谵烦，口渴舌焦，额汗冰指，脉左虚大，右疾数。此阴阳交损，兼风燥劫津，治先甘润除烦。鲜地黄、玉竹、沙参、石斛各二钱，麦冬、当归各钱半，黄芪八分，霜桑叶二钱，蔗汁半杯，冲服。热退舌润。随用潞参、黄芪、茯神、枣仁、当归、白芍、玉竹、莲、枣。平补阴阳，症愈。

按语：林珮琴认为燥为阳明秋金之化，因金燥则水源竭，金不生水则灌溉不周。此外，兼以风生燥，火化燥，正如《素问玄机原病式》所言"诸涩枯涸，干劲皲揭，皆属于燥"。在临床上，燥证以枯涸干燥失去濡养为特点，燥证之脉微细涩小，间有虚大急数浮芤，重按无不细涩而微，简言之，伤燥多见涩脉。林珮琴将燥证分为上、中、下燥。燥在上，必乘肺，而为燥咳；燥在中，必伤脾胃之阴，为热壅，食不下；燥在下，必乘大肠，为大便燥结。概括指出，凡诸燥证"多火灼真阴，血液衰少"，故其脉皆细微而涩。本案为肺肾液涸、心胃火蟠之证。患者为老年人，因怒失血，烦渴羸瘦，又秋燥气加临，小便涩痛，脉右尺偏旺。治以滋阴润燥。服药后患者舌润苔浮，但呃逆颔动，肉筋惕，乃风火成痉之兆。治以滋液息风、清热平肝、息风止痉，故而取效。

案四

孙某，高年上盛下虚，头眩肢麻，耳鸣舌强，值少阳司令，肝风内震，脉象浮洪，消谷善饥，便溏汗泄，皆液虚风动之咎。交夏火旺，遂口歪言謇，此风火袭络，类中显然，最防倾仆痰涌。又午刻火升，头汗身热，其由来则本阴不交阳，无攻风劫痰之理。治以水涵木，兼摄虚阳。熟地五钱，五味子五分，麦冬钱半，茯神三钱，牡蛎三钱（醋煅研），甘菊钱半（炒），鲜石斛三钱，白芍二钱，川贝母钱半，丹皮一钱，阿胶二钱（水化）。三服诸症悉退，脉渐平，惟夜卧少安帖，此肝虚而魂失静镇也。原剂中加龙骨七分（煅），接服勿间。另订膏方，即用前味加洋参、芡肉、莲实、桑枝（取嫩者），熬膏收贮，退火气，每服五钱。能加意调摄，可望回春。

按语：本案为阴虚风动、上盛下虚之证，患者年高而见头眩、肢麻、耳鸣、舌强、脉象浮洪、消谷善饥、便溏汗泄。治以滋水涵木，兼摄虚阳。用药以滋阴清热，滋水涵木，清肝养心安神，兼摄上亢之虚阳为主。服用三剂，诸症悉退，唯有夜卧少安，此乃肝虚而魂失静镇。复诊以前方加龙骨以潜镇，治宜补虚收涩，故另订膏方，并嘱其加意调摄，则可望向好。

案五

朱某，八旬，公车抵都，途次委顿，浃旬，苦不得便。脉洪大，右尺虚。予谓大肠主液，此阳明液干，热秘象也。宜润肠丸。因高年血液燥热，仿东垣润燥汤。用生熟地黄、麻仁、桃仁、当归、红花，蜜冲服，效。

按语：燥为阳明秋金之化，金燥则水源竭，而灌溉不周，兼以风生燥，火化燥，燥有外因，有内因。燥在下，必承大肠，故而大便燥结。本案为阴血虚之燥热便秘。患者年已八旬，因公车抵都，旅途劳累困乏，又苦不得大便，脉洪大，右尺虚。治宜润肠丸，因其高年血液燥热，故仿东垣润燥汤，用药以滋阴清热，润燥通便，故而获效。

第八节　吴鞠通

一、医家简介

吴鞠通，名瑭，字鞠通、配珩，江苏淮阴人，清代著名医学家。其撰有《温病条辨》《吴鞠通医案》《医医病书》等著作，其于医学，不仅注重钻研《内经》《伤寒论》等经典著作，博采历代医家之长，而且勤于实践，勇于创新，医名大震，成就卓著。吴氏尤其对温病研究深刻，创温病三焦辨证理论体系，被后世誉为清代温病四大家之一。《医医病书》著成于清道光辛卯年，全书共2

卷，吴氏自称为医医者之病及补《温病条辨》只论外感不及内伤不足而作，该书虽不像《温病条辨》那样被后世列为中医学经典之一，但其内容丰富，论述精辟，涉及治学方法、医德修养、内伤杂病的病因病机及辨治要点、药物特性及运用规律等多个方面，实与《温病条辨》《吴鞠通医案》共同组成了吴氏完整的学术思想体系。

重视阳气，顾护胃气，反对恣用苦寒之品是吴氏的主要学术观点，贯穿于《医医病书》全书之中。吴氏总结朱丹溪"阳常有余，阴常不足"的论点，提出"阴常有余，阳常不足"之论，同时受张仲景重视顾护脾胃的学术思想影响，吴氏在治疗老年病遣方用药时注意顾护脾胃的正常生理功能和脾胃的阴阳气血津液，使脾胃的生理功能处于正常状态，使脾胃的阴阳气血津液不受损伤而处于平衡状态，这样才有利于疾病的痊愈和正气的恢复。

二、老年病理论发挥

（一）重视阳气

从生理方面来看，《医医病书·阳大阴小论》云："人身一小天地，内景五脏为地，外则天也。外形腹为阴，余皆阳也……是阳气本该大也，阴质本该小也。"《医医病书·虚劳论》云："人本附地而生，阴自有余；且人为倮虫，属土，赖火而生，凡动作行为……古人云：'阳不尽不死'。又云：'人非阳气不生活'。"触类旁通，人体生理上阴阳孰轻孰重岂不显然。人之日常活动，生长壮老有赖于阳气，而老年人由于年龄、体质等原因，阳常不足，阴常有余，故更易患病。对于年老体弱患者，由于五脏功能衰退，本就容易出现阴阳失调，阴液亏损。脾为太阴及阴中之长，加之脾胃间的生理关系，脾损日久易伤及胃阴。又因老年人阳常不足，日久阳损及阴，阴损及阳，恶性循环不止，极易引发多种老年病。

从病理方面来看，《医医病书·虚劳论》云："凡动作行为，皆伤中阳与卫阳也。"《医医病书·治内伤须辨明阴阳三焦论》云："外感湿、燥、寒三者阴邪，皆伤人之阳气者也。"

从治法方面来看，《医医病书·阳大阴小论》云："经谓劳者温之。盖温者，长养和煦之气，故能复其劳也。"《医医病书·虚劳论》云："八脉受伤，补之亦以督脉之阳为主，盖阳能统阴，阴不能统阳也……即应当补阴之症，须知仍为恋阳起见。"中阳有伤，则易伤胃气。人年老后诸般虚损，心身不复壮年，脏腑功能虚弱更易产生气机不通、血流不畅、痰湿内阻等病理改变。

（二）胃气需以温养为主

在治疗老年病方面，吴氏极其注意顾护胃气，反对滥用苦寒之品，主张以温养为主。《医医病书·无论三因皆以胃气为要论》云："盖有胃气者生，无胃气者死……补虚重阳者，谓护胃气而然也。即一切攻外感之邪，与不内外之饮食伤，必须调和胃气……不致有失。"

（三）三焦俱损，先建中焦

吴氏认为脾胃在人体中的地位比较特殊，因此十分重视脾胃的作用，创立了"三焦俱损，先建中焦"的理论。脾胃气虚，中焦升降失司，水谷精微不能输布濡养周身，同时产生痰、湿、瘀等病理产物，导致高血糖、高血脂、高尿酸血症、肥胖和胰岛素抵抗。血糖为血液中水谷精微，其性甘温，聚多则生热，热甚则毒生，毒热耗津伤阴导致消渴。此病机表现为脾虚痰湿内生，痰湿郁久化热，津伤液耗的过程。若在此基础上外感阴邪，卫阳有损，无以抵御外邪，则内忧外患相夹，更易加重老年人的病情。因此，吴氏认为顾护脾胃，先建中焦尤为重要。

（四）中焦受损，虚不受补

吴氏认为，老年人年老体弱，自身阳气衰退，若重用苦寒之品，中焦不仅无法建立，甚至可能导致虚不受补。如《医医病书·俗传虚不受补论》云："俗传虚不受补，便束手无策，以为可告无愧，盖曰非我之不会补，彼不受也。不知虚不受补之症有三：一者，湿热盘踞中焦；二者，肝木横穿土位；三者，前医误用呆腻，闭塞胃气、苦寒伤残胃阳等弊……和胃有阴阳之别、寒热之分，胃阳受伤，和以橘、半之类；胃阴受伤，和以鲜果汁、甘凉药品之类。随症类推，惟胃气绝者不受补，则不可救矣。"吴氏不仅对虚不受补的类型进行了剖析，而且指明了和胃的具体办法，这点在其所著《温病条辨》中亦有所体现。

（五）合理饮食，以食补虚

吴氏还强调通过饮食调理来顾护胃气。《医医病书·虚劳论》云："俾病者开胃健食，欲其土旺生金，金复生水以生木，木生火而火又生土，循环无已。其意盖不欲以药补虚，而使之脾胃健旺，以饮食补虚。"脾胃为后天之本、气血生化之源，饮食不节，损伤脾胃，无法正常运化水谷精微，则导致疾病发生。《素问·上古天真论》云："五七，阳明脉衰，面始焦，发始堕。"可知脾胃虚衰是导致衰老的一个重要因素，老年人随着脾胃功能日渐衰退，精、气、血、津液等精微物质化生不足，机体失于濡养，加剧衰老，百病由生。合理饮食以调理脾胃是老年人养生防病的关键，饮食不节，嗜食膏粱厚味、醇酒炙煿，可导致脾胃功能失调，湿邪内聚，酿而化热，湿热火毒内蕴以致毒聚肌肤，气血凝滞，热盛则肉腐血败。故吴氏指出，老年人养生需多食健脾开胃之品，以脾土旺肺金，肺金复生肾水，如此往复，循环不已，则老年人可颐养天年。

基于老年人身体的复杂情况，老年人的饮食更需遵循整体观念、辨证饮食、五味调和、饮食有节、三因制宜的原则。如气机不畅的老年人可以选用姜橘饮、二花调经茶、柚皮醪糟、橘朴茶等药膳行气解郁；瘀血阻络的老年人可以选用桃仁粥、益母草煮鸡蛋、桃花白芷酒等方；血瘀中风的老年人可以选用地龙桃花饼，以活血化瘀通络；心情抑郁的老年人可选用甘麦大枣汤加减；大小便不畅的老年人，可以选用麻子苏子粥、桃花粥等。若老年人病情较重，可以食疗配合药物治疗，使其更好地发挥药效；若老年人病情较轻，患慢性疾病，或处于疾病恢复期则可以直接用食疗调养。

三、验案举隅

案一

张氏，六十七岁，甲申年正月十六日。

本有肝郁，又受不正之时令浊气，故舌黑苔，口苦，胸痛，头痛，脉不甚数，不渴者，年老体虚，不能及时传化邪气也。法宜辛凉芳香。

连翘三钱，桔梗三钱，豆豉三钱，荆芥二钱，薄荷钱半，生甘草一钱，郁金二钱，元参三钱，银花三钱，藿梗三钱。

共为粗末，芦根汤煎。

十七日：老年肝郁夹温，昨用辛凉芳香，今日舌苔少化，身有微汗，右脉始大，邪气甫出，但六脉沉取极弱，下虚，阴不足也。议辛凉药中加护阴法。

桔梗三钱，麦冬三钱，元参五钱，甘草钱半，豆豉二钱，细生地三钱，连翘二钱，银花三钱，芦根三钱。

今日一帖，明日一帖，每帖煮二杯。

十八日：老年阴亏，邪退十分之七，即与填阴。耳聋，脉芤，可知其阴之所存无几。与复脉法。

炙草三钱，白芍六钱，阿胶三钱，麦冬八钱，麻仁三钱，大生地八钱。

十九日：较昨日热退大半，但脉仍大，即于前方内加鳖甲六钱，以搜余邪。

二十日：脉静，便溏，再于前方内加牡蛎八钱收阴，甘草三钱守中。

风温者，震方司令而化温也。温邪化热，先伤乎肺，继而变证甚繁，总之手三阴见症为多，治法宜辛凉，不宜辛温，宜甘润，不宜苦降。盖辛温烁肺，苦降伤胃。今观先生之治，则有辛凉解肌、甘寒退热、芳香利窍、甘苦化阴、时时轻扬、存阴退热诸法，种种有条，方全法备，则先生不亦神圣工巧之手乎！

案二

赵氏，七十岁，五月十二日。

温病之例，四损重逆为难治。今年老久病之后，已居四损之二。况初起见厥，病入已深。再温病不畏其大渴、引饮思凉，最畏其不渴。盖渴乃气分之病，不渴则归血分。此皆年老藩篱已撤，邪气直入下焦之故。勉议清血分之热，加以领邪外出法。

丹皮二钱，细生地二钱，连翘二钱，郁金二钱，桔梗一钱，羚羊角钱半，甘草五分，桑叶一钱，银花一钱，麦冬一钱，茶菊花一钱，薄荷八分。

日三帖，渣不再煎。

十三日：今日厥轻，但老年下虚，邪居血分，不肯外出，可畏，用辛凉合芳香法。

连翘三钱，牛蒡子三钱，藿香钱半，元参三钱，豆豉三钱，薄荷八分，银花三钱，郁金钱半，桑叶二钱，细生地三钱，丹皮三钱，麦冬三钱，芦根五寸。

十四日：六脉沉数而实，四日不大便，汗不得除，舌苔微黄，老年下虚，不可轻下。然热病之热退，每在里气既通以后。议增液汤，作增水行舟之计。

元参二两，细生地一两，栀子炭六钱，丹皮六钱，麦冬一两，牛蒡子八钱。

头煎，水八碗，煮三碗，分三次，均于今晚服尽，明早再将渣煮一碗服。

十五日：仍未大便，酌加去积聚之润药，即于前方内加元参一两，细生地一两。

十六日：脉已滑，渴稍加，汗甚多，邪有欲出之势，但仍未大便，犹不能外增液法，少入玉女煎可也。既可润肠，又可保护老年有限津液，不比壮年可放心攻劫也。

元参三两，知母三钱，细生地二两，麦冬一两，生甘草二钱，生石膏一两，银花六钱，连翘五钱。

十七日：渴更甚，加以保肺为急，即于前方内加黄芩三钱、生石膏一两、知母二钱。

十八日：大便已见，舌苔未净，脉尚带数，不甚渴，仍清血分为主，复领邪法。

麦冬三钱，生甘草二钱，细生地一两，元参五钱，丹皮六钱，银花三钱，连翘三钱，黄芩二钱。

煮三碗，三次服。

案三

李氏，七十二岁。

伏暑夹痰饮肝郁，又加中风，头痛，舌厚白苔，言謇畏寒，脉洪数而弦，先与辛凉清上。

连翘三钱，苦桔梗三钱，桑叶三钱，银花三钱，茶菊花三钱，甘草一钱，薄荷一钱五分，刺蒺藜二钱。

煮三杯，分三次服。四帖。

又头痛、畏寒、舌厚渐消，苔不退。兹以通宣三焦，兼开肝郁。

飞滑石六钱，半夏四钱，白蔻仁二钱，云茯苓五钱（连皮），薏仁五钱，广郁金二钱，杏仁泥五钱，香附二钱，通草一钱。

煮三杯，分三次服。服二十余帖而大安，一切复元。

案四

章氏，七十二岁，癸亥正月二十八日。

老年下虚上盛，又当厥阴司天之年，厥阴主令之候，以故少阳风动，头偏右痛，目系引急，最有坏眼之虑，刻下且与清上。

羚羊角三钱，连翘一钱，刺蒺藜二钱，茶菊花二钱，桑叶二钱，生甘草八分，苦桔梗一钱五分，薄荷八分。

煮二杯，分二次服。日二帖，服二日。

三十日：少阳头痛已止，现下胸痞胁胀，肝胃不和，肢痛腰痛。议两和肝胃之中，兼与宣行经络。

桂枝尖二钱，制半夏五钱，制香附二钱，杏仁泥三钱，广皮一钱五分，生姜汁三匙，广郁金二钱，青皮一钱。

煮三杯，分三次服。二帖。

二月初二日：因食冷物昼寐，中焦停滞，腹不和，泄泻。与开太阳、阖阳明法。

桂枝五钱，茯苓块五钱，煨肉果一钱五分，半夏三钱，生茅术三钱，炮姜一钱五分，猪苓三钱，藿香梗三钱，广陈皮一钱五分，泽泻三钱，木香一钱五分。

头煎两茶杯，二煎一茶杯，分三次服。

初四日：诸症向安，惟余晨泄，左手脉紧，宜补肾阳。

茯苓块五钱，补骨脂三钱，莲子五钱（连皮去心），生白术三钱，煨肉果三钱，芡实三钱，菟丝子二钱，五味子一钱。

水五碗，煮成两碗，分二次服；渣再煮一碗，明早服。

初七日：即于前方内去菟丝子，加牡蛎粉三钱。

初十日：太阳微风，以桂枝法小和之。

桂枝二钱，茯苓块三钱，生姜二片，半夏三钱，炒白芍二钱，大枣一枚（去核），广皮二钱，炙甘草八分。

煮二杯，分二次服。

十一日：右目涩小，酉刻后眼前如有黑雾。议松肝络、息肝风、益肝阴法。

何首乌三钱，沙参三钱，茶菊花一钱五分，沙蒺藜二钱，桔梗一钱五分，生甘草八分，青葙子二钱。

煮二杯，分二次服。三帖后，了然如故。

第九节 张聿青

一、医家简介

张聿青，名乃修，晚年号且休馆主，江苏常州人，清末著名医家。张聿青少承家学，精研《内经》，更私淑于张仲景、刘完素、李东垣、朱丹溪、薛生白等诸家，一生博阅经史，行医于无锡、沪上，医声翕然，其精通古今医学典籍，杂糅诸家之说，形成了独具特色的学术思想。张氏少年时随父张甫崖习医，其兄张仲甫亦以医为业；22 岁即于大市桥"信性堂"应诊行医，1891 年张氏尝旅居沪上 10 余年，救奇难大症无数，医名大振，从游者甚众。张氏方宗张仲景，而斟酌刘李朱薛诸家之说，圆机活法，其治疗疾病时，善用丸剂，独具特色。张氏传三吴古多良医，明清之世，松江李中梓、常熟缪希雍、吴江徐大椿、吴县叶桂、元和陆懋修，闻望著述，后先辉映，虽所诣有纯驳，可谓卓然能树立者矣。

张氏毕生勤于临床，经验丰富，传世有《张聿青医案》。《张聿青医案》中记载了较多按语较长的医案，字斟句酌，反复推敲，意在指出疾病的关键所在。医案少则一、二诊，多则十余诊，其中卷一风温记载的 15 岁祝氏少年之病达十九诊次之多。《张聿青医案》所载多是连续接诊的患者，从初诊直至病情痊愈，全面记录了病程中病机演变的经过、辨证诊断的推求，以及张氏对疾病的认识、分析、诊断，处方用药的加减出入等，充分反映了张氏学有所宗、条理分明、有章有法的辨治思路和诊治特色。《张聿青医案》的另一主要学术特点是突出审证求因，如其在治痞气案中云："脾胃愈亏，则浊痰愈甚，前人有见痰休治痰之说，宜以脾胃为本。"这一审证求因、治病求本的思想，颇具临床指导意义。秦伯未谓其"论病处方，变化万端，不株守一家言"。《张聿青医案》中所列老年医案，俱见匠心，其中的老年病学术思想和临床经验，不仅启发后学，也丰富了我国传统老年医学之宝库。

二、老年病理论发挥

（一）年迈正虚，治重补益，精心调养

老年人气血亏损，精血亏虚，肝肾日衰，五液皆涸，故而张氏认为此属正

不胜邪，图治不易，胜负之数，难以预决，所以对高年久病，难求速效，宜长期调治，精心调补。如治疗热淋，张氏以八正散为基础方，方子中包括细木通、滑石块、牛膝梢、赤猪苓、牡丹皮、车前子、甘草梢、泽泻、瞿麦、淡竹叶等药物。在煎服法中注明"再研上沉香三分、西血珀四分，用药汤调服"。他认为患者年事已高，所以去掉了八正散中的大黄，并且用作用缓和、性味甘淡的竹叶、猪苓、泽泻等药物替换了八正散中味苦性寒的栀子、萹蓄，又加上了凉血活血的牡丹皮、牛膝，通瘀利窍的琥珀、沉香。这样一来削弱了八正散苦寒攻泻的药性，兼顾凉血活血的作用。

（二）补益调养，尤重肝肾，滋护胃气

张氏所治老年病案，补肝肾之法尤为多用，血肉有情之品较为常选，书中列举了很多病案，主要强调补肝肾益精血为治。在调和阴阳之中，尤其注重养阴，除滋肾阴、养肝阴外，尚十分注重固护胃阴，在治疗方法上，多用滋胃阴、护胃气、生津养胃之法。从《张聿青医案》有关医案的研读中可以看出，张氏临证之时，既重视调治脾胃，培养后天；又重视滋肾温阳，摄纳肾气，以助化源。张氏以甘药益脾，以升清降浊之法升脾，以调畅气机之法运脾，使脾气得以健运，升降纳化复常。张氏每以甘润之药滋肾阴，以甘温之药助肾阳，滋补肾阴以摄肾气，使真阴真阳得以平衡。张氏的用药也多有创新，时常在处方中加入成药，或自创新配方、新制剂，以取意外之效。如在"肺有伏寒，咳绵不止"案治疗处方中加入成药沉香化气丸；在江苏抚军吴病下虚案中，则用西洋参、玄参、细生地、北沙参、麦冬、生甘草、白芍、荷叶八味药以蒸壶取露，特制成"药露方"滋养阴津，随意温服。张氏还用大荸荠、海蜇皮等制成"雪羹"，用于治疗中风、风温、虚损、痰饮、肝火、肝阳、痰火、咽喉等证见痰火上升或阴伤痰火内蕴者。这些方药，大多构思精巧，平中见奇，值得借鉴。如治疗遗精，张氏认为脾肾相因，精气互生，所以在病理状态下互为进退，互相影响。坎中之阳有赖于两肾之阴精的滋养，若肾水不足，则坎中之阳难以维系而浮越于外，阴阳不调，就会导致遗精。阴阳不交，水火不济，用龟甲、煅龙骨、煅牡蛎等药物以其至阴沉重的属性，引阳气下行，使升降恢复正常。方中另配有培补肝肾、补益脾胃、宁心安神的药物，佐以收敛固脱，如鸡头子为豆科植物猪仔笠的块根，性味甘平，清肺化痰，可治疗肺热咳嗽、烦渴、赤白痢疾。

(三) 扶正祛邪，标本兼顾，重舌脉诊

张氏重视扶正祛邪，或标本、主次、先后、缓急有所侧重或用兼顾之法治疗，在临床上常获得较好疗效。临床中很多医家在诊断时重视脉诊者多，往往忽视舌诊。张氏临证善于辨证察色，长于脉诊、舌诊，重视四诊合参，在诊断中尤其注意四季气候变化以及患者生活状况对疾病的影响。张氏望面色而断病机，观舌苔以明诊断，均具有特色。《张聿青医案》尤其重视辨证的精确，以脏腑经络学说为指导，突出整体观念，是张氏辨证论治的一大特点。如同为咳嗽，一案口燥咽干，脘痞不胀，辨证为肺肾胃阴不足，属虚，治用滋补；一案中脘痞胀，甚于食后，乃肝木犯胃，体虚证实，治在祛邪。

张氏同时还注重五行学说的分析立论，师古而不泥古，博采众家之长，其记载的病案中多次复诊均精细详尽，分析全面，立法得当，方药周到。

三、验案举隅

案一

张右。

胆为甲木，肝为乙木，胃为戊土，脾为己土，五行之中，木本土之所胜，人身内景，胆附于肝叶之内。惊动胆木，又以年迈正虚，不能制伏，遂致肝脏之气，亦随之而动。抑而下者为气，气克己土，则撑满不和，甚至便溏欲泄。浮而上者为阳，阳犯戊土，则呕吐痰涎，甚至有气逆行至巅，为酸为胀。脉象弦滑，按之少力，苔白质腻。此皆厥阳犯脾胃致病，胃中之浊，悉行泛动。若久缠不已，恐入衰惫之途。治之之法，补则恐滞而气壅，平肝又恐迂阔而远于事情。惟有先降其胃府，和其中气，能得呕止安谷再商。正之。

制半夏二钱，煨天麻一钱五分，制香附一钱五分，白茯苓四钱，新会皮一钱，白蒺藜三钱（炒），煨生姜一钱五分，白粳米一合，姜汁炒竹茹一钱五分（二味煎汤代水）。

案二

龙宗师。

人有阳气，阴之使也；人有阴气，阳之守也。故阳气常升，水吸之而下行，阳气无炎上之忧。阴气常降，阳挈之而上升，阴气无下泄之患。心为离火，肾

为坎水，离在上而坎在下，离抱坎而中虚，坎承离而中满，太过者病，不及者亦病，阴阳配合，本不得一毫偏胜于其间也。姜附过剂以耗阴气，则在下之水，不克吸阳以下行，病遂以不寐始。阳胜于阴，由此而基。夫阳乃火之属，容易化风，经谓风善行而数变，阳之性毋乃类是。阴伤不能制伏其阳，致阳气游行背部及腹，时有热气注射，而热却不甚，但觉温温液液。以阳邻于火，而究非火也，故曰背为阳，腹为阴，以阳从阳，背热宜也。而涉于腹也何居，则以阴弱而阳乘之也。惟逢得寐，其热暂平，以水火既济，阴阳相纽，足以收其散越也。若阳气久亢无制，从阳化风，恐贻痱中之忧。差喜右脉濡缓，左寸关虽弦大，左尺细微，沉候有神，乃阴气足以内守之征。历进育阴酸收之品，所见甚高。惟是花甲之年，肾经之水，能保不虚，已属不易，何易言盈。况阳之有余，即是阴之不足，以酸收之，阳虽暂敛，未必常能潜伏。兹拟前人取气不取味之法，专以水介至阴之属，吸引阳气下行，使升降各得其常，病当循愈。特春升雷且发声之际，势难遽奏全功，一阴来复，当占勿药也。

玳瑁，珍珠母，龟甲心，炙鳖甲，牡蛎，龙齿，海蛤粉，白芍，女贞子，朱茯神，泽泻。

复诊：昨引阳气下行，原欲其阳伏阴中，而成既济。乃地气升发，昨为惊蛰，阳气正在勃动，晚间依然未睡，胸中不舒，稍稍咳痰，顿觉爽适，阳气两昼一夜未潜，右寸关脉顿洪大，沉取甚滑。夫以阳升之故，脉象遽随之而大，此阳系是虚阳无疑。而关部独滑，滑则为痰，盖津液为阳气所炼，凝成胶浊，胃中有痰，一定之理。心在上，肾在下，上下相交，惟胃中为交通之路，然后可以接合。今潜之而未能潜，必以交通之路，有所窒碍。拟从前意兼泄痰热，通其道以成水火既济之功。

玳瑁，龙齿，珍珠母，瓜蒌皮，川贝母，胆星，羚羊片，海蛤粉，夜合花，制半夏，焦秫米，竹沥。

案三

邱左。

痰湿素盛，而年过花甲，肝肾日亏，木少滋涵，于一阳来复之后，骤然气喘，痰随气上，漉漉有声。其病在上，而其根在下，所以喘定之后，依然眩晕心悸，肢体倦乏，肝木之余威若此。下焦空乏，不足以涵养肝木，略见一斑。

脉象左大少情，右濡细软。诚恐摄纳失职，复至暴厥。

炙熟地四钱，海蛤粉五钱，朱茯神三钱，煅龙骨三钱，炒杞子三钱，牛膝炭三钱，煨磁石三钱，白归身二钱（酒炒），炒白芍一钱五分，沙苑子三钱（盐水炒）。

二诊：补纳肝肾，症尚和平，然左脉仍觉弦搏。下焦空乏，根本之区，不易图复，理所宜然也。

龟甲心五钱，牛膝炭三钱，沙苑子三钱，炙河车三钱，茯苓神各二钱，炙生地四钱，海蛤壳六钱，煅龙齿三钱，炒白芍二钱，建泽泻一钱五分。

三诊：左脉稍敛，心悸眩晕俱减。再摄纳下焦。

龟甲心五钱，牛膝炭三钱，紫河车三钱，海蛤壳四钱，川断肉三钱，生熟地各三钱（炙），煨龙骨二钱，粉丹皮二钱，炒白芍一钱五分，沙苑子三钱（盐水炒），泽泻一钱五分。

四诊：脉象较前柔静，饮食亦复如常。虚能受补，当扬鞭再进。

龟甲心七钱，辰茯苓三钱，泽泻一钱五分（秋石拌炒），生熟地四钱（炙），紫河车三钱，海蛤壳一两，沙苑子三钱（盐水炒），杭白芍一钱五分，粉丹皮二钱，龙齿三钱（煨），牛膝三钱（炒），厚杜仲三钱。

五诊：滋填甚合，再参补气，以气为统血之帅，无形能生有形也。

人参须七分，黑豆衣三钱，女贞子三钱，厚杜仲三钱，白归身二钱，生熟地各四钱（炙），元武板八钱，杭白芍一钱五分（酒炒），粉丹皮二钱，西潞党三钱（元米炒），煨龙骨三钱，泽泻一钱五分。

用紫河车一具，微炙，研末为丸，每日服三钱。

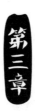

近代中医名家老年病防治理论与经验

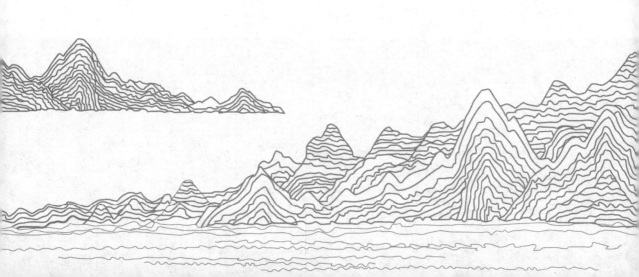

第一节　陈莲舫

一、医家简介

陈莲舫，名秉钧，又号乐余老人，为我国近代著名的中医学家。陈家世代业医，莲舫为第 19 代传人，后自称为"十九世医陈"。其曾祖父陈佑槐，祖父陈涛，父陈垣，皆以行医为业。陈氏自幼学习儒业，同时随祖父习医，进学至廪生，补生员，据黄寿称："莲舫亦诸生，曾入龙门书院读书。"后纳"赀为官"，入京任刑部主事，因仕途坎坷，遂归故里，潜心医学。陈氏熟经方，晓脉理，精通内、外、妇、儿诸科。光绪中叶悬壶于清浦珠溪镇（今上海市朱家角镇）。中年时期，其医疗水平日渐精湛，四方求医者皆至。远近患者有求者，他即前行，足迹遍布粤、鄂、皖、湘、浙等省。上至王公大臣封疆大吏，下至平民百姓，求治者甚众，治病也是药到病除。光绪壬寅年（1902 年），陈氏和余伯陶等人创办了"上海医会"，并且编写了中医教材，开办中医学校，致力于中医教育事业。

二、老年病理论发挥

（一）师古通今，权衡达变

老年患者常出现多脏同病，甚至疑难危重杂症，陈莲舫治病"法乎古而衡乎今，有神化之妙"，其亦云："知古而不泥古，方是良医。"同时，他崇尚经典，但在具体运用过程中，却能灵活应变，不落窠臼，提倡"守经尤贵达变"的治学方法。陈氏在治疗老年病时，既能遵从《金匮要略》之治疗大法，又能考虑到虚实结合，不尽全面，他综合了古今众家之长。比如其治疗老年人痰饮时指出饮从肾出，痰由肺生，对痰饮的治疗，必须从肺、脾、肾三脏入手。若痰生于肺，用药则不能过于温燥，因为肺为娇脏，若专从辛温治之，则会灼伤肺而咯血。老年人体质大虚，故在燥湿化痰之时应酌加生津之品。从治痰饮之例，足见其治法圆机、贵于权变的治疗思想。

（二）一病数方，防患未然

陈莲舫医案中，一病数方，一方加减变换多法者屡见不鲜。其根据老年人的复杂病情以及病势趋向予以变化加减，如对于一些老年慢性病急性发作者，每每开列轻、重两方轮流进服；对于一些经年不愈的慢性疾病，则设春季方、夏季方、冬季方等，随季节变化而更迭选用；对于一些渐渐发展的病证，则有"现在之证"用方、"未来之证"用方、后期调养之方、备用之方，汤剂方、丸剂方或"食用酌用"等多种方法。这些组方以及给药方法，均来自其对老年病细腻的诊察和丰富的治疗经验。

（三）用药轻灵，不尚峻烈

陈氏用药不拘一格，常常能出奇制胜，因老年人五脏六腑本就虚损，所以用药轻灵是他一贯的原则。其用药讲究平和允当，轻灵取胜，处方用药时，慎之又慎，再三斟酌。例如陈氏用桑叶、桔梗、连翘等清宣之品轻者用八分，至多一钱，取其轻而去实。又如其治疗老年虚极之人，即使用 1 剂十全大补汤，也要分 3 次服进，以免产生虚不受补之虞。其亦云："用阳药忌温燥，忌升举，为照顾阴分也；用阴药忌滋腻，忌填纳，为照顾阳分也。"由此可以看出他对老年人用药方面的细微之处。

（四）用药独特，尤善用参

陈氏用药有其独特的经验，其用药视患者需要，既用羚羊角、明玳瑁、珍珠粉、干鲍鱼、毛燕窝、真獭肝等一般人较少用的药品外，也经常用梧桐花、陈麦、黄绢之类，还会用江南医家常用的橄榄枝、玫瑰露炒竹二青、人乳拌制香附、人乳拌于术、鲜稻露代水煎药等。他的医案中用药另一大特色是用人参。他治疗很多病证都用参，所用大多为人参、吉林参、西洋参，也用党参。有时西洋参与吉林参同用，有时西洋参与党参同用，有时单独使用。从医案中仔细探索，其治疗的疾病虽不同，但是他用参都有其一定道理，这些都是令人当深层次思考的临床经验。

（五）重视气血阴阳

在医理方面，陈氏很重视气血阴阳的平衡，他认为只有"阴平阳秘"才能做到"正气存内"，最后才能治病防邪。在治疗杂病时，陈氏很重视气阴的调理。他认为，五脏主藏精气，阴精阳气是互根的。生理上，气能生精，精化为气；病理上，气虚可伤阴，阴亏可致气虚。另一方面，气阴伤还可以导致多种本虚标实之变证，气能生津摄液，气虚则水湿内生，痰饮潴留、痰湿郁久尚可化热，阴虚生内热，肝肾阴亏，肝阳上亢，或阳化内风，上扰清窍，或肝旺克土，脾胃受损，气为血之帅，气虚则血行无力，瘀阻脉络，又痰湿随风走窜，引起络痹等。

三、验案举隅

案一

郑晓翁。

连日候脉，两尺寸皆静软无疵，惟两关屡见不和，或为弦，或为滑，且右大于左。大致运谷失职，输精无权，每每积痰郁热触动肝邪，两三日必发艰寐之疾，发则彻夜不寐。胁间跳动，本阳明大络也，偏右为甚，属厥阴冲犯也。考血不归肝则不卧，胃不和则卧不安，其本虽在心肾，其为病之由仍关肝胃，所以将睡未睡之时，倏而攻扰，倏而烦躁。且头亦发眩，耳亦发鸣，其为龙雷升而不降，即为神志合而复离。《经》云：水火者，阴阳之征兆也；左右者，阴阳之道路也。尊年水火失济，左右失协，若是则潜育为正宗，无如舌苔或白或腻，有时花剥，中焦运化不灵，用药当照顾其间，拟方候政。

处方：吉林须五分（另煎），生白芍钱半，煅龙齿钱半，杭菊花钱半，石决明三钱，抱茯神三钱，野蔷薇三分，黑芝麻钱半，法半夏钱半，炒丹参钱半，首乌藤钱半，新会络一钱，竹二青钱半（玫瑰露炒），龙眼肉二枚（内包柏子仁七粒，外滚金箔半张）。

复诊：尊体之证，重在阳不交阴，不全属阴不纳阳。虽不寐之证，以阴阳混言，用药尤须分重在阴、重在阳。用阳药，忌温燥，忌升举，为照顾阴分也；用阴药，忌滋腻，忌填纳，为照顾阳分也。又亏损欲补，须照顾痰热，痰热欲平，须照顾亏损，虽方药清虚，而功效可卜。自夏至秋，借此调理。《灵》《素》所谓阴平阳秘，精神乃治，以颂无量福寿。

处方：吉林须五分（另煎），沙苑子三钱，法半夏钱半，炒枣仁钱半，陈阿胶钱半（蛤粉炒），金石斛三钱，抱茯神三钱，合欢皮钱半，黑料豆三钱，左牡蛎三钱（煅），新会络一钱，竹二青钱半（玫瑰露炒），大丹参钱半（鸭血拌炒），龙眼肉二枚（内包柏子仁七粒，外滚金箔半张）。

三诊：连示病由，心动艰寐，肝旺胁痛，夏秋来不至大发，而痰邪湿热因时作虐，更衣甚至十余日一解，三日五日亦不定，渐至头眩耳鸣，神疲脘闷。大致脾使胃市失司，清升浊降愆度，痰与湿用事，气与阴益亏，上焦肺失宣化，下焦肠液就枯，确是虚闭而非实闭。可知阴液无以涵濡，且阳气无以传送，半硫丸通阳宣浊，温润枯肠，而久服似非王道。并序及左脉细弱，右较大，现在已属深秋，邪势当亦默化潜移，拟方附加减。

西洋参钱半，鲜首乌三钱，晚蚕沙钱半，柏子仁三钱，金石斛三钱，淡苁蓉三钱，远志肉钱半，东白芍钱半，法半夏钱半，陈秫米钱半，大丹参钱半（猪心血炒），抱茯神三钱（辰砂拌）。

加盐水炒竹二青钱半，白木耳三分，洗去沙。

此方为大便艰滞难行而设。素患心阴受伤，屡屡寤不安寐，肝阳易炽，屡屡胁痛气阻，均能兼顾。如大便转溏或口喉发燥，皆停服。

如服数剂后，大便仍然数日一行，坚燥难下，将五仁汤，用光杏仁、郁李仁、火麻仁、瓜蒌仁、松子仁各一两，同捣破而不烂，浓煎汤代水煎药，自无不效，通即停服。如欲少少通润，不用五仁汤，单服煎方。

调理方：西洋参钱半，淡苁蓉三钱，真川贝钱半，抱茯神三钱，佛手花四分，东白芍钱半，九制首乌三钱，宋半夏钱半，白归身三钱，杭菊花钱半，新会络一钱，大丹参钱半（猪心血炒）。

加玫瑰露炒竹二青钱半，甜杏仁十粒，去皮尖。

此方专治艰寐属心肾虚，又治胁痛属肝气滞，至于中满停滞，头眩耳鸣，痰湿虚阳内风，无不可以兼顾。未进寒冬，可随时调理。

膏方：九制首乌三两，焙甘杞两半，潼蒺藜二两，酸枣仁二两（炒，不碎），佛手花五钱，元生地三两，淡苁蓉三两，川杜仲三两（盐水炒），白蒺藜三两（去刺），新会络八钱，潞党参三两，抱茯神三两（辰砂拌），范志曲两半，宋半夏两半，西洋参二两，沉香屑四钱，寸麦冬两半（去心），大丹参三两（猪心血炒）。

加红旗参四两（酒漂），龙眼肉七十枚，湘莲子百粒（去心），白木耳二钱（洗去沙）。

以陈阿胶三两，龟甲胶三两，收膏。

膏方药释义：

尊恙大致属气阴两亏，心肝脾三经同病。艰寐属心不宁，心阴就损。胁痛属肝气有余，肝阴不足。至脾气少运，则为旧病之停滞；而脾阴又虚，则更为近病之便艰。方用茯神、丹参、枣仁、龙眼、湘莲以补心阴而益心气；首乌、杞子、潼蒺、白蒺、杜仲、橘络、沉香、佛花以调肝气而养肝阴，不特艰寐、胁痛两者可除，即头眩耳鸣无不可兼顾。若党参主在培中益气，佐半夏之辛，合范曲之消，脾之痰湿由此分化。独是停滞屡发，固当责之脾气之虚，而大便少行又未可专责诸脾阴之弱，不得不以肺胃为关键也。考肾为藏精之所，且为二便之司，肺为生水之源，复属大肠之里。以生地、苁蓉、红旗参、阿胶、龟甲温肾气，滋肾阴，洋参、麦冬、白木耳清肺气，和肺阴，而后肾可作强也，肺可司钥也，则心肝之病两有裨益，而仓廪而传道诸官亦无旷职之虞也。

按语：失眠为老年人的常见病，且多虚实夹杂，治疗不易。本案患者为一位老翁，身体虚损，又兼有痰热，常常失眠，陈氏把握阴阳虚实的用药配比，方中白芍、菊花、石决明、龙齿、牡蛎等平肝潜阳，半夏、橘络、茯苓等化痰，芝麻、阿胶、黑料豆、石斛等滋肾阴，首乌藤、合欢皮、丹参等安神。患者在夏秋时节服药一段时间后，症状缓解但便秘难解。陈氏用首乌、肉苁蓉等药润肠通便，并以五仁汤备用。在近秋冬时节，又开设膏方用于调理，较之汤方更加全面顾及了患者五脏之虚实。

案二

童左，六十一岁。

中风、门痹与懿合风痹、偏枯为四大证，多主温补，以外风病温凉补泻无不可行。现在见证本非中脏中腑，而邪在筋络，所以足力弛软，腰不能支，手难提高，指有颤动。究之肝肾两经，无不见虚，以腰为肾府，肝主搐搦，惟痰湿禀体，又当夏令，滋腻温补确属难进，前次所用熟地、附子者，病家急求速效，医者希冀近功，所以出王良诡遇之法。矫其弊者，凉化清解，亦在禁例。针灸似可缓，缓行之补针甚少，泻针为多，不过在手法中左旋右旋、就浅就深以分补泻。欲鼓动其真气，流灌其营阴，恐非针力所能及，拙见一月间针一二次，至于服药间日一服，从容调治似最合宜，请高明辨之，备方候政。

潞党参、炒当归、炙虎胫、左秦艽、制首乌、生白芍、炙龟甲、片姜黄四分，法半夏、梧桐花、炒杜仲、千年健、桑寄生、功劳叶七片。

复诊：示及舌腻渐退，根苔尚厚，胃纳略开，仍未如常。久有风患，屈伸虽利，步履欠稳。湿由脾生，风从肝发，两者互扰，外则走窜络脉，内则阻遏中宫，外偏于风，内偏于湿，新旧病皆根于此。拟方即候政行。

处方：生白术、香独活、晚蚕沙、鲜佛手、采芸曲、桑寄生、干佩兰、焦米仁、宋半夏、木防己、厚朴花四分，新会皮、二竹茹（玫瑰露炒）、功劳叶七片。

复诊：气虚生痰，营虚生风，风邪夹痰，走窜经隧，偏左肢骱酸痛，手则不能高举，足则开步不利，脉右部滑大、左部细弦，舌苔黄腻，纳食欠旺，禀体丰腴。气分早亏，以脉合症，又属气虚于营。《经》云：卫气虚则不用，营气虚则不仁。拟宗此旨立方调理，谅无不合，录方即候政行。

处方：生白术，桑寄生，海风藤，炒杜仲，炒当归，晚蚕沙，木防己，抱木神，竹沥夏，梧桐花，炒淮膝，新会皮，玫瑰露炒竹茹，丝瓜络。

案三

尤浜徐，六十五岁。

冬温郁蒸，表里解而不解，有汗不多，大便旁流，呃忒口渴，当脘胀满，邪势方张，津液渐为劫烁，舌苔质红，色灰薄如烟煤，脉两手滑大，左右寸重按模糊。温邪愈趋愈深，犯胞络已有神昏，动肝风又将痉厥，高年正虚邪炽，势防外脱内闭，拟清阴泄邪以图弋获。

西洋参钱半，冬桑叶钱半，全瓜蒌六钱，玄明粉二钱，光杏仁三钱，黑山栀钱半，羚羊尖钱半，鲜石斛四钱，淡竹叶钱半，炒枳实钱半，朱茯苓三钱，干荷叶一角，鲜生地三钱，淡豆豉三钱。

加活水芦根（去节）八钱。大解后，炒枳实换用小青叶一钱。

第二节 黎庇留

一、医家简介

黎庇留，广东顺德人，以儒通医，博览四部，最癖医书，尊师张仲景，读逾万遍，背诵如流，旁览百家，为清末民初广东伤寒名家，与陈伯坛、易巨荪、谭彤晖合称"岭南伤寒四大金刚"。

黎庇留擅用附子，其医案中常见"人多谓庇留好大剂，好热药""好用热药"之语。已故名医何绍奇先生对黎氏医案十分赞赏，他认为"《黎庇留经方医案》与沪上曹颖甫先生的《经方实验录》可谓同时代人的比肩之作"。其赞赏黎氏"用药果敢而又审慎，非学识与经验俱老道者不可为此。他的用药也非一概奇重，不仅干姜、附子如此，其他药量也如此"。黎氏著有《伤寒论崇正篇》《黎庇留经方医案》，本书所选医话即出自后书。

二、老年病理论发挥

（一）尊崇经典，不落俗套

黎氏处方理法方药都源于张仲景的理论，剂量也多循古法，不落俗套。如岭南地区民俗认为桂枝辛温易耗散人体真阴，用药只可用 2~3 分，而黎氏认为用方剂量应根据方剂配伍及病情虚实而定，其使用甘草附子汤治年老人腰痛，桂枝即用至 4 钱。

黎氏尊崇六经治法，但不认同伤寒气化学说，其认为临床实际"从本、从标、从中取舍，应按之伤寒论六经中。有然有不然，当于论中逐节审察，逐句研求，则仲圣之秘旨自得真谛"，而对时医推崇的伤寒论传经之说，他认为"更不必拘，按病治病，勿差一黍则得矣"，故其用方灵活多变，常处方寒热，前后不同，是有连用姜附，忽转芩连等。

对于中医"三因制宜"法则，黎氏最看重因人制宜之法，黎氏认为时地同，年龄同，而虚实异，老年人气血虚弱，故处方截然不同。如一对老年夫妇同患形神疲倦，黎氏处方，虚者用真武汤、附子汤调治月余，实者用小陷胸汤仅调养数日即愈。

（二）方证相应，每多发挥

黎氏用方，遵循张仲景之有是证、用是方的用方思路，因老年人五脏六腑本就虚损，用药用方则不尽相同，如用三黄泻心汤治大咯血，用真武汤治水肿，大承气汤治痉证，栀子豉汤治不寐，小建中汤治虚劳，四逆汤治霍乱等。然而黎氏每每在继承的基础上有所发挥，如三黄泻心汤外用可治热毒，真武汤加味外敷可治阴疽、胁痛等。

黎氏最常用的经方莫过于真武汤，他在《伤寒论崇正编》中言此方病机为"元阳不足，汗出不解而虚象现，心阳不宣，下焦水气凌心而悸，水气上冲，头为诸阳之首，阳虚不能御水，故眩……不必因表未解而不敢用真武汤，里和表自和，往往服三五剂，元阳渐复而热因之而退"。故而其治疗阳虚水泛之证，必用真武。

（三）脉证相参，以证为主

黎氏诊病，四诊可不必面面俱到，遇脉证不应时，往往舍脉从证，尤以老年人更是如此；老年人脉证复杂，他认为"认证的，不必拘脉"，黎氏用小柴胡汤即遵循张仲景"但见一证便是，不必悉具"之旨，曾见一老年人发热、胸满、口干苦，虽六脉全无，亦投小柴胡汤加减，一剂则热退。关于脉诊，黎氏认为人之体质各有不同，脉亦不能一概而论。黎氏这种重证轻脉的观点与同时代之陈伯坛颇有几分相似，据黄仕沛先生描述，陈氏诊病多注重望诊，先凝视病者，目不转睛，但问诊却简单扼要，切脉更如"以手探汤"。但同时需要注意的是，黎氏用四逆汤、真武汤、白通汤诸方必胸有定见，患者必兼脉沉微、无脉等状况。

三、验案举隅

案一

右滩禄元坊，黄植泉乃翁，年六十余，患外感证，屡医未愈——小便短少，目眩耳鸣，形神枯困，全身无力，难食难睡。脉微而沉，浸浸乎危在旦夕——医者见其小便不利，专以利湿清热，削其肾气；山楂麦芽，伤其胃阳，是速之死也。

吴君以予荐。诊毕，断曰：此阴阳大虚，高年人误药，至于此极！补救殊非易事。若非笃信专任，不难功败于垂成。彼谓："已计无复之，听先生所为而已。"于是，先以理中汤数剂，随加附子；又数剂，胃气渐增。前之举动需人者，稍能自动。而其身仍振振欲擗地，改用真武汤；又数剂，其心动悸，转用炙甘草汤；数剂，心悸即止，并手足之痿者，亦渐有力。

后则或真武汤，或附子汤十余剂。总计治之月余，其精神元气，不觉转虚寒为强实。饮食起居，健好逾恒。病家驯至有生死人而肉白骨之目。

当时黄植泉之母，与其相继而病，亦延月余未愈。遂异其居——恐同时两死不便也。见乃翁奏效之后，又请予试诊其母。其见证与乃翁大异——亦形神疲倦，但此属实证而非虚证，易见功、易收功也。诊其脉则浮滑，症则心下苦满，按之极痛，不能饮食。举家怆惶！予拟与小陷胸汤，家人曰："老人久病，沉重若此，可任此凉药乎？"予曰："此乃小结胸病，是太阳证而入结于心下者。此方导心下脉络之结热，使之从下而降则愈。"果一服，结解不痛，不用再服。调养数日，渐起居如常矣。可知实证易医也。

两案同一时，同一室，又同为高年之人，而一温补，一清凉；一以多药，一以少药，终之皆治愈。然则方机治则，可执一也乎？

按语：本案患者服清利湿热、消导化积之药而不愈，在于未能辨识脉证。患者高年病久，寝食为难，则以小便短少、目眩耳鸣之症，辨为湿热上扰。似此徒见假象，忘其本真，宜其迭治而无功也。《伤寒论后辨》曰："阳之动，始于温，温气得而谷精运，谷气升而中气赡……盖谓阳虚，即中气失守，膻中无发宣之用，六腑无洒陈之功。"故清阳不升，则耳目鸣眩；脾不输津，则小便短少；形神枯困，全身无力，其为中气失守，四旁不运。成无己曰："脉沉微，知阳气大虚，阴寒气胜。"盖所患实为阴气独治之病。小便不利，少阴病亦见之。《伤寒论·辨少阴病脉证并治》云："少阴病，四逆……或小便不利。"盖"阳为阴郁，不得宣达"之故。

凡消导之品，性多克削。体虚久困之人，"凡欲察病者，必须先察胃气；凡欲治病者，必须常顾胃气"。赵养葵曰："饮食入胃，犹水谷在釜中，非火不熟。"故赵氏立论"惟当以辛甘温剂，补其中而升其阳"，所谓"引胃中清气，升于阳"。盖胃中之体用有二，曰胃阴胃阳。胃阴喜甘润，而恶辛燥；胃阳喜升补，而恶制伐。

《伤寒论辑义》云："伤寒，乃阴隔阳证。面赤足蜷，躁扰不得眠而下利。论者有主寒主温之不一。余不能决。翁以紫雪匮理中丸进。徐以水渍甘草干姜汤饮之愈。"本案患者高年阳虚中寒，仅见眩鸣难睡之症，未及戴阳，故不需紫雪以"热因寒用"。夫用理中之意，乃如程郊倩所云："参术炙甘，所以守中州，干姜辛以温中，必假之以燃釜薪，而腾阳气。是以谷入于阴，长气于阳，上输华盖，下摄州都，五脏六腑皆受气矣，此理中之旨也。"然以花甲之齿，困顿若是，且脉微而沉，谓非遵仲圣遗规，随加附子不可也。附子温经复阳，故服之渐能举动。《伤寒论·辨太阳病脉证并治中》云："心下悸，头眩，身眴动，振振欲擗地者，真武汤主之。"《医宗金鉴》云："心下悸，筑筑然动，阳虚不能内守也；头眩者，头晕眼黑，阳微气不能升也；身眴动者，蠕蠕然眴动，阳虚液涸，失养于经也；振，耸动也，振振欲擗地者，耸动不已，不能兴起于地，阳虚气力不能支也。"患者心动悸而转用炙甘草汤，心系因连服温经扶阳剂，阳气渐充，而阴液有潜枯之势。盖方中之生地黄、阿胶养血滋阴，麦冬、麻仁增液润燥，患者此时虚寒已撤，阴邪早敛，而颓阳既复，且有阴虚泉竭之虑矣。服炙甘草汤后，并手足之痿者，亦渐有力。"夫陈无择谓痿因内脏不足所致，诚得之矣。然痿之所不足，乃阴血也。"炙甘草汤"麦冬、生地，溥滋膀胱之化源；麻仁、阿胶专主大肠之枯约"，以此治血枯阴竭，其功独擅，故于痿病亦复有验。

真武汤与附子汤方药略同。真武汤有生姜，附子汤有人参，所异者仅此。何以才转炙甘草汤数剂，又复易温阳扶中之法？盖必有张仲景所谓"脉沉者，附子汤主之"之证再现。两方之脉证皆沉而大，舌证皆淡白。《伤寒论·辨太阳病脉证并治下》云："小结胸病，正在心下，按之则痛，脉浮滑者，小陷胸汤主之。"黄连苦寒开结，以解热清火；半夏辛温滑利，温化滞痰；瓜蒌甘寒实兼润，利膈下降。三药相伍，不仅清膈间之热痰，且于不能饮食，亦合符契。周伯庆曰："诸泻心汤，大黄或用或否，黄连则无不用，心痞固非黄连不治。"苦寒之药"老人久病，沉重若此"，固在所慎用。清程观泉氏治洪荔原翁之母，体质素弱，而用黄连，病家曰："苦寒之剂，恐难胜耳。"予曰："有病当之不害。若恐药峻，方内不用黄连亦可。"然迭饮罔验。程氏曰："无他，病重药轻耳！再加黄连，多服自效。"如言服至匝旬，诸恙尽释。

徐灵胎曰："惟视病之所在而攻之，中病即止，不复有所顾虑，故天下无束手之病。"盖若虚中夹实，或实中有虚，则医者踌躇束手，不敢下药。故谓"夫七情六淫之感不殊，而受感之人各殊，或气体有强弱，质性有阴阳……更加天时有寒暖之不同，受病有深浅之各异……故医者必细审其人之种种不同，而后轻重缓急、大小先后之法因之而定""若不问其本病之何因，及兼病之何因，而徒曰某病以某方治之……则幸中者甚少，而误治者甚多"。

案二

东里一老翁，年八十余也。曾患太阳寒水射肺之证，发热而咳。与小青龙汤，热退，咳仍未尽除。畏药苦，不愿再服，咳遂日甚一日。平昔性好游动，今不出门，将一月矣。忽翁之子来告："父病久困床褥，以为行将就木也。近者，不食数日，忽欲食鱼粥，顺其意与之。乃今早直欲食肉糜，未识可否？"余问其大便若何？答以"不更衣十余日。现咳嗽已无，常觉口干燥。自昨日食鱼粥，语声顿爽"。余喜曰："此元气有自复之机！病能渐从燥化，实吉兆也。与肉糜润之，当愈。"嗣后，饮食渐复常态。未几，此翁又安步街衢矣。

人多谓庇留好大剂，好热药，岂知予亦用平淡如肉糜者，竟以愈卧床久病之八十老人耶？

按语：太阳经行身之表，肺主皮毛，故太阳之经亦关乎肺。成无己曰："伤寒表不解，心下有水饮，则水寒相搏，肺寒气逆，故干呕发热而咳。《针经》曰：形寒饮冷则伤肺。以其两寒相感，中外皆伤，故气逆而上行，此之谓也。与小青龙汤。"钱潢论伤寒表证小青龙汤证曰："喘咳，水寒伤肺而气逆也……以肺主皮毛，寒邪在表，水气停蓄，故伤肺气也。"寒水随气逆而上，故曰射肺。沈明宗注小青龙汤条文曰："此风寒在表，内合痰水为病也。在表则发热，射肺则咳。"又曰："盖人身积饮在胃，或表里上下中间寒热诸证，皆赖肺气通调而为总司。便作水逆肺气不利治之；故用小青龙之麻桂，发散在表之风寒，干姜温肺，细辛逐饮下行，能驱内闭之邪，甘草以和中气，半夏涤饮下行，芍药以收阴气，不使上逆，五味子以收肺气之逆也。"

病者不大便十余日，常觉口干燥，纯为久病津枯之象。食鱼粥而语音转响，乃津液回润之表征也。黎氏据病机已从燥化着眼，故主张以肉糜调之。吴仪洛在《本草从新》中曰："猪肉，水畜。咸，寒……食之润肠胃，生精液……猪肉生痰，惟风痰、湿痰、寒痰忌之。如老人燥痰干咳，正宜肥浓以滋润之。不可执泥也。"

医之处方用药，岂有随所好恶，胶执己见者乎？盖若病之顽重自非大剂峻药莫属。倘势犹轻浅，则杀鸡焉用牛刀？是方药之施，宜有准绳，其用量及配合，亦当有定法，固非可信手拈来，以生命为尝试也。徐灵胎曰："惟记通治之方数首，药名数十种，以治万病。全不知病之各有定名，方之各有法度，药之各有专能。中无定见，随心所意，姑且一试，动辄误人。"斯言也，良足发人深省。

案三

世传麻黄、桂枝，为大燥大散之品，相戒不用，即用亦不过三四分而已。不知太阳之麻黄证，俱用三二钱。以汤名证，则必借麻黄、桂枝之力也明矣。然必认证的确，用之方无弊。不然，麻黄证而误用桂枝汤，桂枝证而误用麻黄汤，皆宜有弊。况少阳之小柴胡证，而误用麻黄者哉？

里海豪林里谋某，六十之老翁也。得少阳病，医者不识，而乱投羌、独、麻、桂；谓予常以麻桂而取良效，以是亦乐为之。然翁服其药，由轻而重，由重而危。夫医事关系司命，若习焉不精，邃易为东施之效颦哉？予以小柴胡汤加减，数剂而愈焉。

按语：世以麻黄、桂枝为大燥大散之品，相戒不用。即用，亦不过三四分而已。今试问苟遭麻桂之证，而不以麻桂救之以致变证蜂起。则伊谁之咎欤？于麻桂乎何尤？

麻桂羌防，循经而用，按证而施，其间泾渭界然，间不容发岂可张冠李戴乎？徐灵胎曰："方之治病有定，而病之变迁无定，知其一定之治，随其病之千变万化而应用不爽。此从流溯源之法，病无遁形矣。"故掌握经方，当明认证之法，始无差误。否则条理混淆，以甲方而误投于乙方之证，则南辕北辙。

抑有进者，黎氏以经方鸣高，固为一时专美；然他人借鉴，乃以效颦目之，其论则似有可商。夫医学者，天下之公器，非一人一家所能私之也。旧典心传，固当步武前哲；若己之所德，而他人仿效，方乐闻之或指授之之不暇，固未可以取法于我者而少之也。特以时医不学，偶触经论，一似雾里看山，难得真相乃冒昧以经方治病，其有不贻误苍生者乎？若时方之道，虽或浅尝，施用偶误，为祸犹小，经方则殊未宜轻率出之也。马援在《诫兄子严敦书》云："效伯高不得，犹为谨敕之士，所谓'刻鹄不成尚类鹜'者也。效季良不得，陷为天下轻薄子，所谓'画虎不成反类狗'者也。"斯言虽无与于医，然以为医家之盘铭，似亦不无可取。

《伤寒论·辨太阳病脉证并治下》曰："柴胡汤证具，而以他药下之，柴胡证仍在者，复与柴胡汤。"此则柴胡证虽经误治，而柴胡证犹在，仍不为逆复以柴胡汤与之，亦获和解也。

第三节　张锡纯

一、医家简介

张锡纯，字寿甫，河北省盐山县人，我国近代著名医学家、教育家。其生于累世业儒之书香门第，少时即涉猎经史子集，并于读书之暇兼习医学，后因两试秋闱不第，遂专心习医。张氏潜心研究《内经》《伤寒杂病论》等经典医著及历代医家学说，为人诊治常得心应手，遂医名渐著。1912 年，应德州驻军统领黄华轩之邀，张氏被任命为军医正，自此他开始了专业行医的生涯。张氏任军医正期间，先后随军辗转于武汉、广平、邯郸、邢台、德州等地，医术颇受一些军政要人重视。1918 年沈阳设立中国近代第一家中医院——立达医院，聘张氏为院长。适值直奉战争爆发，张氏不得已回关内于沧县开业。1926 年张氏受胡珍簹之邀携家眷赴天津作专馆教员，授徒的同时开业行医。1927 年春，张氏正式开业行医，诊所名"中西汇通医社"。1928 年张氏定居天津，创办国医函授学校，为中医培养后继人才。

张氏潜心医学，治学严谨，勇于创新，医术高超，是力倡中西医汇通的代表者，于防治老年病方面亦有颇多独到之处。其与江苏陆晋笙、泰兴杨如侯、广东刘蔚楚齐名，被誉为"医林四大家"。其与慈溪张生甫、嘉定张山雷并称为海内"名医三张"。医界称其为"执全国医坛之牛耳者""近代中医第一人"。张氏著有《医学衷中参西录》7 期 30 卷，于 1918～1934 年先后刊出，全书囊括医方、药物、医论、医话、医案五部分，为张氏多年临证经验与中西医学融合体会之大成，被医界尊为"医书中第一可法之书"，影响深远。

在学术上，张氏倡导"衷中参西"，认为应以中医为本体，撷取西医之长补中医之短。在基础理论上，其注意到藏象学说和解剖生理的互证关系。张氏对大气的认识和治疗在前人基础上，也做了更进一步的阐发，其认为大气之病变主要是虚而陷，由此创制升陷汤。此外，论及治疗温病，张氏主张寒温统一，注重清透。在临证方面，张氏讲究细致的观察和记述病情，鼓励建立完整的现代诊疗病历。在治疗经验上，《医学衷中参西录》是张氏丰富临床经验的集中体现，尤以论治中风、脱证等最具特色。在遣方用药上，张氏经验独到，通性味，善配伍，依据病证不同，化裁医方，颇多新见，在一定程度上扩大和丰富了药物的临床应用范围。

张锡纯诊治老年病的特色主要表现为重视阳气的作用，注意老年人的阳气虚弱，又时刻不忘老年病尤以阴亏为多，治当滋阴为主，阴阳同调，时时顾护胃气，竭力推崇食疗，注意老年病的宿疾、新感，强调邪实正虚之病应虚实并调，合理用药，坚持治未病思想，注意某些老年病的预防性治疗，对老年久病主张求本论治和善用丸、散之剂，博采众方。他不仅善用经方，而且还运用历代医家之效方和民间医友之验方，并致力于沟通中西，开老年病中西医治疗之先河。

二、老年病理论发挥

（一）虚实并调，中西结合

老年之病，多病程较长，病根较深，缠绵难愈，病机复杂。在临床治疗老年病方面，张氏主张虚实并举，博采众方，在诊疗中尤为注重老年病患者素体劳疾宿患等情况，每逢临证，必查问患病诱因，再脉证合参，综合观察，辨其虚实，依其正虚轻重，精心制方，据其邪之进退，灵活加减。张氏曾自制治痢久不愈之燮理汤，由山药、金银花、生杭芍、牛蒡子、甘草、黄连、肉桂组成，并强调"遇痢之夹虚与年迈者，山药恒用至一两，或至一两强也"。方中以黄连治火，肉桂治寒，芍药、甘草止腹痛而理阴阳，金银花解肠毒，牛蒡子通大便，取山药多液滋脏腑之真阴，以缓滞下日久所致阴分亏虚。同时，张氏倡导中西医学汇通，提出"合中西医融贯为一"的设想，倡导摒除畛域，衷中参西，其在老年病的防治方面进行了中西医结合的初步探索。张氏在继承传统中医药的基础上，敢于推陈出新，尝谓"用药多喜取西药之所长，以济吾中药之所短……若遇难治之证，以西药治其标，以中药治其本，则奏效必捷，而临证亦确有把握矣"。张氏最具代表性的当属利用西药阿司匹林配合中药治疗肺结核、热性关节痛。张氏曾治一李姓媪，年八旬有三，患温病兼项后作疼，嘱服用汤剂的同时每日予阿司匹林，用白糖水送服，以助发汗去热，疗效显著，开创了老年病中西医结合治疗之先河。

（二）擅理气机，调畅情志

人体六十、七十后，精血俱耗，老年人常"思苦忧悲"，情志郁结易使老年人气机紊乱，升降失常。针对此类病机，张氏创造性地提出"大气学说"并创立"升陷汤"，更变方三首，以回阳升陷汤、醒脾升陷汤、理郁升陷汤作临证变通之用，对老年病的防治与养生颇具借鉴意义。《医学衷中参西录》中曾多次提到静坐凝神以补益元气，曾言："当于静坐之时，还虚凝神，常于精明之府，保此无念之正觉。如天道下济，光明仍然，无心成化。久之，元气自有充盛之候。"张氏认为"端赖自然之呼吸，心降肾升，以息息补助""呼气外出之时，心中元神默默收敛，内气下降，与肾中元气会合浑融，不使随呼气外出，则息息归根，存之又存，而性命之根蒂自固也"。张氏认为大气居于胸中，心、肺、神明皆赖其鼓动，在日常生活中应予以保护，避免使其过度耗散。在生活节奏日益加快的今天，老年人更要注意合理休息，以防体力、脑力过度透支，慎用破气、降气药物，劳逸结合，放松心态，接近大自然，呼吸新鲜空气，使"大气"生成有源，避免因七情的强烈刺激对身体造成不良影响，顺肝木以调畅气机，保持心情舒畅，培养豁达的胸襟。

（三）重视阳气，阴阳同调

阳气乃生命之根本，年过半百之人，阴气渐盛而阳气渐衰，阳气疲惫，致使老年人体内正气虚衰，脏腑亏损。张氏认为人体的生长发育有赖于阳气的充养，其言"人身之元阳，以元气为体质，元气即以元阳为主宰，诚以其能斡旋全身则为元气，能温暖全身则为元阳，此元阳本于先天，原为先天之君火，以命门之相火为之辅佐者也"。相火主生育子女，君火才是延年益寿之要素，张氏指出"盖生育子女以相火为主，消化饮食以君火为主。君火发于心中，为阳中之火，其热下济，大能温暖脾胃，助其消化之力，此火一衰，脾胃消化之力顿减。若君火旺而相火衰者，其人仍能多饮多食，可享大寿，是知君火之热力，关于人身者甚大也"。故临床治疗老年患者应当重视阳气，尤其是君火之盛衰。然"人之全身，阴阳者互相维系……阴阳偏盛则人病，阴阳平均则人安，阴阳相维则人生，阴阳相离则人死"。阴阳者必互根也，诚老年病，阴分偏虚者尤多，虽重阳气虚衰，却不能忘其阴精不足。张氏曾治一上焦烦热患者，时年九十二岁，案曰"证脉细参，纯系阳分偏盛阴分不足之象。然所以享此大年，实赖元阳充足。此时阳虽偏盛，当大滋真阴以潜其阳，实不可以苦寒泻之"。遂以大滋真阴之药为主，连服5剂而愈。可见张氏重视阳气在延年益寿中的作用，又时刻不忘老年患者尤以阴亏者居多，治疗时切不可苦寒清热，当滋阴为主，阴阳同调。

（四）顾护脾胃，崇尚食补

老年之人，劳倦体弱，好静恶动，五脏亏虚，尤以脾胃为最，以致气血津液运化失司。在遣方用药上，张氏尤为重视顾护脾胃，临证中常选用补脾健胃之山药、鸡内金、白术、黄芪、麦芽等，更称前三味为"不可挪移之品"。对于山药，张氏认为其"色白入肺，味甘归脾，液浓益肾""能滋阴又能利湿，能滑润又能收涩"，尤为适合老年患者治疗康复之用，《医学衷中参西录》中医案部分记载的32例50岁以上患者中有21例运用山药。此外，张氏临证推崇食补，擅用汤剂、粥剂、饼剂，称其"特性甚和平，宜多服常服耳"。张氏自创一味薯蓣饮、珠玉二宝粥、水晶桃、二鲜饮等食疗方，其中期颐饼专为老年人气虚痰结而设，对于该方，张氏谓其"治老人气虚，不能行痰，致痰气郁结，胸次满闷，胁下作疼"。老人痰涎壅盛，多是下焦虚惫、气化不摄、痰涎随冲气上泛所致，故重用芡实敛冲固气，统摄下焦气化。与麦面同用，一补心，一补肾，使心肾相济，水火调和，则痰气自平矣。之所以未用补气之品，盖老年者多阴虚而火旺，补气则助其火也，又因补益之品多黏滞，服之则大伤胃气，故此实乃顾护胃气之举。再加生鸡内金消积化滞、健补脾胃。正如张氏所言"此方所用药品，二谷食，一肉食，复以砂糖调之，可作寻常服食之物，与他药饵不同，且食之，能令人饮食增多，则气虚者自实也"。

（五）煎服有法，药粥相宜

"盖险急之证，安危止争此药一剂。故古之医者，药饵必经己手修制，即煎汤液，亦必亲自监视也"，张氏十分强调煎服得法。剂轻不能挽回重病，若剂重作一次服，患者又将不堪，唯将药多煎少服，病愈不必尽剂，此系以小心行其放胆也。张氏治老年病常喜用药粥、药饼，"无论何物作粥，皆能留恋肠胃"，其认为"凡补气之药，久服转有他弊"，故常嘱患者自制药饼，作寻常服食之物，随意食之，能令人饮食增多，气虚自实。

（六）预防疾病，图以缓之

脑血管疾病现已成为老年病致病之首要因素，中医学主张"治未病"，张氏把中医学的这一思想积极运用到老年病证治之中。张氏认为脑充血之证猝发于一旦，似难为之预防，不知凡病之来皆预有征兆，并列出脑充血征兆数条。老年之病，多病程较长，病根较深，缠绵难愈，张氏主张久病缓治，第一，治则上主张治其本，如其曾治一媪，年五十余，累月不能眠，屡次服药无效，诊其脉有滑象，其身体丰腴，辨证求因，为心下停痰所犯，即用半夏、茯苓、赭石等成安魂汤投之，二剂而愈，此久病治本之楷模也。第二，制剂上善用丸、散型。如其曾治一叟，年近六旬，得水肿证，小便不利，周身皆肿，脉沉细，自言素有疝气，下焦常觉寒冷，用单味生硫黄，一月共服四两，周身肿尽消，下焦亦温暖，宿疾愈也。至于用丸药如加味四神丸、砂淋丸等，愈病更多。

三、验案举隅

案一

陈某，年六旬，安徽人，寓天津一区。

病因：素性仁慈，最喜施舍，联合同志共捐钱开设粥场，诸事又皆亲自经管。因操劳过度，遂得胁下作疼病。

证候：其疼或在左胁，或在右胁，或有时两胁皆疼，医者治以平肝、疏肝、柔肝之法皆不效。迁延年余，病势浸增。疼剧之时，觉精神昏愦。其脉左部微细，按之即无，右脉似近和平，其搏动之力略失于弱。

诊断：人之肝居胁下，其性属木，原喜条达。此因肝气虚弱不能条达，故郁于胁下作疼也。其疼或在左或在右者，《难经》云，肝之为脏，其治在左。其藏在右胁右肾之前，并脊著于脊之第九椎（《金鉴》刺灸篇曾引此数语，今本《难经》不知被何人删去）。所谓脏者，肝脏所居之地也；谓治者，肝气所行之地也。是知肝虽居右，而其气化实先行于左。其疼在左者，肝气郁于所行之地也；其疼在右者，肝气郁于所居之地也；其疼剧时精神昏愦者，因肝经之病原与神经有涉也（肝主筋，脑髓神经为灰白色之筋，是以肝经之病与神经有涉）。

治此证者，当以补助肝气为主，而以升肝化郁之药辅之。

处方：生箭黄芪五钱，生杭芍四钱，玄参四钱，滴乳香三钱（炒），明没药三钱，生麦芽三钱，当归三钱，川芎二钱，甘草钱半。

共煎汤一大盅，温服。

再诊：将药连服四剂，胁痛已愈强半，偶有疼时亦不甚剧。脉象左部重按有根，右部亦较前有力。惟从前因胁疼食量减少，至此仍未增加。

拟即原方再加健胃消食之品。

处方：生箭黄芪四钱，生杭芍四钱，玄参四钱，于白术三钱，滴乳香三钱（炒），明没药三钱，生麦芽三钱，当归三钱，生鸡内金二钱，川芎二钱，甘草钱半。

共煎汤一大盅，温服。

三诊：将药连服四剂，胁下已不作疼，饮食亦较前增加，脉象左右皆调和无病。惟自觉两腿筋骨软弱。

此因病久使然也。拟再治以疏肝健胃，强壮筋骨之剂。

处方：生箭黄芪四钱，生怀山药四钱，天花粉四钱，胡桃仁四钱，于白术三钱，生明没药三钱，当归三钱，生麦芽三钱，寸麦冬三钱，生鸡内金二钱，真鹿角胶三钱。

药共十一味，将前十味煎汤一大盅，再将鹿角胶另用水炖化、和匀，温服。

效果：将药连服十剂，身体浸觉健壮。遂停服汤药，俾用生怀山药细末七八钱，或至一两，凉水调和煮作茶汤，调以蔗糖令其适口，当点心服之。服后再嚼服熟胡桃仁二三钱，如此调养，宿病可以永愈。

案二

沧州大西门外，吴姓媪，年过七旬，偶得温病兼患吐血。

病因：年岁虽高，家庭事务仍自操劳，因劳心过度，心常发热。时当季春，有汗受风，遂得温病，且兼吐血。

证候：三四日间，表里俱壮热。心中热极之时恒吐血一两口，急饮新汲井泉水其血即止。舌苔白厚欲黄，大便三日未行。脉象左部弦长，右部洪长，一息五至。

诊断：此证因家务劳心过度，心肝先有蕴热。又兼外感之热传入阳明之腑。两热相并，逼血妄行，所以吐血。然其脉象火热虽盛，而正犹不虚。虽在高年，知犹可治。

其治法当以清胃腑之热为主，而兼清其心肝之热。俾内伤外感之热俱清，血自不吐矣。

处方：生石膏三两（轧细），生怀地黄一两五钱，生怀山药一两，生杭芍一两，知母三钱，甘草三钱，乌犀角一钱五分，广三七二钱（轧细）。

药共八味。将前六味，煎汤三盅。犀角另煎汤半盅。和匀，分三次温服下。每服药一次，即送服三七末三分之一。

效果：将药三次服完，血止热退，脉亦平和，大便犹未通下。

俾煎渣再服，犀角亦煎渣取汤，和于汤药中服之。大便通下，痊愈。

按语：张氏平素用白虎汤，凡年过六旬者必加人参。此证年过七旬而不加人参者，以其证兼吐血也。因为不用人参，所以重用生山药一两，取其既能代粳米和胃，又可代人参稍补益其正气也。

案三

李某，年六旬，盐山城西八里庄人，私塾教员。

病因：素有头昏证，每逢上焦有热，精神即不清爽。腊底偶冒风寒，病传阳明，邪热内炽，则脑膜生炎，累及神明，失其知觉。

证候：从前医者治不如法。初得时未能解表，遂致伤寒传里，阳明腑实。舌苔黄而带黑，其干如错，不能外伸，谵语不休，分毫不省人事，两目直视不瞬。诊其脉，两手筋惕不安。脉象似有力而不实，一息五至。大便四日未行，小便则溺时不知。

诊断：此乃病实脉虚之证。其气血亏损，难抗外邪，是以有种种危险之象。其舌苔黑而干者，阳明热实津液不上潮也；其两目直视不瞬者，肝火上冲而目发胀也；其两手筋惕不安者，肝热血耗而内风将动也；其谵语不省人事者，固有外感邪热过盛，昏其神明；实亦由外感之邪热上蒸，致脑膜生炎，累及脑髓神经也。

拟用白虎加人参汤，更辅以滋补真阴之品，庶可治愈。

处方：生石膏五钱（捣细），生怀地黄二两，野台参八钱，天花粉八钱，北沙参八钱，知母六钱，生杭芍六钱，生怀山药六钱，甘草四钱，荷叶边一钱。

共煎汤三盅，分三次温服下。每服一盅，调入生鸡子黄两枚。方中不用粳米者，以生山药可代粳米和胃也；用生鸡子黄者，以其善息肝风之内动也；用荷叶者，以其形为仰盂、象震，而其梗又中空，亭亭直上，且又得水面氧气最多，善引诸凉药之力直达胸中，以清脑膜之炎也。

复诊：将药如法煎服，翌晨下大便一次。舌苔干较愈，而仍无津液，精神较前明了而仍有谵语之时，其目已不直视而能瞬。诊其脉，筋惕已愈强半，至数较前稍缓，其浮分不若从前有力，而重按却比从前有根柢。

此皆佳兆也。拟即前方略为加减，清其余热以复其真阴，庶可痊愈。

处方：生石膏四两（捣细），生怀地黄二钱，野台参八钱，大甘枸杞一两，生怀山药一两，天花粉八钱，北沙参八钱，知母六钱，生杭芍六钱，甘草四钱。

共煎汤三盅。为其大便已通，俾分多次徐徐温饮下，一次只饮一大口。

效果：约十点钟将药服完，精神清爽，诸病皆愈。

按语：治脑膜炎证，羚羊角最佳。而以治筋惕不安，亦羚羊角最效。以其上可清头脑，下可息肝风之萌动也。然此药价太昂，僻处药房又鲜真者，是以方中未用。且此证虽兼有脑膜炎病，实因脏腑之邪热上蒸。清其邪热则脑膜炎自愈，原不必注重于清脑也。

或问：筋惕之病，西人谓脑髓神经失其常度而妄行，是以脑膜炎证，恒有痉搐拘挛，角弓反张诸病，此皆筋惕之类。诚以脑膜生炎而累及神经也。今则谓肝经血虚有热使然，将勿西人之说不足信欤？

答曰：此二说原可相通。脑髓神经原名脑气筋，乃灰白色之细筋也。全体之筋皆肝主之，是以脑髓神经与肝有至切之关系。肝有所伤，脑髓神经恒失其常度。西医所谓脑髓神经病，多系方书中谓肝经病也。况方中用荷叶边作引，原能引诸凉药上行以清其脑部乎？

案四

天津南门外升安大街张媪，年九十二岁，得上焦烦热病。

病因：平素身体康强，所禀元阳独旺，是以能享高年。至八旬后阴分浸衰，阳分偏盛，胸间恒觉烦热，延医服药多用滋阴之品始愈。迨至年过九旬，阴愈衰而阳愈亢，仲春阳气发生，烦热旧病反复甚剧。其哲嗣馨山君，原任哈尔滨税捐局局长，因慈亲年高，于民纪十年辞差归侍温清。见愚所著《衷中参西录》，深相推许，延为诊视。

证候：胸中烦热异常，剧时若屋中莫能容，恒至堂中，当户久坐，以禽收庭中空气。有时觉心为热迫，怔忡不宁，大便干燥，四五日一行，甚或服药始通。其脉左右皆弦硬，间现结脉，至数如常。

诊断：即此证脉细参，纯系阳分偏盛阴分不足之象。然所以享此大年，实赖元阳充足。此时阳虽偏盛，当大滋真阴以潜其阳，实不可以苦寒泻之。至脉有结象，高年者虽在所不忌，而究系气分有不足之处，宜以大滋真阴之药为主，而少加补气之以调其脉。

处方：生怀山药一两，玄参一两，熟怀地黄一两，生怀地黄八钱，天冬八钱，甘草二钱，大甘枸杞八钱，生杭芍五钱，野台参三钱，赭石六钱（轧细），生鸡内金二钱（黄色的，捣）。

共煎三大盅，为一日之量，徐徐分多次温饮下。

按语：方中之义，重用凉润之品以滋真阴，少用野台参三钱以调其脉。犹恐参性温升，不宜于上焦之烦热，又倍用生赭石以引之下行。且此证原艰于大便，赭石又能降胃气以通大便也。用鸡内金者，欲其助胃气以运化药力也；用甘草者，以其能缓脉象之弦硬，且以调和诸凉药之性也。

效果：每日服药一剂至三剂，烦热大减，脉已不结，且较前柔和。遂将方中玄参、生地黄皆改用六钱，又加龙眼肉五钱，连服五剂，诸病皆愈。

案五

沈阳张姓媪，住小南门外风雨台旁，年过六旬，肠结腹疼，兼心中发热。

病因：素有肝气病，因怒肝气发动，恒至大便不通，必服泻药始通下。此次旧病复发而呕吐不能受药，是以病久不愈。

证候：胃下脐上似有实积，常常作疼。按之，则疼益甚。表里俱觉发热，恶心呕吐。连次延医服药，下咽须臾即吐出。大便不行已过旬日，水浆不入者七八日矣。脉搏五至，左右脉象皆弱，独右关重按似有力。舌有黄苔，中心近黑。因问其得病之初曾发冷否？答云：旬日前曾发冷两日，至三日即变为热矣。

诊断：即此证脉论之，其阳明胃腑当蕴有外感实热。是以表里俱热，因其肠结不通，胃气不能下行，遂转而上行，与热相并作呕吐。治此证之法，当用镇降之药止其呕，咸润之药开其结，又当辅以补益之品，俾其呕止结开，而正气无伤，始克有济。

处方：生石膏一两（轧细），生赭石一两（轧细），玄参一两，潞参四钱，芒硝四钱，生麦芽二钱，茵陈二钱。

共煎汤一大盅，温服。

效果：煎服一剂，呕止结开，大便通下燥粪若干，表里热皆轻减，可进饮食。诊其脉，仍有余热未净，再为开滋阴清热之方，俾服数剂，以善后。

案六

一媪年近七旬，素患漫肿。愚为调治，余肿虽就愈而身体未复。忽于季春得温病，上焦烦热，病家自剖鲜地骨皮煮汁饮之，稍愈，又饮数次遂滑泻，数日不止，而烦热益甚。延为诊视，脉浮滑而数，重按无力。病家因病者年高，又素有疾病，惴惴惟恐不愈，而愚毅然许为治愈。遂治以山药、滑石、白芍、甘草方，山药、滑石皆重用一两，为其表证犹在，加连翘、蝉蜕各三钱（方载三期五卷，名滋阴宣解汤）。一剂泻止，烦热亦觉轻。继用拙拟白虎加人参以山药代粳米汤（方载三期六卷），煎汁一碗，一次止温饮一大口，防其再滑泻也，尽剂而愈。

按语：山药色白入肺，味甘归脾，液浓益肾，能滋润血脉，固摄气化，宁嗽定喘，强志育神，性平可以常服多服，宜用生者煮汁饮之，不可炒用，以其含蛋白质甚多，炒之则其蛋白质焦枯，服之无效。若作丸散，可轧细蒸熟用之。

第四节　贺季衡

一、医家简介

贺季衡，原名钧，号寄痕，丹阳县城人。幼年在家塾攻读，天资颖悟，10岁便参读医书，能"撮要背诵并有所领会"。其14岁到孟河随名医马培之学医，孜孜不倦，悉心钻研，深得马师器重。后学成回丹，挂牌行医，在医道上精益求精。起初，病家见其年轻，处方又与众不同，半信半疑。后来，许多医生束手之疾，他连治连愈，不少疑难杂症，也能妙手回春，因此名声大振，求医者络绎不绝。江浙一带，慕名而来求医者日益增多。如今他的学生遍及各地，如颜亦鲁、张泽生，在江苏省中医界负有盛名。在其著作《指禅医案》中，包含了许多常见老年病的诊治。贺季衡的医道是重现实症状，辨证准确，诊治精当，立法处方，师古而不泥古，善据实创新，务求中病。

二、老年病理论发挥

（一）从肾虚肝旺论治

老年之人，正气不足，脏腑亏损，气血虚衰，机体失于濡养，故生理功能低下，机体生化不及，精乏气少，脏腑功能易损；或卫外不固，邪气乘虚侵入人体，皆可导致疾病的发生，使脏腑虚损，尤以肾、脾改变最为突出。

根据肝、肾的物质基础和基本功能，可知肾常见的病机有肾精亏虚、肾气亏虚、肾阴不足、肾阳不足、肾不藏精等，肝常见的病机有肝血亏虚、肝气郁滞、肝火上炎、肝风内动、肝阳上亢等，均可归纳为肾不藏精与肝失疏泄，即肾虚肝旺。肾所藏之精是维持人体生命活动必不可少的物质，尤其是生殖之精，是构成胚胎发育的原始物质，一旦损耗，不易培补。随着人体年龄的增长，肾中精气逐渐衰减，加之各种病因如先天不足、久病劳损、房劳过度等均易导致肾精损伤。人年至"五七""五八"之后，肾精不足，髓海失充，虚热内生，可出现健忘、耳鸣耳聋、潮热盗汗、五心烦热等症状。

基于老年人肾易虚、多虚的特性，《医学正传》指出"肾为真水，则有补而无泻"，肝为刚脏，喜条达而恶抑郁，其主疏泄，调节情志，以气为用，气机调畅，则情志舒畅。若情志怫郁，首先影响肝之疏泄，引起肝气郁滞，若肝郁日久不散，郁而化火，则会出现肝火上炎等病变。肝体阴而用阳，体阴和用阳相辅相成，互依互制，藏血为疏泄的物质基础，疏泄为藏血的功能表现。肝血充足，制约肝疏泄太过，如果血生成不足或异常出血导致肝血不足，不能制约肝之用，疏泄不及或太过极易出现肝气郁滞、肝风内动，甚至肝火内生。

肝、肾的病理关系有母病及子和子病及母。如肾阴不足，水不涵木，不能滋养肝阴，肝阳失于制约，肝气、肝阳相对亢盛，内生肝风、肝火，此为母病及子，肾虚致肝旺。若肝之疏泄太过，肝阳偏亢，肝风内动，肝火上炎，耗伤肝肾之阴，导致肝肾阴虚，此为子病及母，肝旺致肾虚。临床上肾虚与肝旺常合而为病，子病及母与母病及子并见，总以肾虚为本，肝旺为标。

（二）运脾化湿思想的运用

脾主运化，为后天之本，气血生化之源；胃主受纳，为水谷之海。脾主升清，胃主降浊，二者密切配合，共同完成食物的消化、吸收、输布，为各脏器的功能活动提供物质保障。元气是人体生命活动的动力和源泉，而脾胃则是元气之本。人到老年，脾胃功能渐衰，运化水谷精微的能力下降，气血化生不足，常有四肢无力、头晕眼花、纳差、面色不华、大便溏稀或便秘等脾不健运、气血不足的表现。脾气虚衰又可聚湿于内而生痰饮，出现浮肿、腹泻等症状。老年人脾胃虚弱，运化不足，或又为外来湿邪所困，则水液内停，变生痰湿。因个人禀赋不同，湿邪或寒化，或热化，或中阳不足，或阻滞气机，故贺季衡治疗疾病予以不同治法。

1. 温阳化湿

中阳虚衰，运化不及，湿浊内生，反困中阳而更衰，"中阳为湿浊所困，非温不化"，故贺季衡临证常用附子理中汤、苓桂术甘汤等，以温运中阳，化湿利水。观贺季衡治余男老年气喘案，分析其处方配伍，皆为温补脾肾而设，或温肾纳气与温运中阳并用，或温中回阳与扶脾助运并用，以促肾气摄纳，脾阳敷布。

2. 清热利湿

湿浊弥漫，阻遏中焦气机，湿蕴日久酿热；或其人素盛，湿从热化，而成湿热。症见胸闷痞满、心烦口渴、尿赤便结等。贺季衡临证对于此症，多以三妙丸、四妙丸、茵陈蒿汤等清热利湿，使湿热分消，三焦通利。

3. 芳香化浊

湿浊弥漫，困阻中焦，常见舌苔腐腻满布、脘闷作恶等症状。贺季衡临证常采用芳香或清香之品，轻清宣透，引邪外出，升发清阳，醒脾运湿，常用药物有荷叶、荷蒂、荷梗、藿香、佩兰、白蔻仁、大豆卷、黑料豆等，以祛暑化湿、鼓动胃气、醒脾助运，祛邪而不伤正。此外，贺季衡对湿温病处于湿浊遏伏方盛之际，除善用苦温芳化之前方外，每加辟瘟丹磨服以加强宣中化浊之力，可获相得益彰之效。

4. 健脾利湿

贺季衡治疗脾虚湿盛之证，多以平胃散、四君子汤、参苓白术散等化湿健脾，培其土德。常用药物有苍术、白术、茯苓、陈皮、党参、山药、薏苡仁等。其中，贺季衡对"于术（即白术）"的使用，颇有体会，其认为于术具有和中益气、开胃补脾之功，重用可以代参。对于阴伤、阳陷之痢疾，用之尤为适宜，而且在临证应用中，其常以白术与苍术同用，相辅相成，用于阴土已伤而兼见湿浊尚重之症，使脾健湿化，且无伤津之弊。

5. 益气养阴，培补后天

贺季衡先生临证注重脾胃，其治疗黄疸病必用茅术，以培中化浊。如治戴女案，患者年届八旬高龄，阴土两衰，脾胃升降失常，生化之源日乏，胃纳减少，食之无味，脾不能为胃行其津液，故治疗首以益气养阴、调肝补脾为主，兼以清暑升阳；次用升阳益胃，以使脾胃复其升降功能；其后以恢复阴土之伤为主，兼以益气生阴。

（三）治三消理论

随着年龄的增长，人体阴精逐渐耗衰，人到老年，肾阴虚较为明显。《丹台玉案·三消》言："惟肾水一虚，则无以制余火，火旺不能扑灭，煎熬脏腑，火因水竭而益烈，水因火烈而益干，阳盛阴衰，构成此证，而三消之患始剧矣。"朱丹溪在《格致余论·养老论》中言"人生至六十、七十以后，精血俱耗，平居无事，已有热证……人身之阴难成易亏，六七十以后，阴不足以配阳，孤阳几欲飞跃"，故临床上老年病以肾阴亏损证型颇多，肾阴不足，阴虚燥热，发为消渴。西医学研究表明，肾阴虚患者以免疫功能紊乱为特征，并且机体自由基清除能力和 DNA 损伤修复能力下降，以致老年消渴病常见。

贺季衡治三消一般有清肺、清胃、滋肾、益肾（阴阳两顾）之分，但在临证应用时，又因证制宜。有治病起之初的肺胃两清法，有治久病的三消并治法。但治三消常以滋肾或温肾为基本之法，然后各按其兼夹之证加减。其在兼夹之证中，以夹湿较难处理。他认为，湿之与消，治难统一，往往治消碍湿，治湿碍消，虽欲兼顾，实难两全，故在立法选方中，必得分清主次，方能中病。此外，治消渴与治外感暴病不同。因其多难速效，故每当收效之时，必须坚持"效不更方"，不宜朝更夕变，杂药乱投。

三、验案举隅

案一

年登大耋，形体丰腴，且饮啖过人，得天独厚可知矣。近由跌仆后右畔头痛起见，渐致胸宇痞仄，食少神疲，风疹丛发。日来又增右手足不能自用，舌强言謇。右脉弦细而滑，左手关尺两部模糊不清。舌红无苔。心肾之阴气已衰，暑湿乘虚而入，引动酒湿积热侵注脉络，胃中清气失和所致。症情夹杂，立法殊难。姑为调畅中宫，鼓舞胃气，更参通络化浊。

南沙参四钱，旋覆花一钱五分（包），云苓神各四钱，益元散五钱（包），丝瓜络二钱（炙），大麦冬三钱（米焙），川贝母二钱，净橘络一钱，远志肉二钱，刺蒺藜四钱，炒竹茹一钱五分，荷叶筋一团。

二诊：药后酣卧一宵，今晨神志颇清爽，胸宇之痹仄亦减，右肢亦较活动，左脉之模糊尚未清，大腑数日未通，胃纳呆滞，舌心略起新苔，风疹未复出。种种合参，机络之痰浊渐化，暑热尚留结阳明，清者不升，浊者不降。守昨意更增调中润下为事。

南沙参四钱，大麦冬二钱，川贝母二钱，净橘络一钱，茯苓、茯神各四钱，瓜蒌子四钱（打），远志肉二钱，益元散五钱（包），焦谷芽四钱，炒竹茹一钱五分，冬瓜子四钱，荷叶露代水。

三诊、四诊均略。

五诊：经治以来，诸恙逐次见退。脘畅腑通，夜寐亦实，风疹磊磊日清，右手足渐能运动，小溲短赤尤清。唯指节尚浮肿。脉之左右俱细滑小数，左尺似较短。舌心黄苔已化。据此见端，湿热日清，痰浊日化，胃气初和，络气未调之象。守原义更增滋养通络。

西洋参二钱，丝瓜络一钱五分（炙），大麦冬三钱，西秦艽二钱，云苓神各三钱，川石斛四钱，南沙参四钱，陈橘皮络各一钱，益元散五钱（包），生熟谷芽各三钱，桑枝尖四钱，荷叶露代水。

六诊：午后大腑又复见行，且不燥结。小水渐通，风疹之磊磊亦步少，夜寐亦颇安适，两脉渐平匀。右手指节肿势亦减。舌心薄黄苔未脱化。右肢尚痿软乏力，未能自用。可见暑湿已逐步见清，而胃中之降化未力，阴气尚未能流贯脉络。立法当从养阴益气，化痰和络着手。

台参须二钱，西秦艽二钱，净橘络一钱，丝瓜络二钱（炙），大麦冬三钱，西洋参二钱，云苓神各四钱，焦谷芽四钱，川石斛四钱，怀牛膝二钱，桑枝尖四钱，荷叶露代水。

洗药方：风疹将清，右足渐能举步，右手尚木肿。拟仿古人玉屏风煎汤熏之。益气和络，以助气血流行之速度。

生黄芪一两，青防风八钱，当归一两，宣木瓜一两，荷叶筋一两，桑枝一两，陈酒一两。

上味用水煎汁，乘热浴之。分两次用亦可。

七诊：益气和络，尚能安受，语言笑貌，渐复原状，右足渐能举步，右手尚木肿、少力。

原方去秦艽，加首乌藤四钱、泽泻二钱。

案二

戴女，年届八旬上寿，阴土两衰，脾胃升降失常，生化之源日乏，胃纳减少，食之无味，又增吸受暑湿，乘虚凌土，腹痛下痢，傍晚已转粪色，而自觉二便俱热，脐左动气筑筑，舌质光剥，扪之少津，切脉濡滑细数，右手带弦。土虚而反侮之，两足久肿，气不化湿，津不上承也。前方清暑益气，先得我心，仿斯意更增辅土调木。

西洋参二钱，益元散四钱（包），炙乌梅一钱，大白芍二钱，云苓三钱，扁豆衣二钱，炒白术二钱，宣木瓜一钱五分，生熟谷芽各二钱，陈橘白八分，干荷叶一角。

二诊：昨从清暑益气、辅土调木入手，下痢之次数虽少，而仍觉热辣异常，舌质绛色转淡，视之不荣，扪之少津，脐左动气筑筑，胃呆厌食者近年，破䐃脱肉，切脉濡滑细数，右寸关弦细，重取细软少力。脾虚其阳，肾虚其阴，阳陷于下，阴不上承，加以新受之暑湿，留于肠胃未清。拟东垣升阳益胃汤出入。

潞党参三钱，炙乌梅一钱，防风根八分，陈橘白一钱，炒白术一钱五分，生熟谷芽各二钱，大白芍二钱，云苓三钱，上川连二分，炙甘草五分，干荷叶一角。

又方：益气生阴，和中固下。

西洋参五分，东洋参七分，炙乌梅一钱，大白芍二钱，五味子五分，炙甘草五分，炒谷芽四钱（荷叶包扎刺孔）。

三诊：昨从升阳益胃立法，下痢之次数日少，自觉热辣异常者亦减，舌质较润，舌心仍光剥如镜面然，脐左动气筑筑，啜鲜莲子羹似渐有味，右脉弦象就平，余部仍濡滑。可见留结肠胃之暑湿就清，阴土之伤未复，脾不为胃行其津液也。守原意更谋进步。

东洋参一钱五分（土炒），西洋参一钱（米焙），炒白术一钱五分，五味子五分，炙乌梅一钱，生熟谷芽各二钱，云苓三钱，大白芍二钱，炙甘草五分，扁豆衣二钱，陈橘白一钱，鲜莲十粒（连心）。

又方：西洋参二钱，东洋参二钱，稻根露，两参煎汁，将露冲入相得，温以代茶。

四诊：今日下痢之次数已少，二便热辣亦减，胃纳就增，且有思食意，舌质就润，绛色亦淡，惟脐左之动气仍筑筑不已，右脉弦象已平，反觉濡软细滑。脾胃渐有和洽之机，阴土之久伤，尚非旦夕可恢复者。昨方既受，更增四君培其土德。

潞党参二钱，炒白术一钱五分，云苓三钱，乌梅一钱，左金丸五分（包煎），陈橘白一钱，大白芍二钱，炙甘草五分，五味子五分，炒谷芽四钱，扁豆衣二钱（炒），鲜莲子十粒（连心）。

五诊：经治来，久痢日少，二便热辣亦折，胃纳日增，偶尔多食，亦无胀满等患，舌之干槁渐有津润，其光泽亦淡，惟未起新苔，脐左动气仍筑筑跳跃，右脉弦象日平，余部濡软而滑，重取则细数。脾胃日有和意，阴土久伤已渐来复。昨啜参汤，颇能安受，当率旧章，更谋进步。

潞党参三钱，炒白术二钱，陈橘白一钱，炙黄芪二钱，炙甘草五分，扁豆衣二钱，大白芍二钱，五味子五分，炙乌梅一钱（砂仁三分同杵），云苓三钱，粟壳一钱五分，石莲肉二钱。

八月一日方服一二帖后，如有脘闷意，则将炙黄芪换为怀山药二钱，多服数剂再改。服二三帖后，如下痢已止，原方去粟壳，加干荷叶二钱、红枣三枚。

按语：八十高龄患痢，见证为脾阳、肾阴两虚，以致阳陷于下，阴不上承，加之外感暑湿，虽为虚实同巢，实以正虚为主。故治疗首方以养阴益气（西洋参）、补脾调肝（术、芍、乌梅、木瓜）为主，兼以清暑升阳（益元散、荷叶），意在养阴而不滋腻，酸收而不固涩；次诊用升阳益胃加连、梅，以使脾胃复其升降功能；其后以恢复阴土之伤（白术）为主，兼以益气生阴（参、味）；终以酸甘化阴（梅、芍、草）、固涩（粟壳、石莲）善其后。

先祖对"白术"的使用，颇有体会，认为白术具有和中益气、开胃补脾之功，重用可以代参。对此阴伤、阳陷之痢疾，用之尤为适宜。

案三

虞女，六旬外年，始患赤白带交杂，继沥黄浊甚多，溲勤数而作痛，气从下坠，少腹胀，尾闾酸楚，脉虚数，舌红中黄。肝肾之阴气久亏，湿浊乘虚下注，冲带二脉不调也。久延非宜。

大生地五钱，白归身二钱，川杜仲四钱，煅牡蛎五钱（先煎），大白芍二钱，泽泻一钱五分，川萆薢四钱，云苓三钱，乌贼骨四钱（炙），焦白术二钱，川楝子一钱五分，莲子七粒。

二诊：高年赤白带，化为黄水，淋浊不已，小溲勤数，点滴作痛，少腹胀，气坠，下及尾闾，脉虚细小数，舌心浮黄。肝肾久亏，湿热乘虚下注，冲带不调，最难速效之候。

大生地五钱（炙炭），鹿角霜二钱，大白芍二钱，青升麻六分，炙黄芪二钱，大麦冬二钱，白归身二钱，川楝子一钱五分，云苓三钱，泽泻二钱，莲子十粒（连心）。

另：补中益气丸二两、滋肾丸一两，和匀。每服三钱，开水下。

第五节　赵文魁

一、医家简介

赵文魁，字友琴，祖籍浙江绍兴，近现代著名中医家。祖上业医，从其祖父起即入太医院供职，其父赵永宽为光绪前期御医。赵文魁幼承庭训，少年时代即在其父赵永宽的指导下诵读中医经典著作。17岁时，其父亲不幸病故，遂承家学，继父业而进入太医院，后被晋升为太医院院使，主管太医院事务，宣统年间，又被赐头品花翎顶戴，兼管御药房、御药库。20世纪20年代初，北京中医学社成立，赵文魁被推举为名誉社长。1924年宣统皇帝出宫后，赵文魁悬壶京都，堂号"鹤伴吾庐"，除前清王公大臣和王府遗老遗少时常邀诊外，他主要为一般市民诊病，每日患者盈门，如有重病不能前来者，他便亲自前往诊视，以治病救人为己任，不问贫富，一视同仁，深受病家称赞，其学识及事迹在当时京城百姓中广为传颂。

赵文魁一生博采众家，学验俱丰，师古而不泥古，其对《内经》《难经》《伤寒论》及温病著作皆有精研，尤其擅长内科、温病，对脉学也颇有研究。他通过结合在清宫中的诊疗实际，几经探索，总结出以脉定夺的成功经验。赵氏认为"凡病皆根于内而形诸外，症或有假不可凭者，而脉必无假而诊知其本"，并在此基础上逐步形成了辨脉求本的独特学术思想，提出辨脉八纲、浮中按沉四部诊法，强调诊察兼脉，分清主次。

在治疗内科老年病方面，赵文魁着重攻邪之法，他认为凡化痰逐饮、活瘀散结、行气开郁、消食磨积皆在攻邪之列。赵氏尤其擅长治疗痰饮证，同时重视立法组方，使法与病机恰和，与处方呼应，取得了良好的治疗效果。

二、老年病理论发挥

（一）强调四诊合参，尤重辨脉求本

老年人年迈之体，辨证需准，赵文魁谙熟经典，兼通诸家，临床上对于疑难重症，每多灼见而能应手取效。其能够如此纯熟，不仅仅在于他能够灵活运用中医理论，也缘于其在数十年的医疗生涯中特别重视四诊合参，强调脉、色、舌、症的诊查。他认为："治病必求其本。所谓求其本者，求其病机所在也。"《素问·至真要大论》云："审察病机，无失气宜。"治病不明病机，何以推其演变转归，何以立其治法方药？纵然投以名方奇药，也无异于无的放矢，而冀其中病获效也鲜矣。故治病不难而难于辨证，辨证确切，治则无失矣。老年人多病而衰多责之元气不足无以化生阴阳，真阳亏则目不能明，真阴亏则耳不能听。诊断者，先诊而后断之，舍四诊无以为断病之依据。四诊者望、闻、问、切是也，总其所察，要在脉、舌、色、症，切其脉，察其舌，观其色，询其症，闻其气味，赅在其中。凡此脉、舌、色、症皆根于内而形之于外者，故为辨证之依据，施治之基础也。急则治其标，缓则治其本。缓急者，言其病，故从脉症知之。标本者，言其机，故由辨证知之。凡治一病，其脉、舌、色、症缺一不可，四诊合参则辨证无失矣。

（二）善治温热，主张宣透达邪

20世纪初期，北京地区瘟疫流行甚烈，经赵文魁治愈者不计其数，因而赵文魁在治疗温热病方面积累了丰富的经验，有其独到的见解。他认为，老年病多热证而少寒证。凡温热病，莫不由内热久郁，复感温邪，内外合邪，故为高热，甚则神昏。虽然高热如炙，切不可因之而专进寒凉，因寒则涩而不流，温则消而去之。过用寒凉，每致冰伏其邪，增重其郁，愈使热邪难出，而有逼邪入营血之虞。凡初起高热，邪在卫分者，必用疏卫之法，辛凉清宣，宣阳疏解，

宣调肺气，以开腠理，使三焦通畅，营卫调和，自然微汗出而愈。若邪热里传，半在卫且半入气者，当以疏卫为主，略加清气之品，仍使邪由卫分宣散而出。若热全入气分，始可放手清气。老年人体质虚弱，不能用药过猛，也须少加疏卫之品，以使邪有外出之机。邪热入营，当用透热转气之法，切勿纯用凉营清热之品，当视其兼邪之所在，食滞者消其食，痰结者化其痰，瘀阻者行其瘀，湿郁者化其湿，必使体内分毫无滞，气机畅达，则营热自可透出气分而解，此即入营透热转气之法。即血分证治，亦当仿此。

故赵文魁经常以此敦诲门生弟子，邪在卫，必当清疏，表气闭遏，当先治表，热在气分始可清之，食滞蕴热，当以消导，湿阻气机，必须芳化。若纯属阴虚热生，始可以清滋为主，到营治营是其本法，但一定要先懂透热转气之理，入血再从血分治疗，次序井然，不可妄越。同时其强调饮食同疾病的治疗关系密切，患者宜禁食生冷油腻之品，疾病稍愈则应避免暴饮暴食，以防病情反复。

（三）杂证重攻邪，治饮尤擅长

老年之人，气血日渐衰耗，五脏渐次枯涸，杂病交错而生。赵文魁治杂病，推崇宛丘张子和，其认为病由邪生，治当攻邪，邪不去则病不愈而正不复，邪去则正复。子和攻邪，率用汗、吐、下三法，赵文魁则认为凡化痰逐饮、活瘀散结、行气开郁、消食磨积，皆在攻邪之列。其尤其擅长治疗痰饮证，凡顽痰固结，变生诸证，多以王隐君礞石滚痰丸治之。若水饮停蓄，悬饮胁疼，大腹水肿，脉证俱实者，常以控涎丹、十枣汤逐之。他认为治饮之法有二，一则，宗仲景"病痰饮者，当以温药和之"之旨，以苓桂术甘汤温化水饮，使阳气布则水饮不生，发汗利小便使水湿排出，此常法，人皆知之，痰饮初起或轻者则效；二则，若水饮泛溢，充塞肌肤之间、空腔之内，非攻逐无以祛其饮，当用控涎丹、十枣汤之峻药攻逐。况水饮久蓄，多与热合，而成热饮，饮属有形，热乃无形，无形之热每与有形之饮搏结互阻而成热饮。热饮者，面色多黑浊，形体多瘦削，脉象弦数而按之有力，舌红苔黄腻，此虽为饮邪，却不可泥"当以温药和之"，而投苓桂术甘汤，必以攻逐水饮为先，兼以泄热和肝。赵文魁重视攻邪，也不忽视扶正。其在治疗病家本虚标实或邪盛正不虚之病时，往往采取攻补交替，或先攻后补，或先补后攻，邪实而正不虚甚者，两攻一补，正太虚而邪又实者三补一攻，要在组方配伍恰当，使补而不热，攻不伤正，君、臣、佐、使，各司其职，才能收到好的效果。他反对那种集攻补于一方，似乎面面俱到，实则互相掣肘，难取预期效果。

三、验案举隅

案一

胡右，65 岁。

肝阳上逆，冲犯清窍，头晕耳鸣，心悸不安，甚则呕逆，四肢发麻，脉弦且细，沉取有力。平肝降逆，摄纳心神。

处方：白蒺藜 15g，法半夏 15g，生石决明 50g，茯神 20g，菊花 15g，白芍 15g，蚕沙 15g，生牡蛎 50g。

按语：所谓肝阳上逆，系指由肝阴不足所致肝阳升动太过，亢而为害所出现的证候，多属本虚标实。因本病阴虚，标病阳亢，所以病理上又称阴虚阳亢，其特点是阳亢于上，出现上盛的症状，阴虚于下，而见下虚的病候，病理上虽属上盛下虚证，其实质是由于肝本身的阴阳失调。"阳盛则阴病"，可以从阳亢开始，导致阴虚，初期表现为实证，后期则虚实错杂；亦可以从阴虚开始，渐至阳无所制而升动，则为本虚标实证。如本病案，以症测之，是从阳亢开始导致的阴虚。肝肾阴虚不能制阳，阳亢于上，清窍被扰则头晕耳鸣；阴虚阳亢则精血不足，心神失养，故心悸不安；阳亢易于化风，冲逆于胃，则呕逆；阴虚阳亢，气血周流不畅，则四肢发麻；脉弦主郁，细为阴伤，沉取有力。证属阳亢化风内扰，故平肝降逆以制其阳亢，摄纳心神，求其寐安。

方中白蒺藜为苦平之品，平肝疏肝，用于肝阳上亢所致的头痛、眩晕；菊花疏风清热，清利头目，泄肝经风热、实火；蚕沙平肝除浊，泄化滞气。三药相配，降肝之逆。半夏燥湿化痰，降胃止呕；茯神化湿健脾，兼以安神。二药相合，和胃降逆，化痰安神。根据上述两组药物可以看出，在脏腑上常常是肝、脾共调，在病邪上往往风、痰同治，而根据临床表现再有所侧重。加白芍和肝柔肝，使其疏泄条达。生石决明为咸寒之品，平肝潜阳；生牡蛎可咸寒散结，重镇潜阳，治疗肝阳上亢之眩晕。浮阳下潜，阴精谧藏，则诸症可除。

案二

许右，67 岁。

阴虚则阳亢，亢则化火，心烦失眠。六脉细数。细为血少，数为阴伤。头眩目花，舌红光绛，全属忧思抑郁引起肝脾两伤。木喜调达，土当疏泄，肝得血而能养，脾欲调而运化。清肝养阴，和血通络。

处方：生地黄15g，白芍15g，清阿胶15g（烊化），炙鳖甲20g，钩藤15g，当归身15g，炙甘草5g，木瓜15g，生牡蛎40g。

按语：本医案应与案一结合起来分析，案一提到肝阳上亢证其来源有两个方面，一为由阳盛致阴虚的阳亢；二为由阴虚而致阳盛的阳亢证。本案为阴虚导致阴不制阳而成的阳亢证。肝阳上亢，扰动心神，则心烦失眠。阴虚血少，虚热内生，则六脉细数。阴虚阳亢，髓海空虚，则头眩目花。肝肾阴虚，营分郁热，则舌红光绛。阴虚阳亢的成因非常复杂，一般而言，由于肝肾同源，先天不足、肾阴虚多影响肝阴不足，后天失养，阴精耗伤；或因饮食不节，恣嗜辛辣，肥甘化热伤阴；或因情志刺激，忧思抑郁，久而化火伤阴，阴虚不制其阳，升动太过。本案患者素有情志不遂，郁久化火，损伤脾阴，又逢年老阴衰，故肝脾阴衰，以致阳盛亢逆，故以清肝养阴活络为法。

药用甘苦之生地黄，清热凉血，养阴生津；白芍柔肝养血；当归补血和血；上药共合，成四物汤之义，是为补血之剂，不仅血虚之证可用其补血，血滞之证亦可加减运用，虚热之证亦可化裁。阿胶育阴养血，此为血肉有情之品，滋阴润燥，清心除烦；鳖甲咸寒滋阴，入阴分而清阴分虚热。二药相配，清虚热，滋真阴，降相火游动。钩藤平肝潜阳息风；生牡蛎重镇潜阳，平肝阳之亢逆；木瓜缓肝急，疏通筋脉。三药相配，平肝降逆。炙甘草调和诸药，缓和药性。从上药可看出，组方既可养血育阴补其不足，又可镇肝潜阳制其有余，故稍加炙甘草从中调和之。

案三

甄左，73岁。

血虚络脉失养，瘛疭时或发作，动则头晕目眩，脉象细弦小滑。全属真阴不足，血虚失养。养真阴兼潜虚阳。

处方：炙鳖甲15g，木瓜15g，茯苓15g，炒山栀10g，熟地黄20g，当归15g，生牡蛎15g，五味子10g，鲜荷叶1张。

按语：此为水不涵木、虚风内动之候，肝为风木之脏，赖肾水以滋养。肾为寒水之脏，藏精生髓。今患者年逾古稀，肾气已衰，真阴亏损，髓海失充，加之阴虚不能制阳，虚阳上浮，旋扰清窍，故动则头晕目眩。肾水亏虚，不能涵养肝木，肝血亦亏，络脉失养，筋脉拘急，则手足蠕动，甚或瘛疭时作。脉细为阴血不足，脉弦主肝阳偏旺，脉滑主有热。

本证与热盛动风虽均为肝火内动，但病机有虚实之别，症状有缓急之异。热盛动风多见于热性病的极期阶段，为"热极生风"，其证属实，多伴有壮热、肢厥、脉象弦滑而数，且手足抽搐频繁有力。本证多见于大病后期或年高体弱之人，为"血虚生风"，其证属虚，故一派虚象，乃血虚不能养筋之故，两者不难鉴别。虽有浮阳在上，也是阴不守阳，阳气独发。故治当滋养阴血、潜阳息风。

方中当归甘辛而温，入肝经以补肝血之不足。熟地黄甘温入肝肾，养血滋阴，补精益髓。《本草求真》云："阴虚而神散者，非熟地之守不足以聚之。守以制散。阴虚而火升者，非熟地之重不足以降之。重以制升。阴虚而躁动者，非熟地之静不足以镇之。静以制动。阴虚而刚急者，非熟地之甘不足以缓之。"炙鳖甲、生牡蛎并用，取其介类有情之重镇，味咸入阴和阳，以潜纳虚阳之浮升。木瓜酸温，入肝经以柔肝舒筋活络。五味子酸甘温，滋肾生津，收敛浮阳。炒山栀苦寒，清泻肝经有余之热。茯苓甘淡而平，于滋补厚味中用之，使滋而不腻，《名医别录》谓其可"开胸府，调脏气，伐肾邪，长阴，益气力，保神守中"。用鲜荷叶之妙，在于清透上焦浮游之热，宣透络中痹郁之邪。本方酸苦甘咸并用，寒温补泻齐施，使真阴盈满，气血流畅，筋脉得养，则肝风可止。

第六节　曹炳章

一、医家简介

曹炳章，字赤电，又名彬章、琳笙，浙江鄞县潘火乡人。家世业商，素性淳厚，自幼沉静好学，记忆力过人。其14岁时，随父显卿公旅居绍兴，进中药铺学业，从而开始了他的医药生涯。曹氏精研内、妇、儿科，擅喉科，学验俱丰。他善于博采众长，师古而不泥古。"古人随证以立方，非立方以待病"，其言"只有板方，没有板病"。曹氏认为临证用方遣药全在随机应变，方能中的；

他遇危重急证，往往能独具慧眼，使患者转危为安。曹氏创设"和济药局"，倡导药品改良，中成药的辨别施治，阐发舌诊。他还擅长写作和校勘，编著了《中国医学大成》，该书被誉为"医学之渊府"，其为中医事业做出了卓越贡献。

二、老年病理论发挥

（一）曹氏注重舌诊的研究

舌诊，是中医四诊的重要组成部分，是辨证施治不可缺少的客观依据之一。无论是八纲辨证、病因、脏腑、六经、卫气营血，还是三焦等辨证方法，都以舌象为重要的辨证依据。曹氏认为，舌象的变化，可以客观地反映人体正气盛衰、病位深浅、邪气性质、病情进展、禀赋体质，也可以判断疾病转归预后，指导处方遣药。曹氏强调察舌的重要性，著有《辨舌指南》，该书引古今医籍百余家，旁及当时国内外医学和报刊所载，并结合他自己的临诊经验，既引经据典、博采众长，又参以己见、融会新知。

（二）曹氏善用中成药辨证施治

曹氏治疗时病、杂症、痰病、妇儿等病，尤其是对一些急症重病的救治，临床治疗时做到了少而精、简而明。如曹氏治痧胀、霍乱，他认为二者皆由清浊不分，治宜开关通窍、行气活血。然证有夹湿、夹食及伏暑、中寒之别，治疗中丸散应分平性、凉性、热性，不能乱用误投。若不辨痧疫之属寒属热，轻施于人，则轻症转重，重症转死。因此，曹氏选定普遍可治痧疫之丸散药，分普通平性药、特别凉性药、特别热性药3类。如治疗霍乱初起，未吐泻或已吐泻，胸塞腹痛者，曹氏选用辟瘟丹、纯阳正气丸皆效。又如夏秋之令，寒暑杂感，或中恶气酿成时疫诸痧，或霍乱腹痛如绞，手足麻木，牙关紧急，目闭不语，懊恼昏闷。当此血凝气闭之际，先用此散吹鼻，得嚏者生，牙关亦开，再用此散二分，开水调服，立能开关通窍，顷刻回生，屡试辄效。辟瘟丹、纯阳正气丸乃今暑月常用之药。

（三）曹氏对暑热蒙闭清窍一证多有心得

《素问·本病论》云："心为君主之官，神明出焉。"曹氏认为若心脑为实热所蔽，痰火所蒸，湿热迷蒙，瘀热所闭，火毒内攻，以致神明内乱，灵机顿失，或谵语如狂，或为痉为厥。因实热所闭，若胃热甚而神昏者，其外症必灼热烦躁，口渴引饮，揭去衣被，扬手掷足，循衣摸床，撮空理线，便秘溲短，舌质紫绛，苔焦或黑糙。其证当辨蒙与闭，蒙则热邪夹湿、夹痰，熏蒸迷蒙心窍，内陷心房内室；闭则直入心脏，更当辨痰迷、血瘀两因。如灼热初蒸心营，心烦多言，治法以泄营透热为主，以凉膈散调下万氏牛黄清心丸，重则安宫牛黄丸、紫雪丹急救。对痰火蒸蒙、气机闭塞而神昏者，可用导痰开关散。临床治疗湿热迷蒙、瘀热所闭、血毒攻心而闭等证，每每奏效。

（四）曹氏治痰经验更有发挥

曹氏谓"痰为病之标，非病之本也。善治者，治其所以生痰之源，则不消痰而痰自无矣"，他认为"痰乃饮食所化，有因外感六气之邪，则脾肺胃升降之机失其常度，致饮食输化不清而生者；有因多食甘腻肥腥茶酒而生者；有因本体脾胃阳虚，湿浊凝滞而生者；有因郁则气火不舒而蒸变者，又有肾虚水泛为痰者；更有阴虚痨证，虚火上烁肺液，以致咳痰者，此乃津液所化，必不浓厚。其余诸痰初起，皆由水湿而生"。曹氏将痰病分为外感痰、气郁痰、食积痰、痨瘵痰、痰塞咽喉、痰迷清窍、痰积胃肠、痰窜膜络8类，临证常随症出方，选方则荟萃膏丹丸散之效用。如治外感痰中的"岩制半夏""岩制川贝"二方，从旧方、旧成药中发掘出新疗效，定出前者治风寒水湿顽痰，后者治燥火郁痰，界限分明，药简而效宏。每方均有简要说明，撷方义之菁华，可以做痰证专辑阅读，有益于后学。

（五）曹氏对时疫的预防

曹氏对于时疫的预防，从居住的环境卫生、饮食卫生、个人卫生等方面做较全面的论述，具有积极的意义，有些内容还具有指导性。如居住的房屋、庭院宜洒扫，晴朗日子宜开窗通风透入阳光，以祛除湿气。同时还要注意饮食卫生，避免暴饮暴食，讲究饮食宜忌。对时疫的护理，曹氏从择医包括医患的合作、镇静、慎药、饮食、衣被等方面进行论述，其观点不仅适用于时疫感证，也适用于其他疾病的护理。

三、验案举隅

案一

陆槐卿母，70岁。

高年阴液大亏，素有肝阳上亢之病。一经暑温之病，医者初误芳燥淡渗，大便不下，身热剧增，舌黑燥无津；继用甘寒阴柔，热退身凉，脉沉弱无力，舌仍干燥，硬如粟壳一层，口燥不喜饮，大便始终不下已十余日，小便清长，人体僵卧不动，口不出声；复以紫雪、犀、羚等凉开之品，日见沉困。后邀余治。余谓：此因初服芳燥，重伤其津；继用凉润阴柔，而无助输运之品，故大便不下，甚则命火亦被熄灭；其肠中宿垢，同药汁冰伏下焦，以致气化失蒸腾之职，故乃口燥；舌仍干黑，而津液不能上升故也。

青盐二分，炒熟地三钱，麦冬二钱，淡苁蓉二钱，盐炒党参三钱，炮姜一钱五分，肉桂八分，大黄一钱二分，玄明粉八分（冲），怀山药三钱。一剂。

服一剂，大便即下盈斗，下后舌苔仍然不退，惟口齿已滴。后改用复脉汤加减五剂，干苔脱去如壳一片，舌质淡红，而光软无津。仍用复脉汤五、六剂，则苔渐生，而胃纳始动，元气渐复，告愈。

按语：此患者系高年水亏木旺之体，前医辨之不确，多方杂治，先因过于芳燥，重伤其津，继则凉澜太过，寒凝冰伏，命火衰微，故病非但无起色，反奄奄欲死矣。经温补攻下并治，用熟地黄、麦冬、淡苁蓉以益肾阴；党参、炮姜、肉桂以温脾壮命火；大黄、玄明粉消润导下；后续用复脉汤养阴生津，效如桴鼓之应。

案二

徐左，60 岁。

初诊：咳嗽痰多，气喘身热，便闭，舌灰黄厚腻，脉弦数。痰热夹食。治宜导痰、清肺、润肠通便。

陆氏润字丸三钱（吞），鸡内金一钱五分，西紫菀三钱，海浮石四钱，天花粉三钱，仙半夏一钱五分，生石决明六钱，广郁金三钱，东白薇四钱，淡竹茹三钱，白前三钱，郁李仁肉一钱五分。二剂。

二诊：咳嗽痰多，气喘，便仍闭，舌黄黑，脉弦滑而数。中虚热不外透。治宜增液、下痰、润便。

礞石滚痰丸三钱（包煎），淡天冬二钱，剖麦冬三钱，黑元参三钱，海浮石四钱，竹沥半夏一钱五分，淡竹茹三钱，西紫菀四钱，白前三钱，东白薇四钱，瓜蒌皮三钱，生石决明八钱，光杏仁三钱。二剂。

三诊：舌黄黑已退，苔转灰白而燥，咳嗽气喘，口燥，大便已下，溲短，足肿，脉弦微数，右濡弱无力。再当润肺、降气、化痰。

礞石滚痰丸一钱五分（包煎），淡天冬二钱，剖麦冬三钱，黑元参三钱，海浮石四钱，淡竹茹三钱，光杏仁三钱，广郁金三钱（原打），白前三钱，生石决明六钱，车前子三钱（包煎），生米仁五钱，泽泻三钱。三剂。

按语：此患者为高年气阴两虚之体，痰热阻肺，肺气壅闭，失其肃降，兼之食滞中焦，腑气不通，故见咳嗽气喘、身热、多痰、便闭等症。因邪盛标急，掩盖了本虚之象。故初诊先以清肺化痰、消导通便为主，药后标实稍缓，阴虚火旺明显，治法上相应调整，以养阴清热、通腑祛痰。由于药证合拍，至三诊时大便已下，舌苔黄黑退尽，症状得以缓解，再拟润肺化痰、降气平喘法善后收功。

第七节　曹惕寅

一、医家简介

曹惕寅，名岳峻，为高僧印光法师弟子，法名契敬，其祖籍安徽，后迁居吴郡（今江苏苏州）。世代业医，高祖曹炯从事外科，祖父辈曹云洲、曹承洲则兼通内、外科，伯父曹沧洲曾为光绪帝诊病而成为御医，精于内科兼擅外疡。父亲由儒而仕，曾任翰林院编修等职。曹氏少时随父北上京师，入新办大学，学习法律，修习英语、德语。因自幼患宿疾，在京遍访良医，未能治愈，南归后立志从医，得伯父沧洲兄南笙之传授。1922 年曹氏悬壶上海，设诊于翠竹山房，不正式挂牌，只对由熟人介绍的求治者应诊，优待贫民，为苏州同乡义务诊疗。1927 年曹氏将多年临诊方案汇录刊印为《翠竹山房诊暇录稿》，该书载案 70 余则，涉及内、外、妇、儿及老年病科多种疾病，多为回忆性叙述所治验案，并附有曹惕寅临证心得。

二、老年病理论发挥

曹氏在 60 余年的医学生涯中，不断学习，不断进取，活到老，学到老。他不但重视临床疗效的提高，而且致力于医药理论的探讨。他既悉心研读医药典籍，也力获新知，虚心学习西医知识。曹氏认为"西医学说擅长于物质，中医学说擅长于气化，二者各有长短，应当相互取长以补短"，因此曹氏在学术上，多有独到的见解，形成了自己的风格。

（一）老年万病唯求一通

曹氏认为老年病证繁多，虽然病因各异，症状不一，但察其要，无不因于老年功能状态逐渐趋下，气机违和，气血流通受其阻滞，通而不畅，甚或不通，百病由是而起。为治之道，贵在求通，通则气机调和，百脉流畅，百骸健而疾病可除。求通之通，为义之通。并非仅限于通下、通利之义。药在求气血之通畅，按其常道而流行，溉脏腑，濡百骸，气血调和，阴阳平秘，方可身健而疾除。"万病唯求一通"，为曹氏毕生治病之经验，亦为丰富中医学理论之创见。

（二）立方遣药，讲究组织结构，崇尚轻灵

曹氏处方崇奉古方而不拘泥于古方，常撷取其君药配合组成新方而应用。在遣方上，讲究药物组织结构，称为"药物组织"。每以功效相类或相辅相成的药物组成一组，每组二味或三味，每方的组成分上、中、下、末，上为主要的药，中为相辅的药，下为相须的药，末为通调的药。曹氏处方常由六至七组药物组织而成。这样处方灵活而不芜杂，严整而不呆板，使方药作用一目了然。在用药上，他崇尚轻灵，每多效法于叶天士，常用攻而不峻、补而不滞的药物，如大麻仁泥、瓜蒌仁泥，通下而不峻下，续断、桑寄生，补肝肾而不呆滞。至于巴豆、熟地黄等峻下、大补的药物，不是不用，而是根据老年人体质慎用。曹氏常言"吾不作炫奇炫高的治疗，但以'家常便饭'而取效"，他着意选用价廉效著的药物，以适合大众化的需要并继承中医煮散的传统经验，其用的方药多以汤剂为主，研为细末，少量分次调服，既廉且便而又有效，颇受病家的欢迎。

（三）辨证论治，多有创见

曹氏根据中医理论，并结合个人临床经验，对于老年病的辨证论治多有阐发，特别是对哮喘等10个病种，更有自己独到的见解。如治疗哮喘，曹氏认为，老年哮喘患者属于温热性者居多，其病机在于积热蒸痰，留邪郁伏，创表、攻、补三法以治之。表法宣泄外邪，攻法平定喘咳，补法豁痰除根，可根据老年人的体质，调补脾肾，益气养阴。临床中三法常联合应用，每多祛除顽疾，深受同道的赞赏。如治疗乳糜尿，曹氏认为该病病机以脏气下夺为其本，湿热下注为其标。他提出了调补脏气、清利湿热的治则。如治疗心绞痛，曹氏认为老年人心绞痛的发作，皆由厥气逆冲，猝然而发，发无定所。他经之阴火、郁火、实火激发本经之火，他经之厥气冲动本经之气，气火交并，则易冲逆而致心绞痛。是以气火之窜扰，为其发病之根由，或见痰热胶结，或为痰滞阻遏，均为其发病之机转。治则当以疏导心经厥逆之气为首务，佐以清热化痰、行气和络、活血化瘀。逆冲之气得以平降，气血自可畅调，心绞痛随之而愈。

三、验案举隅

洞庭东山叶姓，年七十余，早年乳伏一核，逐渐滋大。商之疡医，先后服六神丸、小金丹等，均不获效。始则坚中带软，继则顶色现红，溃处见血，硬处似石，疮口既深且大，遇盛怒或懊丧则血溢如注。平时只浸润不敛，随其情志而见轻重。乳岩本肝郁证也。总由营血素亏，心肝不潜，非寻常外疡理治之法所可奏功。

处方：潞党参、熟地黄、当归身、白芍、西洋参、天冬、川贝母、橘络、石斛、茯神、合欢皮、首乌藤、料豆衣、糯稻根须，外用白膏药、八宝生肌散和珍珠粉掺之。强为图维，历延七载，溃口得收至如银杏大，后以感受时疫而终。

按语：乳岩，现在称为乳腺癌。曹氏以内服扶正之品，外用生肌之药，历时7年，使病家溃口渐渐收小。

第八节　祝味菊

一、医家简介

祝味菊，名积德，字味菊，祖籍浙江山阴（今浙江省绍兴市）祝家桥。其接受过中医、西医教育，是我国近代较早在理论和实践上提倡中西医结合的医家之一。祝氏提出改革中医，但始终立足于中医，主张停止中西医门户之争，建立沟通的桥梁，实现中西医间的认识与了解，以求共同的进步。学术上衷中参西，崇尚温阳，首提"八纲"一词，独创"伤寒五段""本体疗法"等思想，新解发热机制，重识四气五味，临床上善用附子，创多种温热配伍法，临床疗效奇佳。其著有《伤寒新义》《伤寒方解》《伤寒质难》《病理发挥》《诊断提纲》等著作，其中以质疑问难方式与门人陈苏生编写的《伤寒质难》最能反映其学术思想。

二、老年病理论发挥

（一）崇尚温阳，善用附子

老年人阳气虚弱，不能温煦全身。祝氏强调温热扶阳，是其"本体疗法"的具体应用，亦是其学术思想的核心。祝氏受"火神派"创始人郑钦安的影响，加之其自身中西医汇通思想，使得重阳学说得到进一步的升华。在临床上，祝氏善用附子，甚至在外感病中也常以大量附子为主药，常可出奇制胜，屡起沉疴，故其被誉为"祝附子"，这不仅仅是其临床用药之习惯，乃与其对重阳学说独特而深刻的理解有关。

（二）本体疗法，治人为本

祝氏认为医生治病，不外乎针对病原治疗和扶助人体正气以抗病这两大方法，即所谓"治病"（祛邪疗法）与"治人"（本体疗法）。祝氏认为"病原繁多，本体惟一，病原之发现，随时代而变迁，人体之自然疗能，历万古而不易""大凡营卫不调之病，往往因生温放温之奋起调节而自愈，此所谓自然疗能也"，故其积极倡导本体疗法，且一直以"匡扶其自然疗能，控制其疾病"为主导思想，形成了独特的以"治人"为本的医学体系。他认为疾病不可只探究疾病的来源，而要结合患者本身的情况来总体治疗。亦如老年患者不可只关注疾病本身的机理，还要关注老年人自身独特的情况以指导治疗。正气决定人体发病与否和生死预后，老年患者本身正气不足，对疾病的抵抗能力和预后也就较差，更应注意防范。

（三）首提八纲，重释六经

八纲辨证，是中医辨证理论体系中的重要组成部分，其思想源于《内经》，奠基于《伤寒杂病论》，后世医家对"八纲"亦有所阐述。然而，真正首次创造性地提出"八纲"一词的乃是祝味菊先生。同时，祝氏还对这四对辨证名词做了明确的定义，指出它们之间的相互关系。伤寒五段论，是祝氏在对张仲景《伤寒杂病论》外感热病六经辨证认识的基础上，根据邪正相争之趋势所独创的辨证方法。他认为一切外感疾病中，正气抗邪之趋势不外乎五种阶段，六经证候亦不出"五段"范围，即太阳为开始抵抗，少阳为抵抗不济，阳明为抵抗太过，太阴、少阴为抵抗不足，厥阴为最后之抵抗，这五个阶段乃从正气之盛衰、抵抗之强弱来阐述伤寒之六经。祝氏注重八纲与六经，使得其对老年患者的辨证更加准确，治疗更加得当。

（四）西为中用，融汇新知

受近代文化思潮的影响，祝味菊主张中医改革，提倡立足中医，融汇西医，以更好地发展中医。祝氏认为，中医病因病机比较抽象晦涩，不如西医病理解剖之逻辑缜密，但西医却详于器质，忽于官能，故此，祝氏在《病理发挥》《诊断提纲》等书中以中西医汇通的思路，从西医的角度阐述了营卫、气血、六淫、七情、舌脉之象等，弥补了中西医二者之不足。祝氏根据临床客观实际，并结合西医病因学理论，辨证地将"邪"分为有机之邪和无机之邪，并指出二者在外感发病中的相互联系。尤其在老年疾病中，祝氏认为老年人气血虚弱，需通过中西医结合的方式进行治疗效果更佳，而非单一治疗。

（五）新解发热，重识性味

历代医家对发热之症，治疗上常以祛风、散寒、清热、化湿等祛邪疗法治之。然而，祝氏受西方医学的影响，客观地认识到发热乃病原微生物所引起，其为机体抗病之正常反应，故对于发热，他并不以消除发热为目的，而是协助人体自然疗能以抗邪，治疗上主张调整阳气，维持人体适度之抵抗。祝氏言："今人体质，纯阳者少，可温之证多，而可凉之证少。"尤其在近代，时代在发展，我国人民的疾病谱发生了很大变化，各种慢性老年病已成为危害人民的主要疾患，"宜温者多，可清者少"的认识尤具现实意义。

三、验案举隅

案一

潘君，年七十有四。

性情急躁，喜食酒肉，体格尚称强健，唯左腿忽然肿胀疼痛。疡医谓之膏粱之变，足生大疔，况酒肉皆能化热，热聚毒壅成病。

处方：金银花 12g，连翘 12g，白芷 9g，蒲公英 15g，防风 9g，生甘草 6g。

共服 3 剂，不见起色，患处平塌硬肿，日夜呻吟，莫可名状。

乃辗转至祝门求医，告其情况。诊其脉沉缓，视其患处，肤色灰暗，平塌硬肿，肿处有一白头，摸之则痛。师曰："此病实为阴疽而非痈也。属穿骨流注、缩脚阴疼一类之疾，为阴寒凝聚而成。"治以阳和汤温散之法。

处方：熟地 12g，麻黄 6g，白芥子 6g，炮姜 6g，炙甘草 6g，附子 12g，鹿角胶 9g，党参 9g，茯苓 9g，炒白术 12g，炙甲片 6g。

此方仅服 2 剂，患处转为红肿，疼痛更增。患者信仰动摇，师嘱照前方续服 2 剂，患处化脓，脓赤白黏稠而出，肿痛立止，患者甚喜。

按语：《外科正宗》言："疽者，沮也，为阴，属五脏，毒攻于内，其发缓，而所患深沉。因病原禀于阴分中，阴血重浊而沉……伤筋蚀骨而难治。"阴疽临床表现为漫肿无头、肤色不变、不热少疼，属阴证。多由素体阳虚，营血不足，寒凝痰滞，痹阻于肌肉、筋骨、血脉而成；或五脏风毒积热，攻注于肌肉，内陷筋骨所致。治宜温阳补血，散寒通滞。本案患者体格强健，左腿忽然肿胀疼痛，前疡医给予清热解毒之品，但服后不见起色，且患处平塌硬肿，日夜呻吟，表明前医辨证失误，故病情加重。祝氏诊其脉沉缓，视其患处，肤色灰暗，平塌硬肿，肿处有一白头，摸之则痛，遂诊断为阴疽，治以温散之法，方用阳和汤加味。方中熟地黄温补营血，填精补髓；鹿角胶温肾阳，益精血。二药合用，温阳补血。附子温肾壮阳，增加温阳之力。党参、茯苓、炒白术补益正气，运化寒湿。穿山甲消肿排脓，散瘀通络。患者服药 4 剂，肿痛立止。诚如祝氏所言："阳气者，若天与日，若得其所，则阴寒痰湿，一扫而光，气血旺盛，血行流畅，则病斯愈矣。"

案二

张君，男，年约 60 岁。

腰部及两下肢酸痛，转动维艰，经用活血通络之品，效果不显。后由推拿及针灸治疗，开始时腰部及下肢酸痛似转轻松，仅有半月，痹病又发。另请一医生治疗，细询病情，即曰："此为风湿相搏，一身尽疼痛，仲景桂枝芍药知母汤、桂枝附子汤均可用之。"服药稍有效果，但起立转动仍然不便，辗转请祝医诊治，病人对祝曰："素闻君善用经方大名，吾亦服附子不少，所患非疑难之病而不见效者，此何故焉？"祝师曰："前方为温阳活络之通剂，汝所患者为寒入于阴，阴阳俱亏，所以其效不彰也。阳和汤为祛阴霾回阳之品，古人所谓益火之源，以消阴霾，则气血得和，经脉可通。"

处方：黄厚附子 16g（先煎），大熟地 16g，麻黄 6g，川桂枝 9g，炮姜 9g，党参 16g，活磁石 30g（先煎），白芥子 9g，姜半夏 12g，炒白术 12g，鸡血藤 16g，怀山药 14g，炒麦芽 16g，威灵仙 12g，鹿角胶 9g。

服药 3 帖，举动轻便，不更前方。继服 6 帖，其病若失。

按语：本案患者所患为顽痹，经过治疗，效果不显。几经辗转，找到祝氏，祝氏认为该患者之前医治疗效果不明显是因为寒入于阴、阴阳俱亏，前医所用的温阳活络之品不能治本。祝氏采用阴病治阳的方法，用除阴霾回阳的阳和汤来治疗。阳和汤以熟地黄、鹿角胶为君，二者合用，温阳补血；以温阳散寒、温通血脉的肉桂、炮姜为臣；辅以辛温之白芥子、麻黄。全方宣化寒凝而通经脉，补养精血而扶阳气，化阴凝而布阳气，使筋骨、肌肉、血脉、皮里膜外之阴邪，皆得尽去。患者服药 3 剂，举动轻便，服药 6 剂，其病若失。

第九节　周兰若

一、医家简介

周兰若，字兆生，浙江省嘉兴人。周氏幼习儒学，熟读儒家经典，他 20 岁时即跟随嘉兴王店名医朱鹿宾习医，勤奋好学，刻苦钻研，从《内经》《难经》《伤寒论》等经典医籍入手，博涉诸家之作，悉心研究，历时九载，寒窗苦读，手不释卷，故其医理精通，学识广博。朱鹿宾十分推崇清代柳宝诒的《柳选四家医案》，赞其"选案精当，说理简明，用药精炼，论析透彻"，是一部中医临床值得参考的好书。周氏治学受其师影响，亦盛赞《柳选四家医案》，并对尤在泾、王旭高、王孟英等名家著作研读颇深。周氏学业有成，悬壶行医，多次治愈沉疴宿疾，随即声名鹊起，求诊者门庭若市。周氏医德高尚，为病者甘愿废寝忘食，逢贫病交加者，常接济患者药资，免其后顾之忧。周氏晚年，仍然坚持学习，堪称"白首之年，未尝释卷"。1956 年，应朱春庐先生之邀，周氏先后在嘉兴地区卫生干校、嘉兴县中医学校任教，并主持嘉兴第二医院中医科事务，集医、教、研工作于一身，周氏虽已年近花甲，仍不遗余力，诲人不倦。周氏为人敦厚谦逊，医德高尚，治学严谨，仁心仁术，学验俱丰。

二、老年病理论发挥

（一）老年肺虚久嗽宜益脾肾兼敛肺

周氏治病从辨证出发，不拘泥于一方一药。周氏治咳诸法方，体现了中医学"同病异治"的特点，学有渊源，师古不泥。其对咳嗽之辨治，大致分为"内伤""外感"两端。周氏治疗外感之咳，以宣开祛邪为要；治疗内伤之咳，或清、或补、或降、或收、或纳、或温，审脏腑之虚而治之。周氏治咳组方特别注重升、降相配之理，以宣降为治肺之总则，用药以轻灵为要。对肺虚之咳，周氏常从培脾、益肾着眼。

肺虚久嗽，宜益脾肾兼敛肺，当以补法，至于如何施补则宜审别。因肺恶浮散，久咳耗散肺气，应收而补之，又因脾气散精，上归于肺，常培土以生金，亦有肾主化源，而金水并调。所以，绮石尝有"治肺之道，一清、一补、一敛，故麦冬清，人参补，五味敛"之说。《理虚元鉴》谓"元气耗散，则当急用收敛、清补为主"。周氏方中用人参、山药健脾益气，麦冬、桑白皮清肺，阿胶补肺，紫菀肃肺，龟甲、枸杞子育肾水，五味子、诃子敛肺，生地黄清心火且养阴。此方收敛清补并施，肺脾肾气阴兼顾。

（二）老年脾肾阳虚致胃脘痛者，宜壮督温阳

周氏认为胃脘痛病位在胃，但与肝、脾、肾有关。究其病因，以寒湿痰瘀食等邪所致，但总以正虚为主导，故当时时顾护中气。论致痛之理，皆缘"不通"，临证宜"调气以和血，调血以和气，通也。上逆者，使之下行，中结者，使之旁达，亦通也。虚者助之使通，寒者温之使通，无非通之之法也"。

对于老年脾肾阳虚之胃脘痛，《类证治裁》言："积寒致痛，绵绵不绝，无增无减，当辛热通阳。"盖积寒者其人阳虚，尤以脾肾阳虚，则土寒火衰，中运不力，谷化困难，其胃脘痛而兼肢冷、脉沉细等。周氏以阳和汤、附子理中汤随症加减。周氏认为"督脉为阳脉之海，壮督阳则命火充，火能暖土"，故方中所用鹿角霜、附子、肉桂、沉香、肉果、炮姜皆辛热温阳之品，佐党参、山药之培脾，药力专门，功效迅捷。

（三）老年脾肾两虚，久泄责肾，温肾固涩

泄泻、痢疾之病证，可见于临床诸多疾患，虽属较为常见的病证，但有些在治疗时亦十分棘手，如肠易激综合征、溃疡性结肠炎等。周氏辨治泄泻特色较为鲜明，如因暑湿侵袭者，当分辨寒热以温清论治；食积肠胃者，须消积导滞以通之；脾虚受邪者，当扶脾制肝或祛湿；久泄不止者，应温肾健脾固涩。周氏对于痢疾的辨治，分型分期颇为明确，如治疗外感初痢，常采用逆流挽舟之法；痢疾发病因寒湿、食滞及湿热所致者，则以温中化湿、消食导滞、清化湿热治之；久痢不止者，以涩肠固脱为要；若遇休息痢者，当以扶元解毒为法。由此可见，周氏对于疾病的证治，辨机分明，论治得法，疗效确切。

《景岳全书》中指出："肾为胃关，开窍于二阴，所以二便之开闭，皆肾脏之所主，今肾中阳气不足，则命门火衰，而阴寒独盛，故于子丑五更之后，当阳气未复、阴气盛极之时，即令人洞泄不止也。"五更肾泄又名晨泄，即每至黎明、阳气发动之时，因肾阳不足、命门火衰、无力固下、水湿旁流所致。周氏辨治命门火衰之肾泄遵循严用和"补脾不若补肾，肾气若壮，丹田火经上蒸脾土，脾土温和，中焦自治"之论，亦采用温肾健脾止泻之法治之。

（四）老年鼓胀，命门火衰，益火消阴

鼓胀之病因繁复，治法亦多，周氏尝按病机立宣肺导水、温中行水、益火消阴、行瘀消鼓、理气逐水、磨化癥积诸法，随证施治，每多获效。

心为君火，主神明，化生血液，以濡周身，若无相火，命火不能自明，陈士铎在《石室秘录》中云"心得命门，而神明有主"，盖命门之火亦肾中真阳，故凡命门火衰，则肾之气化失常，脾胃失于温养，致使水从其类，溢而形成鼓胀，治当益火消阴，方选复元丹、真武汤、桂附八味丸、香参散加减。

三、验案举隅

案一

张某，男，60岁。

初诊：心肾失交，彻夜不寐，阳亢无制，脉左右弦劲，浮火汗泄，气急不堪平卧，以交心肾，纳气平喘。

处方：磁石、陈萸肉、冬虫夏草、怀山药、枸杞子、花龙骨、麦冬、炒枣

仁，补肾丸。

二诊：脉左右弦大，动则汗泄，心悸气急，心阴肾水皆亏，阳亢少藏，真气少纳，症情随时加意。

处方：珍珠母，牡蛎，辰灯心，怀牛膝，白蛤壳，元麦冬，龙骨，炒枣仁，南苏子，代赭石，白前薇。

三诊：心神较安，睡眠较振，惟右脉弦大，阳失潜藏，头胀，汗易泄越，肝肾精血下虚，不堪镇摄，再宗前法。

处方：珍珠母，生白芍，辰灯心，炒枣仁，黑豆衣，元麦冬，左牡蛎，花龙骨，怀牛膝，纯钩，滁菊花，制女贞。

四诊：二日前，寐中惊惕而醒，骤然气急汗泄。刻诊其脉，左手弦劲。兼有咳嗽，心阴亏而肾虚，气失摄纳，再以心肾两培。

处方：珍珠母，元麦冬，左牡蛎，花龙骨，生白芍，酸枣仁，黑豆衣，辰灯心，五味子，陈萸肉，怀牛膝，冬虫夏草。

五诊：真阴偏亏，气火偏盛，脉左右弦劲而少柔和，汗易泄越，夜失安睡，动则气急，再以前方损益。

处方：珍珠母，元麦冬，左牡蛎，花龙骨，生白芍，酸枣仁，黑豆衣，淮小麦，五味子，代赭石，南苏子，冬虫夏草。

六诊：脉弦劲而失柔，肝肾精血久亏，阳气偏亢，失眠已久，气少不纳，时作气喘心悸，再以培养精血，以纳正气，再安心神。

处方：珍珠母，元麦冬，左牡蛎，花龙骨，生白芍，磁石，黑豆衣，辰灯心，五味子，陈萸肉，脐带，补肾丸。

七诊：脉弦劲浮大较敛，汗泄亦少，睡眠较安，前方既效，再当继进。

处方：珍珠母，元麦冬，左牡蛎，花龙骨，生白芍，怀牛膝，黑豆衣，辰灯心，川连，炒枣仁，补肾丸。

按语：此为心力衰竭的病案。症势险恶，经辨证论治结合西药治疗后"悸""喘""汗"等症皆减，未成虚脱。周氏辨治哮喘多从虚、实论治，实者以祛邪利肺为主，虚者从肺脾肾之不同进行辨治，或养肺阴，或补脾胃，或温肾气，方选生脉散、六君子汤、都气丸等，足见周氏临床治疗疾病非常重视八纲辨证与脏腑辨证相结合。

案二

朱某，男，63 岁。

久泄不已，脘痛纳少，喜按喜暖，腰酸脊凉，肢冷神困，脉沉微，舌淡苔薄，缘脾肾失温煦之力，中州乏坐镇之权，用益火消阴法治之。

处方：鹿角霜 12g，米炒党参 12g，巴戟肉 12g，怀山药 12g，黑附块 5g，炮姜炭 5g，煨肉果 6g，苍术 10g，瑶桂 1.5g，沉香 1.5g。

按语：胃脘痛，大都病位在胃。胃失和降，气机阻滞，"不通则痛"。但导致胃气失和者，可因气血、痰湿、瘀血、积食等，有属邪实，有属正虚。治疗以"通"为原则，"通则不痛"。可采用疏肝、健脾、调气、和血、化痰、祛湿、活血化瘀、消食导滞等方法。周老在治疗此案中，用温阳补虚法治疗脾肾阳虚、中阳欠运之证。

不通之因不同，治痛之法各异。《医学真传》言："夫通则不痛，理也。但通之之法，各有不同。调气以和血，调血以和气，通也；下逆者使之上行，中结者使之旁达，亦通也；虚者助之使通；寒者温之使通；无非通之之法也。"治疗胃脘痛，当从辨证出发，不得拘泥一方一药。

案三

黄某，男，71 岁。

初诊：脾肾阳虚，大便泄，有滑脱不禁之象，脉微小少力，姑以培脾肾以止溏泄。

处方：党参，绵黄芪，焦白术，带壳砂，炙甘草，赤石脂，诃子肉，乌梅炭，焦神曲，怀山药，陈萸肉。

二诊：服药后，大便溏泄、滑脱不禁之象逐渐减少，再从前治。

处方：党参，绵黄芪，白术，带壳砂，炙甘草，炒巴戟，陈萸肉。

按语：久泻多伤脾肾，且多兼气虚滑脱之症，张景岳言："脾弱者因虚所以易泻，因泻所以愈虚，盖关门不固，则气随泻去。"故终致"愈利愈虚""元气下陷"，因此他主张"若久泻元气下陷大肠虚滑不收者须于补剂中加乌梅、五味子、罂粟壳之属以固之"。朱丹溪亦有"脾泻已久，大肠失禁，此脾气已脱宜急涩之"的主张。因此，周氏遇此病例，在上述治疗法则下，结合临床见证，借鉴《局方》四神丸、罗谦甫之真人养脏汤、《伤寒论》赤石脂禹余粮汤等方灵活加减，取诃子肉、赤石脂涩肠固脱，巴戟肉酸温敛阴，阳中求阴。补涩剂中加入神曲、带壳砂等理气行滞和胃之品，固中有行，"寓消于补"。

第十节　汪逢春

一、医家简介

汪逢春，名朝甲，号凤椿，江苏苏州人，吴门望族，受业于吴中名医艾步蟾老医生。汪氏壮岁来京，悬壶京都 50 年，名噪古都，成为"北京四大名医"之一，他毕生热衷于中医教育事业，努力提携后学。其在学术上擅长时令病及胃肠病，对于湿温病亦多有阐发，主要著作有《中医病理学》《泊庐医案》等。汪氏毕生热心公益事业，尤其注重培养人才，提倡在职教育。1938 年成立国医职业公会，汪氏被选为公会会长，同时筹备《北京医药月刊》，于 1939 年 1 月创刊，汪氏亲自主持笔政，并为该刊撰文，以资号召倡导。1942 年汪氏曾于北京天安门内侧朝房创办国药会馆讲习班，为中医中药界培养人才，虽是短期培训性质，但其纠集的同道多数是有真才实学的前辈，如瞿文楼、杨叔澄、赵树屏等都是主讲教师，近代名医郭士魁、王鸿士等就是当时的学员。

汪逢春精究医学，博览群籍，虚怀深求，治病注重整体观念，强调辨证施治，在京悬壶，门庭若市，妇孺皆知其名。《泊庐医案》一书序云："汪逢春先生诊疾论病，循规前哲，而应乎气候方土体质，诚所谓法古而不泥于古者也。每有奇变百出之病，他医束手者，夫子则临之自若，手挥目送，条理井然，处方治之，辄获神效。"

二、老年病理论发挥

（一）善治时令病及老年胃肠病

汪逢春认为脾胃乃气血化生之源，五脏之精气皆赖脾胃运化、转输，皆需脾胃化生后天水谷精微的滋养，若脾胃化源乏竭则灾害至矣。"有胃则生，无胃则死""浆粥入胃，泄注止，则虚者活"，皆强调了脾胃的重要性。尤其是一些时令病或老年胃肠病，多因劳倦过度、饥饱无时、贪凉饮冷、恣食肥甘、过嗜辛辣、饮食不洁等引起。病势来之虽急，若治疗得当，邪去也速。如若迁延，累及五脏六腑，祸不旋踵。

汪逢春治疗时令病、胃肠病，审其虚实寒热，辨证细腻，立法严谨，组方灵活，用药轻灵。其单味药用量在一钱至三钱之间，药味不过十味左右，成药入煎剂不过三至六钱上下，方药并不奇特，皆医者习用之品，而且味少量轻，然疗效卓著，所谓"轻可去实"，用药精良者也。

（二）善治老年慢性病

《素问·六微旨大论》云："升降出入，无器不有。"人体的气机升降出入正常，则人体的各种生命活动才能维持正常。从汪逢春治疗慢性疾病的处方用药中，可以看出他非常重视人体气机升降的调节。善用升降气机之品是汪逢春的一大用药特色，他常用的药物有荷叶、旋覆花、沉香、枇杷叶等。

汪逢春治疗老年慢性病在注重调节中焦脾胃的同时，也根据病情重视对下焦肝肾的滋养和温补。其滋肝养血常用当归、白芍、生地黄、熟地黄等药，温补肝肾多用何首乌、杜仲、续断、狗脊、怀牛膝等药。何首乌味苦、甘、涩，性微温，能滋补肝肾。汪逢春在临床应用时，又视病情的不同而有不同的用法。若连藤用，既能滋补肝肾又可安神通络；若用料豆衣炒，则可滋补肝肾、养血平肝；若用威灵仙炒，则可滋阴养血、祛风通络。杜仲味甘、微辛，性温，能补肝肾、壮筋骨。续断味苦、辛，性微温，能补肝肾、壮筋骨、和血止痛。汪逢春在临证时多将杜仲与续断同炒，有温补肝肾、强壮筋骨的作用。狗脊味苦、甘，性温，能补肝肾、祛风湿。怀牛膝味苦、甘、酸，性平，能补肝肾、强筋骨。

叶天士首创久病入络学说，其认为某些慢性疾病迁延日久，病邪深入则血络受病，并善用辛味药以通络。汪逢春深谙此理，治疗慢性病也非常重视活络通经药物的应用，并有所发挥。其常用药物有丝瓜络、桑枝、威灵仙、络石藤、海风藤、橘子络、橘核、荔枝核等，且一般多将丝瓜络与桑枝合用，络石藤与海风藤合用，橘核与荔枝核同炒。丝瓜络味甘，性平，有通行经络的作用；桑枝味微苦，性平，有祛风通经络的作用；威灵仙味辛、咸，性温，具有散风寒湿邪、通络止痛的作用；络石藤味苦，性微寒，有祛风通经络的作用；海风藤味辛、苦，性微温，有祛风湿、通经络的作用；橘子络、橘核、荔枝核也都有通络的作用。另外，汪逢春喜用当归且多用秦艽炒，有养血活血、祛湿通络的作用，这也是其善用通络药的一个佐证。

汪逢春临床治疗老年慢性疾病具有很多别出心裁的用药特点，正如其弟子所言"盖吾师于诸杂病，经验宏富，方案多有奇效"。

（三）善以脉、舌、色、症互参施治

汪逢春认为脉、舌、色、症是客观存在的，在临证中有据可循，从而可借此判断病邪的性质、部位及病势进退。湿热病是湿、热之邪相合致病的一类外感性疾患。如暑湿病、湿温病，汪老先生强调应依据脉、舌、色、症辨识湿、热之邪的轻重和所在部位。凡湿盛之症，脉必濡软。若表湿重，则脉浮软、浮濡；里湿重则脉沉软、沉濡。凡湿重之症，可见周身酸软、疲乏无力、头晕沉重。至于热盛，脉必有数象。如脉不仅见浮濡，而且中取、按取有弦滑，甚至数或细弦滑数并见，则说明外有湿遏、内里蕴热。以浮中按沉法切脉，可以了解人体不同层次的病邪性质。诊脉从部位言，病在上焦，以寸部为主；病在中焦，以关部为主；病在下焦，以尺部为主。望舌也分舌尖部、舌中部和舌根部，用来区分上焦、中焦、下焦病变。如舌苔根部黄厚，多为湿热积滞在下焦。这样，结合脉、舌、色、症进行辨别，才能认清湿热的性质、轻重和病位的不同。

三、验案举隅

案一

王某，67岁。4月19日初诊。

大便泄泻，嗳噫泛恶，胸闷不舒，中脘嘈杂。老年中气已衰，脾胃两惫，拟以辛温和中，甘润疏化；所谓中气不足，溲便为之变也。

处方：淡吴茱萸钱五，川连七分（同炒），香砂六君子丸四钱（布包），范志曲三钱（布包），生、熟薏苡仁各三钱，生、熟麦谷芽各三钱，淡干姜七分，连皮苓四钱，香橼皮钱五，淡附片一钱（盐水炒），北秫米一两（布包），玫瑰花七分，大红枣七枚，潞党参五钱，枳壳一钱。白米三钱（同炒），饴糖五钱，上二味煎汤代水。

4月22日二诊：大便渐转溏薄，嗳噫已止，心中烦热，热则不能食，口干

舌燥，两脉细弱无力。脾胃两惫，神气先衰，拟以温和摄纳，佐以补中之味。

处方：淡附片七分（盐水炒），香砂六君子丸五钱（布包），范志曲四钱（布包），北秫米一两（布包），玫瑰花五分，姜竹茹三钱，生、熟麦谷芽各三钱，淡吴萸五钱，川连七分（同炒），大枣十枚，淡干姜七分，连皮苓四钱，鸡内金三钱（水炙），饴糖五钱。潞党参五钱，枳壳一钱（同炒），二味煎汤代水。上上紫油肉桂一分，上上川连二分，淡干姜二分，三味同研细，以小胶管装好，空心，匀两次淡盐水送下。

4月26日三诊：屡进温和，摄纳，心中烦热已止，大便亦畅，夹滞而下，舌苔浮黄质绛，两脉细弱无力。再以前法加减，病虽向愈，高年气营两亏，诸宜小心。

处方：淡附片一钱（盐水炒），香砂六君子丸五钱，范志曲四钱（同布包），连皮苓四钱，生、熟谷麦芽各三钱，淡吴萸钱五，川连七分（同炒），鸡内金三钱，大红枣七枚，淡干姜一钱，玫瑰花五分（去蒂），北秫米一两（布包），建莲肉三钱，炒焦潞党参五钱，饴糖五钱。白米三钱，枳壳一钱（同炒），二味煎汤代水。上上紫油肉桂一分，上上川连二分，淡干姜二分，三味同研细末，以小胶管装好，匀两次淡盐水空心送下。

案二

柴某，62岁。7月27日初诊。

老年表里两衰，肌肤腠理不密，舌苔白，两脉细缓。汗泄而冷，暑邪乘虚而入，拟以进退表里，调和营卫。

处方：绵黄芪皮八钱（防风一钱同炒），制半夏三钱，嫩桑枝一两，鲜柠檬皮三钱，大豆卷二钱（粗桂枝五分同炒），淮小麦四钱，丝瓜络三钱，鲜西瓜翠衣一两，土炒白术五钱，连皮卷四钱，全当归三钱。

按语：《温热经纬》云："湿热证，四五日，忽大汗出，手足冷，脉细如丝或绝……宜五苓散去术，加滑石、酒炒川连、生地、芪皮等味。"本案患者高年表里两衰，营卫俱虚，邪所当逐，正亦当顾，异曲同工。

案三

钱某，72岁。4月25日初诊。

面部浮肿胀痛，气逆作呃，两足清冷，舌苔浮黄，左脉细弦，右弦滑。老年中气已衰，阳明不和，拟以镇逆安中，防增泄泻溲闭。

处方：旋覆花二钱，鲜枇杷叶三钱，代赭石一两（上三味同包），姜竹茹二钱，柿蒂一钱，怀牛膝三钱，刀豆子三钱，淡附片钱五（盐水炒），苏子霜钱五，公丁香二枝，淡吴萸钱五（川连七分同炒），陈仓米五钱（煎汤代水）。

4月27日二诊：药后呃逆渐止，面浮不消，两足清冷且肿，两脉细弦滑。高年中气衰而阳明失和，再以前法加减。病甚重，幸勿轻视。

处方：旋覆花二钱，鲜枇杷叶三钱，顶头赭石一两（上三味同包），姜竹茹三钱，公丁香两枝，淡干姜七分，淡附片一钱，刀豆子三钱，生瓦楞壳一两（先煎），淡吴萸钱五（川连七分同炒），柿蒂二钱，赤苓皮四钱，苏子霜钱五，焦薏米五钱，陈仓米五钱，鲜苹果一枚（连皮去核，二味煎汤代水）。

4月29日三诊：呃逆日晡而作，势已大减，两足清冷渐温，左部面部浮肿较消，两脉渐平，病已向愈。拟再以镇逆和中。

处方：旋覆花二钱，鲜枇杷叶三钱，代赭石一两（三味同包），淡吴萸钱五（川连七分同炒），柿蒂二钱，焦薏米四钱，淡附片二钱（盐水炒），刀豆子三钱，赤苓皮四钱，淡干姜一钱，公丁香两枝，生瓦楞壳一两（先煎），陈仓米一两（炒焦），鲜苹果一枚（连皮去核切片，二味煎汤带水）。

按语：患者年老脾肾虚衰，湿浊内阻，气逆作呃，肢体浮肿，若病情发展可见尿少尿闭、大便溏薄，甚则头痛烦躁、嗜睡或抽搐昏迷，故汪氏以镇逆安中为治，并以淡附片、淡吴茱萸、淡干姜温补脾肾。二诊加入鲜苹果一枚，连皮去核切片与陈仓米煎汤代水，更具益脾开胃之功，足见汪氏用药之巧妙。

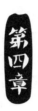

现代中医名家老年病防治理论与经验

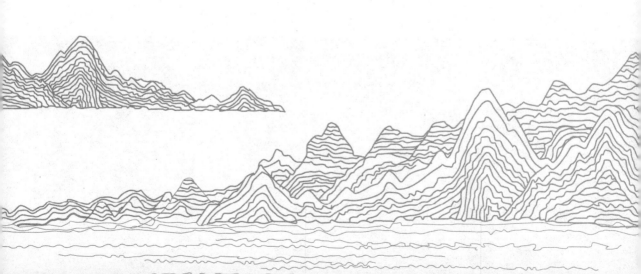

第一节　周仲瑛

一、医家简介

周仲瑛教授为首届国医大师、当代著名中医学家，其医术精湛，医德高尚，享誉海内外。周老生前系中国中医科学院学部委员、南京中医药大学终身教授、主任医师、博士生导师，为第一批国家级非物质文化遗产项目"中医诊法"代表性传承人，全国老中医药专家学术经验继承工作指导老师，全国优秀中医临床人才研修项目优秀指导老师，全国高等学校先进科技工作者，全国优秀研究生导师，首批享受国务院政府特殊津贴专家。

周老祖籍浙江慈溪，后迁居江苏如东。家世业医，祖上五世均有名医，闻名乡里。周老自幼随其父周筱斋学习医术，尽得其传，后得章次公、邹云翔等名医亲炙。1956 年周老任职于江苏省中医院，1983 年任南京中医学院（现南京中医药大学）院长。

周老从事中医药事业 70 余年，学验俱丰，对外感热病、内伤杂病颇有研究，创造性地提出以"病机十三条"为纲，构建中医病机辨证新体系。周老在诊治老年心脑血管疾病方面积累了丰富的经验，其曾对高脂血症、高血压、动脉粥样硬化及脑卒中开展了系列研究，开创了以"滋养肝肾、化痰祛瘀"法与"凉血化瘀"法治疗疾病的新思路，研制了脑络通胶囊、凉血通瘀方等系列药物。本节仅将周老辨治老年心脑血管疾病的学术思想与经验撷要介绍如下。

二、老年病理论发挥

（一）审证求机，详辨虚实寒热

周老在长期的临床实践中感悟到，历来中医治病强调"审证求因"，对于其中的"因"不应理解为病因而是病机，即"审证求因"的实质当为"审证求机"，临床辨证论治应首重病机分析，病机为理论联系实际的纽带，是通向论治的桥梁。无论内外各种致病因素作用于人体，都会随着个体体质或基础疾病状态的差异而表现出复杂多变的病理状态，临床多采用取类比象、司内揣外和司外揣内等思辨方法，通过综合人体内外相关信息（包括病因、症状、理化检查、疾病诊断等）辨析其内在病变的实质，获得辨证的结论，其过程便是审证求机。

周老治病以虚实相因病机为核心，特别重视疾病病理因素和脏腑病机，针对病机之主次轻重缓急复法制方，注重气机的升降出入、病机之间的从化、脾胃与其他四脏之间的生克制化关系，结合标本主次、三因制宜、五运六气等理论，随证制方，使患者从整体上达平衡之态。周老在实践中发现，虽然老年病涉及病种繁多，病机各异，证候繁杂，似无定法可循，但从病机层面抓住特定疾病之间的联系与演变关系，即可执简驭繁。如周老针对老年高脂血症、高血压、动脉粥样硬化及脑卒中等心脑血管疾病的临床表现，提出"肾虚肝旺，痰瘀阻络，风火为患"为其共性核心病机。周老依据病机辨证，从临床总结中发现，高脂血症多由肝肾亏虚、津液代谢不归正化、聚湿化痰、脂浊内生、血滞为瘀而成。日久痰凝气滞血瘀，痰瘀互结，壅塞脉道，脉络受损，脉道痹阻不畅，而成动脉粥样硬化。高脂血症与动脉粥样硬化二者以"肝肾亏虚，痰瘀阻络"为演变核心，高脂血症虽因于"肝肾亏虚"，但其尚有痰瘀之始，而动脉粥样硬化则是痰瘀之成，"痰瘀阻络"之病变已现。周老依据病机辨证，从临床总结中发现，高血压多由肝肾亏虚、水不涵木，而致肝阳亢旺，成肾虚肝旺之局。日久则肝阳化火化风，兼夹痰瘀上扰，因风易上升、火易上炎、痰易上蒙，三者相夹，必犯颠顶脑络，而致中风。高血压与脑卒中二者以"肾虚肝旺，风火为患"为演变核心，高血压虽生于"肾虚肝旺"，但其尚处于风火内生之阶段，而中风则是风火相扇，兼夹痰瘀，引动气血上扰，"风火为患"之病变已现。

（二）复法制方，组合有序

复法制方思想源自《内经》，《素问·至真要大论》在论述组方原则时提出"奇之不去则偶之，是谓重方"，即用奇方治病不效，就应用偶方复合。复法制方是指两种以上治法的联合应用，它虽是治疗证候兼夹、病机错杂一类疾病的主要手段，但对单一的证有时也需通过复合立法、组方配药，使其相互为用，形成新的功用，进一步增强疗效。

周老复法制方的具体思路包括升降结合、寒热并用、敛散相伍、异类相制、阴阳互求、表里相合、气血互调、多脏兼顾等。据此所制之方多为复法制方，具体包括复法大方和复法小方两种类型，小则为"复法小方"，大则为

"复法大方"。周老常说"用药如布兵，君臣佐使各有职""复法大方组合有序，独行应当药证合拍""大方复治并不是杂凑的方法，其中实寓有巧思及严密的配伍，有制之师多而不乱，无制之师少亦无章"。周老在对老年心脑血管疾病开展多项研究的基础上，结合其共性与个性病机，复法组方，形成了系列治法与系列处方。

1. 高脂血症与动脉粥样硬化以"补益肝肾，化痰通瘀"为核心复法组方

周老依据高脂血症"肝肾亏虚，痰瘀内生"的病机特点，基于临床实践分别总结出了针对痰瘀内生的降脂Ⅰ号方和针对肝肾亏虚的降脂Ⅱ号方。其中降脂Ⅰ号方由法半夏、瓜蒌皮、生山楂、丹参、生麦芽等组成，主要为化痰消瘀复法组合。降脂Ⅱ号方由制首乌、枸杞子、桑寄生、泽泻、决明子等组成，主要为补益肝肾复法组合。而针对进一步演变的动脉粥样硬化，周老依据其"肝肾亏虚，痰瘀阻络"的病机特点，基于临床实践总结出了脑络通方，由制首乌、桑寄生、海藻、水蛭等组成，为补益肝肾、消痰通瘀复法组合。

2. 高血压与脑卒中以"滋肾平肝，祛痰凉瘀"为核心复法组方

周老依据高血压"肾虚肝旺"的病机特点，基于临床实践分别创立了针对肝肾不足的滋柔肝肾方和针对肝阳亢旺的息风潜阳方。其中滋柔肝肾方由桑寄生、生地黄、川石斛、枸杞子、何首乌、女贞子、旱莲草等组成，主要为滋养肝肾复法组合。息风潜阳方由天麻、白蒺藜、钩藤、罗布麻叶、野菊花、珍珠母、牡蛎等组成，主要为息风降火复法组合。针对脑卒中，周老依据其"风火相扇，痰瘀内阻"的病机特点，基于临床实践总结出了清火化痰方和凉血通瘀方。其中清火化痰方主要由半夏、瓜蒌、僵蚕、胆南星、夏枯草、黄连、黄芩组成，为化痰清火复法组合。凉血通瘀方主要由生地黄、赤芍、牡丹皮、水牛角片、大黄、山栀、三七、地龙、冰片等组成，为凉血通瘀复法组合。

（三）辨治老年心脑血管疾病的特色经验

1. 老年心脑血管疾病的病机特点

周老对老年心脑血管疾病的病机认识多以"肾虚肝旺，痰瘀阻络，风火为患"为纲，具体包括以下几个方面。

（1）阴精损耗、肝肾亏虚为老年心脑血管疾病的发病之本

周老认为，中年向老，肾元亏虚，精气渐衰，髓海渐空，脏腑功能亦随之衰弱。《素问·阴阳应象大论》云："年四十，而阴气自半也。"朱丹溪在《养老论》中指出："人生至六十、七十以后，精血俱耗。"说明中年之后阴精衰少是老年病的病理生理特点。

同时周老指出，肝肾"乙癸同源"，精血互生，若肾水不足，水不涵木，则肝阴亦亏。故临床每多表现为肝肾两虚之象，而见腰膝酸软、目暗耳鸣、齿摇发落。且以肝肾阴伤为本，常见潮热汗出、五心烦热。虽可见精气两虚、阴虚及阳者，但总以阴之亏少为本，阳气损耗多由阴损兼化而来。

（2）因虚致实、痰瘀阻络为老年心脑血管疾病的发病之常

周老认为，人至中年肾元渐亏，是进一步导致痰瘀内生的重要原因，且该痰瘀非仅肾之元气不足可致，阴精损耗是痰瘀产生的根本原因。一者，元气不足，五脏失养，则气血、津液运化布散失常，可因气不化津，湿聚成痰，或因鼓动无力，血涩为瘀，但此时元气不足多非阳气直接损耗而成，而是阴精损耗兼化而来，其多在阴损基础上产生；二者，阴精亏虚，也可直接致津凝血涩，为痰为瘀；三者，阴精不足，可兼化火，因虚火内炽，灼津炼液，耗血损阴，为痰为瘀。

同时周老指出，老年病之痰、瘀二者常相互影响。瘀阻气滞，水津失布，则凝而为痰；痰阻气机，血行涩滞，则郁而成瘀。一旦两者互生互化局面已成，则每多相兼为患，痹络阻脉，形成特异性的病理改变。其阻于脑络，则精明失用，清窍不利，出现眩晕、头痛或头重嗜睡，或头身窜痛；阻于心络，则胸阳失旷，出现胸痹、心痛，或胸闷如窒，或胸痛彻背。

（3）肾虚肝旺、风火内生为老年心脑血管疾病的发病之变

周老认为，人至中年，肝肾阴亏，精血不足，易形成阴不配阳，阴虚阳旺的局面，而出现肝风内动，气火上逆。诚如华岫云所言"精血亏耗，水不涵木，木少滋荣，故肝阳偏亢，内风时起"。其风火之所生，又以肝肾阴虚为根底。故其虽有眩晕、肢麻等风动之候，常兼具肝肾阴虚之征，如头昏目涩、视物模糊、虚烦、颧红、腰膝酸软、舌质红、脉细弦等表现。

周老指出，老年病之肝风反映在病理上有两类情况：一是肝风上冒颠顶，表现为头部掣痛、眩晕、耳鸣、目花；二是肝风旁走入络，表现为肢体麻木、抽搐、项强。而老年病之气火又多在心肝或肝肾，心肝同病，则心烦易怒、寐

差多梦；肝肾同病，则相火妄动，遗精盗汗。二者如互生相兼为病，则易成风火相扇之变。

（4）正虚邪实、杂合为病为老年心脑血管疾病的主要病理状态

周老认为，老年病多以肝肾亏虚为本，痰瘀阻络、风火冲动为标。本虚标实、相兼错杂为多种老年病发病的病理基础。但不同的患者，由于个体的差异，标本主次也不同。然而，标本之间多相互影响，肝肾亏虚可致痰瘀内生、风火扇动，痰瘀阻滞、风火扇动又可进一步损伤脏腑，加重本虚，互为因果，使病情不断发展。

痰瘀与风火也常杂合为患，而出现风痰、痰火与瘀热之变。如风痰之痰兼具风性，可随风上冒旁走。其上扰者，清阳失展，头目昏眩，如坐舟车，脑响耳鸣；入络者，口眼歪斜，手足僵硬，拘挛弛缓，麻木不仁。如痰火之痰兼具火性，可随火扰心，出现心神不宁、心烦躁扰、夜不能寐、寐则多梦等表现。

2. 老年心脑血管疾病的治法方药

（1）培本当滋养肝肾，以平补为宜

周老认为，对老年病而言，培本当滋肾养肝，以平补为宜，具体要点有二：一者，由于本病的肝肾之虚，以肾之阴精亏少为先导，肾之精气的亏损是本病发病之根，因此培本应首重滋养肾阴，配合益养肝血，乙癸同源，精血互生，滋肾可以养肝，冀阴精充足而能濡养肝血，遂肝之生发、条达之性，疏土运脾之职，以达培本之效；二者，培本宜平缓而不应峻猛，应通过平补调节阴阳平衡，以延缓人体衰老的进程。

因此周老治疗老年病，临证滋养之剂常选用六味地黄丸（相火旺改为知柏地黄丸，高血压目干者改为杞菊地黄丸，尿频者改为桂附地黄丸）、复方首乌丸等平补肝肾之品为基础方，进行加减化裁。兼心阴虚者常合天王补心丹，临证常用黄精、何首乌、山萸肉、枸杞子、桑椹子等药。其中黄精味甘，性平，具养阴益气、滋肾填精之功，可"宽中益气，五脏调良，肌肉充盛，骨体坚强，其力倍，多年不老，颜色鲜明，发白更黑，齿落更生"，张石顽称其为"补中宫之胜品……皆是补阴之功"。何首乌味苦、甘、涩，性微温，补益精血，具滋肾养肝之功效，《本草正义》谓其"专入肝肾，补养真阴……性则温和……能填益精气，具有阴平阳秘作用"。山萸肉补益肝肾、涩精固脱，《医学衷中参西录》

言其"收敛元气，振作精神，固涩滑脱"，补益肝肾之中独具收敛元气之功。枸杞子滋补肝肾，益精明目，《药性论》称其"能补益精诸不足，易颜色……明目，安神"，补益肝肾之中独具养血祛风、益阴除热之功。桑椹子滋阴补血、生津润燥，《随息居饮食谱》称其"滋肝肾，充血液，祛风湿，健步履，息虚风，清虚火"，补益肝肾之中又具滋液息风、甘寒除热之功。

（2）治标之常当化痰消瘀，以通络为要

周老认为，对老年病而言，治标之常当化痰消瘀，以通络为要，具体要点有二：一者，痰瘀互结、痹络阻脉为多种老年病之常见病机，理当重化痰消瘀，尤以通络为要。而老年病痰瘀二者之间，又以痰浊为其主要方面，因年老脂浊聚而成痰，痰凝则血滞为瘀，故治疗必以化痰为重，同时祛瘀通络以利痰化瘀消。二者，痰瘀久痹，化、消必有较长时日，峻猛攻伐之品，匪其所宜。选药应既具消、化之功，能除脉中之痰瘀，又可久用而不伤正。

因此周老治疗老年病，临证泄浊开痹之剂常选用二陈汤、瓜蒌薤白半夏汤及桃红四物汤等，临证常用海藻、山楂、水蛭等药。海藻味苦、咸，性寒，有软坚化痰之功，能祛经隧胶着之痰，《本草崇原》言其"味苦咸，其性寒洁，故主治经脉内外之坚结……主通经脉"，可取其化痰通脉之功。山楂味酸、甘，活血和络，消痰化浊，《日用本草》称其"化食积，行结气，健胃宽膈，消血痞气块"，山楂化浊之力虽稍逊，但活血通脉犹过之，擅治浊瘀闭络，以其味酸甘，善化阴气，故活血而不伤阴，诚为血分良药。水蛭味咸、苦，性平，具逐血破结软坚之效，《神农本草经》谓其能"逐恶血、瘀血……利水道"，《神农本草经百种录》言其"性又迟缓善入，迟缓则生血不伤，善入则坚积易破，借其力以攻积久之滞，自有力而无害也"，故其小量常服，活血化瘀而不伤正。

（3）治标之变当息风降火，以平复为期

周老认为，对老年病而言，治标之变当息风降火，以平复为期，具体要点有二：一者，老年病之风阳亢盛，多由于水不涵木而致，在治疗上应以滋水涵木为主，以达到平息内风的目的。二者，老年病之火，多是阴虚之火，即使在实火明显的情况下，经用苦寒泻火药得效后，亦当滋养肝肾心阴，以谋巩固，否则仅能取效一时，而易于反复，张景岳云："火盛者宜专治其火，火微者宜兼补其阴。凡治火之法，但使火去六七，即当调其本。"提示治火当分实火或虚火，虚火又有阴虚、阳虚之异。

因此周老治疗老年病，息风降火之剂常选用大补阴丸、虎潜丸、三甲复脉汤及知柏地黄丸等，临证常用牡蛎、白蒺藜、金雀根等药。牡蛎味咸，性微寒，功擅敛阴潜阳，镇摄浮火虚风，《名医别录》谓其主治"虚热去来不定，烦满，止汗，心痛气结"，以其咸敛下降，故对面赤升火、烦躁盗汗、惊悸振掉者较宜。白蒺藜味辛、苦，性微温，平肝解郁，活血祛风，《本草再新》谓其"镇肝风，泻肝火，益气化痰，散湿破血"。周老认为本品轻清疏利，搜风通络，对肝气郁滞、肝风内动、上犯清窍、旁走肢节均有作用。金雀根味苦、辛，性平，清肺益脾，活血通脉，《天宝本草》载其"治头晕、咳嗽、哮喘、五劳七伤、衄血"，以其性平缓，擅治气火上逆，不以苦寒直折，亦非寒凉冰伏，清肺益脾，即清降肺经逆气，顺其中土敦厚之性，故逆者顺，升者伏，现代研究提示该药具有较强的降压作用，尤适用于虚证。

（4）痰瘀风火相兼，当杂合以治

周老认为，对老年病而言，治标之常变可相互影响，出现痰瘀风火相兼，此时当杂合以治，具体要点有二：一者，痰瘀为常而风火为变，平素调治当以痰瘀为主，察风火相兼情况杂合而治，急发时风火为急，治则从急，察痰瘀相兼情况杂合而治；二者，痰瘀多属阴类，风火多属阳类，痰瘀风火相兼之后，各自阴阳属性可能发生变化，治法需进行相应调整。

因此周老针对老年病痰瘀风火相兼复合的情况，多采用清火化痰之剂如黄连温胆汤等，临证常用胆南星等药。胆南星清火化痰，《药品化义》称其"借胆以清胆气，星以豁结气"，不仅豁痰力峻，且能清化胆热，一药独具痰火同治之功。针对老年病风痰相兼复合的情况，多采用祛风化痰之剂如半夏白术天麻汤等，临证常用僵蚕等药。僵蚕味咸、辛，性平，祛风解痉，化痰散结，《本草思辨录》谓其"劫痰湿而散肝风"，周老认为蚕喜食桑，禀其清冽芬芳疏散之气，不仅可借其芳香入血搜浊，消痰通络，还可借其清冽疏散之气平肝祛风，且内外风俱宜，一药独具风痰同治之功。针对老年病瘀热相兼复合的情况，多采用凉血化瘀之剂如犀角地黄汤等，临证常用鬼箭羽等药。鬼箭羽味苦、辛，性寒，破血通经，解毒消肿，《本经逢原》称其"专散恶血"，《别录》称其"消皮肤风毒肿"，不仅行瘀力峻，且能凉血解毒，一药独具瘀热同治之功。

（5）本虚标实错杂，当酌情兼顾

周老认为，对老年病而言，大多有虚有实，标实可导致本虚，本虚又可产生标实。二者是矛盾对立、互为影响的两个方面，但又贯穿于不同老年病的不同阶段。因此，在治疗时，原则上应当标本兼顾，但需根据病程阶段与疾病特点把握标本主次。

根据病程阶段把握标本主次要点有二：一者，其年壮体实，标证为急者，多以治标为主；久病正虚明显，年龄较大者，则以治本为主。二者，当随着先后阶段病理的演变、虚实的转化相应处理，因风、火、痰的实证多是暂时的，一旦标证缓解，就应转向治本，巩固疗效，不能攻伐太过。

根据疾病特点把握标本主次要点有二：一者，痰瘀风火在不同老年病中的偏重不同，一般而言以高脂血症为基础的老年病多以阴精损耗所致痰瘀内生为基础病变；而以高血压为基础的老年病多以肝肾亏虚所致风火内生为基础病变，其特征不同。二者，痰瘀风火在不同老年病中的演化规律不同，随着老年病的进展，以高脂血症为基础的老年病多见阴损及气及阳，多因痰而致瘀而呈现痰瘀的加重；以高血压为基础的老年病多见阴虚阳旺，多因风火而致痰瘀而呈现风痰、痰火及瘀热的加重。

三、验案举隅

案一

周某，女，83岁。2009年7月17日初诊。

患者今年4月中旬夜晚突然出现胸部紧缩感，心前区有压缩样疼痛并放射性疼痛，既往有冠心病病史多年，于某医院检查有多处动脉粥样斑块、外周动脉狭窄。近来每隔2~3天发作一次，心胸压榨紧缩样感，气短，时咳，大便日行，偏干，睡眠差，口苦。舌黄，苔薄腻，舌质暗红隐紫，脉细滑。

证属痰瘀痹阻，胸阳失旷，气阴两虚，心营不畅。

处方：全瓜蒌20g，薤白10g，法半夏10g，炙桂枝6g，丹参15g，太子参15g，麦冬10g，生黄芪20g，党参15g，川芎10g，砂仁3g（后下），九香虫5g，川百合12g，酸枣仁15g，知母6g。7剂。

7月24日二诊：患者近来心胸疼痛发作2次，多在劳累活动后发生，运动后头晕，曾胸膈部断续刺痛半天，气喘间作，大便基本通畅。舌苔中部淡黄腻，质暗紫，有齿痕，脉弦滑。病机属痰瘀痹阻，胸阳失旷，气阴两虚，心营不畅。原方加葛根15g，片姜黄10g，生蒲黄10g。14剂。

按语：本案患者年高体弱，冠心病心绞痛屡发。虽其肝肾亏虚为痰瘀内生之因，但此时痰瘀阻络已导致胸阳失旷、气阴两虚，须知常达变，急治其标，当以化痰通瘀为主法，酌配益气养阴之法，故治疗选瓜蒌薤白半夏汤合桂枝、丹参、川芎、九香虫、砂仁，以化痰活血、温通心营，更加黄芪、党参、太子参合麦冬、百合、酸枣仁、知母，益气养心、清化虚热，后加葛根、片姜黄、生蒲黄加强活血宽胸之功。全方扶正祛邪并举、寒热并进，故可迅速取效。

案二

卢某，男，76岁。2009年4月23日初诊。

患者既往有高血压、冠心病病史20年左右，血压最高为180/90mmHg，用药可控，曾发心梗，已行冠状动脉支架植入术，腹胀多气，大便质硬，开始不畅，小便不畅，尿有余沥开叉，夜尿4~5次，下肢肿，怕冷，腰酸，夜晚口干，喉中有痰，患者检查有多发性脑腔梗，患者为胆结石术后，形体肥胖。舌苔黄薄腻，质暗红，脉弦滑。

证属肝肾阴伤，痰瘀互结，络热血瘀。

处方：熟大黄6g，桃仁10g，泽兰15g，丹参15g，生地黄15g，川石斛10g，川芎10g，全瓜蒌15g，广地龙10g，鸡血藤15g，天仙藤15g。7剂。

5月14日二诊：患者最近大便溏烂，日行2次，矢气稍多，前列腺排尿无力，尿意不尽，腰酸痛，面部有肿胀感，测血压正常。舌苔黄薄腻，质暗，脉弦滑。原方去全瓜蒌，加泽泻15g，鬼馒头15g，猪苓15g，茯苓15g，桑寄生15g，野菊花15g，刺五加10g，太子参10g。7剂。

6月11日三诊：患者服药后诸症稳定，疗效良好，大便日行，继以上方调治善后。

按语：本案患者年高体弱，多病杂陈，病机复杂。虽以二便情况为主诉，但却隐藏着高血压、脑梗死等病变。既有肝肾不足的基础，也有痰瘀内生的变化，既有痰热内蕴，也有络热血瘀。本案周老抓住其痰热内蕴与络热血瘀的主次先后，选用凉血通瘀法为主法，配合化痰通络，继而加用补益肝肾之药，以助瘀通与浊泄。故其药后疗效良好，不仅主诉得解，其高血压、脑梗死等病也趋向稳定。

第二节　朱良春

一、医家简介

朱良春，江苏镇江人，首届国医大师。其曾任南通市中医院院长，江苏省政协常委暨南通市政协副主席，中华中医药学会 1～2 届理事暨江苏省分会副会长，南通市科学技术协会副主席，南通市中医院首席技术顾问、主任中医师，中国癌症研究基金会鲜药研制学术委员会主任委员，南京中医药大学教授，广州中医药大学第二临床医学院及长春中医药大学客座教授，国家中医药管理局中西医结合治疗非典专家组成员，中国中医科学院基础理论研究所技术顾问，沪、港、台当代中医技术中心顾问，中国中医药研究促进会常务理事，新加坡中华医学会专家咨询委员。朱老从医逾 70 载，擅用虫药，遍治内科疑难顽疾，尤以风湿痹病见长，先后研制了"益肾蠲痹丸""复肝丸""痛风冲剂"等中药新药，获部、省级科技奖。朱老主要学术著作有《虫类药的应用》《章次公医案》《医学微言》《朱良春用药经验集》《现代中医临床新选》等，发表学术论文 180 余篇，享受国务院政府特殊津贴。

二、老年病理论发挥

疑难病症是临床上辨证治疗颇为棘手的疾病，常法治疗往往难于见效。朱老根据其 70 余年的临床经验，提出"怪病多由痰作祟，顽痰必兼痰和瘀""久病多虚，久病多瘀，久痛入络，久必及肾"的辨证思路，临床在涤痰、化瘀、蠲痹、通络、息风、定痉、解毒各法的基础上，重用虫类药，屡获奇效。

（一）益肾壮督，蠲痹通络

强直性脊柱炎因其病情复杂，缠绵难愈，西医目前尚无特效药，中医中药治疗该病具有极大优势，在治疗上对老年患者更为安全。朱老认为，本病的发生是由于先天禀赋不足或后天调摄不当，导致肾督亏虚，卫阳空疏，风寒湿热之邪乘虚侵袭，深入脊髓。肝肾精亏，肾督阳虚，使筋挛骨弱而邪留不去，痰浊瘀血逐渐形成，壅滞督脉，邪正混淆，如油入面，胶着难解，终致脊柱疼痛、脊椎骨质疏松、脊柱强直，不能直立弯腰，无力支撑躯干，出现龟背畸形的虚实夹杂证候。该病具有久病多虚、久病多瘀、久必及肾的特点，故肾督亏虚为本病正虚的一面，寒湿痰瘀痹阻经脉骨骱为邪实的一面，朱老把握这一基本病机，倡导"益肾壮督"治其本、"蠲痹通络"治其标的治疗大法。在用蠲痹通络药时，朱老认为痹证日久，绝非一般祛风、除湿、散寒、通络等草木之品所能奏效，必须借血肉有情之虫类药"搜削钻透驱邪"，多集中使用，如地鳖虫、僵蚕、蜂房、乌梢蛇、全蝎、蜈蚣同用，起协同加强之功。虫类药不仅具有搜剔之性，而且均含有动物异体蛋白，对机体的补益调整有特殊作用。特别是蛇类药物，除具祛风镇静之功外，还能促进营养神经的磷质产生，对控制因神经系统病变引起的拘挛、抽搐、麻木有缓解作用，促进失调的神经功能得以恢复。此外，蛇类制剂还能促进垂体前叶促肾上腺皮质激素的合成与释放，达到抗炎、消肿、止痛的作用，且无激素的副作用，尤其是蛇毒，效果更为显著。蛇类药物还可以增强机体的免疫能力，使抗原、抗体的关系发生改变，防止组织细胞进一步受损，使急性患者病情稳定，早日恢复功能。

（二）善用药对，配伍精妙

朱老对虫类药物研究有素，熟谙药物性能，选择用药常自出新意，既能发挥各药之特长，又能根据辨证论治的原则，巧与其他药物配伍，以协同增效，颇有得心应手之妙。如选用咸温之蕲蛇（或乌梢蛇）祛风通络，配以制川乌、制草乌、川桂枝治寒湿盛者；取咸寒之广地龙泄热通络，配以寒水石、萆草治湿热盛者；僵蚕长于祛风化痰，配以胆南星与白芥子，治痰浊阻于关节者；地鳖虫善于消瘀破结，配以桃仁、红花，疗瘀阻经脉者。关节疼痛剧烈者，用全蝎或蜈蚣搜风定痛，配以延胡索或六轴子；滞气凝阻背部，背部疼痛剧烈者，选用九香虫温阳理气，配以葛根、秦艽；病变在腰脊者，选用蜂房、地鳖虫温肾行瘀，并配以续断、狗脊；脊背强直而痛、伛偻驼背者，选用鹿角片、乌梢蛇补肾通督，并配以鹿衔草、骨碎补；经脉拘挛活动不利者，选用穿山甲通经舒挛，并配以苏木、伸筋草。

（三）病证合参，用药如神

朱老在临床上主张辨证与辨病相结合，把整体与局部结合起来，从而提高了临床疗效。在这一学术思想的指导下，一些虫类药物的配伍与应用被赋予了更深广的内涵，应用范围不断扩大。

如朱老用虫类药物治疗老年性痴呆，朱老认为老年性痴呆是因年老肾气渐衰，肾虚则髓海不足，脏腑功能失调，气滞血瘀于脑，或痰瘀交阻于脑窍，脑失所养，而成痴呆。故朱老认为肾虚髓空为病之本，血瘀痰阻为病之标，治以益肾慧脑、涤痰化瘀。其创健脑开智汤，可逐步改善患者眩晕、健忘、失眠、痴呆、昏沉、行走欠利等症状。朱老用此方治疗多例患者，均能改善症状，坚持服用，恒获佳效。

三、验案举隅

案一

张某，男，70 岁。1999 年 11 月 10 日初诊。

患者双手指关节肿痛月余，伴晨僵 1 小时，左手中指关节红肿热痛严重，犹如胡萝卜，活动受限，二便调，纳可。舌红，苔薄白中裂，脉细小弦。辅助检查：UA 666mmol/L，ENA 总抗体阳性，WBC 3.67×10^9/L，ESR 56mm/h，Cr 15.6mg/L。

此案为类风湿性关节炎合并痛风。

治宜蠲痹通络，佐以泄浊化瘀。

处方：①穿山龙、鸡血藤、威灵仙、生黄芪、青风藤、泽兰、泽泻、土茯苓各 30g，生地黄 20g，乌梢蛇、炙蜂房、地鳖虫、广地龙、炙僵蚕、全当归各 10g，凤凰衣、甘草各 6g。7 剂。

②痛风冲剂 9 包×3 袋，每次服 1 包，每日 3 次，饭后服。

③益肾蠲痹丸 4g×21 包，每次服 4g，每日 3 次，饭后服。

11 月 20 日二诊：患者服药后关节肿痛减轻，口干，二便正常，但遇寒痛剧，舌脉同前。复检：UA 540mmol/L，原法续进。

处方：①穿山龙、豨莶草、鸡血藤、土茯苓、威灵仙各 30g，制川乌、乌梢蛇、炙蜂房、地鳖虫、广地龙、炙僵蚕、全当归各 10g。7 剂。

②痛风冲剂 9 包×4 袋，每次服 1 包，每日 3 次，饭后服。

③益肾蠲痹丸 4g×42 包，每次服 4g，每日 3 次，饭后服。

11 月 27 日三诊：患者近来体温 37.8℃左右，便溏，神疲，心悸，夜寐不安，ESR 28mm/h，脉细涩。此症顽固，常有反复，原法续进。

处方：①穿山龙、鸡血藤、威灵仙、鹿衔草、萆草、土茯苓、怀山药各 30g，白薇、地骨皮各 20g，乌梢蛇、炙蜂房、地鳖虫、广地龙、炙僵蚕、全当归各 10g，甘草 6g。14 剂。

②痛风冲剂 9 包×4 袋，每次服 1 包，每日 3 次，饭后服。

③益肾蠲痹丸 4g×42 包，每次服 4g，每日 3 次，饭后服。

12 月 11 日四诊：患者低热渐除，神疲，纳可，寐不实，舌苔白腻，脉细小数，原方续进。

处方：①上方加炒薏苡仁、首乌藤各 30g。14 剂。

②痛风冲剂 9 包×4 袋，每次服 1 包，每日 3 次，饭后服。

③益肾蠲痹丸 4g×42 包，每次服 4g，每日 3 次，饭后服。

12 月 25 日五诊：患者肿痛已消除，唯神疲、低热未已，需耐心服药，方能痊愈。

处方：①上方 30 剂。

②痛风冲剂 9 包×10 袋，每次服 1 包，每日 3 次，饭后服。

③益肾蠲痹丸 4g×90 包，每次服 4g，每日 3 次，饭后服。

随访已愈。

按语：此案为类风湿性关节炎并发痛风，二者都是顽缠难愈的疾病，发生在一人身上，就显得更难以措手，前人著作中也鲜有可资借鉴的成例。朱老初诊用乌梢蛇、炙蜂房、地鳖虫、广地龙、僵蚕等蠲痹通络为主，佐以泽兰、泽泻、威灵仙、土茯苓、穿山龙泄浊化瘀。二诊时患者遇寒痛剧，加川乌；三诊因患者发热加萆草、白薇、地骨皮；四诊患者因寐不实而加首乌藤，都是因症而施，但蠲痹通络、泄浊化瘀的主导方针不变，且汤丸并进，意在加强作用，并鼓励患者耐心服药，故患者在五诊时即收肿疼尽消之效。

案二

朱某，女，74 岁。2006 年 3 月 29 日初诊。

患者近 3 年来渐进性记忆力减退，以近事遗忘为主，迷路。近 2 个月来出现幻觉。外院 MRI 示脑萎缩。服用艾斯能等西药治疗，痴呆量表评分仍持续恶化，转而求治于朱老。

初诊：患者记忆力减退，表情淡漠，反应迟钝，少言懒语，喉有痰声，畏见生人，二便自知，体态丰腴。MMSE 评分 10 分。舌淡红，边有齿痕，苔白腻，脉左寸濡，右脉沉滑。

处方：生地黄 12g，熟地黄 12g，枸杞子 15g，天麻 10g，淫羊藿 10g，党参 12g，生黄芪 30g，地龙 10g，水蛭 3g（研末，冲服），胆南星 12g，远志 10g，石菖蒲 10g，柏子仁 15g，酸枣仁 15g，何首乌 15g，甘草 7g。14 剂。

4 月 12 日二诊：患者喉间痰鸣较前减少，言语渐多。予原方继服。

经治疗 3 个月，患者痴呆量表评分未进一步恶化。

按语：随着人体年龄的老化，人体各脏腑的功能活动均逐渐减弱，其中以肾的精气亏虚最为显著。肾中精气充盛，则髓海得养，就能充分发挥其精明之府的生理功能；反之，髓失所养，灵机渐失。五脏气衰，髓海空虚，气血亏损，清阳不升，脑窍失慧为病之本；血瘀、痰浊、气郁内阻，浊阴不降，上蒙清窍为病之标。故治宜补肾益精、化痰活血、健脑益智。

本方中生地黄、熟地黄、枸杞子、何首乌补肾填精生髓，益肝肾强筋骨，辅以淫羊藿温补肾阳，使阴得阳升而泉源不竭。水蛭、地龙活血化瘀，尤其是水蛭，其新鲜唾液中含有水蛭素，能阻止凝血酶作用于纤维蛋白原，防止血液凝固。水蛭分泌的一种组织胺样物质，能扩张毛细血管，缓解小动脉痉挛，减轻血液黏着力。相关实验证实活血化瘀药能降低血液黏稠度，调节细胞代谢和免疫功能，促进组织修复和抗炎，改善微循环，防止血栓形成，增加全身组织、器官血流量，特别是增加脑组织血流和营养，从而改善和延缓脑的衰老。生黄芪、党参补气健脾，升清降浊，取其气旺则血行，气旺则津行之意，且可除逐瘀药伤正之弊。胆南星、石菖蒲息风化痰开窍；远志、酸枣仁补心肾，宁神志，化痰滞；天麻长于息风镇痉，善治头痛、眩晕，对于老年性痴呆疾病是一味既治标又治本的佳药。

第三节 徐景藩

一、医家简介

徐景藩，江苏省中医院主任中医师，南京中医药大学教授。徐老出生于江苏吴江盛泽镇的中医世家，1941 年起随父学中医，1944 年拜师江浙名医朱春庐门下，续学 3 载，1947 年悬壶乡里，1952 年被卫生部"中医研究人员"班录取后学习 5 年毕业。1957 年其至江苏省中医院工作，翌年于该院承担南京中医学院（现南京中医药大学）临床教学任务，徐老成为内科教研组成员，并承担一部分中医内科学教学和临床带教任务。1990 年徐老被评选为全国 500 名老中医药专家之一，1992 年享受国务院政府特殊津贴，1993 年被评为江苏省中医系统先进工作者，1994 年被评为全国卫生系统先进个人，1996 年获全国白求恩奖章，2009 年评选为全国首届国医大师。

徐老擅长脾胃病的诊疗工作，他治疗食管类疾病主张调升降、宣通、润养，创"藕粉糊剂卧位服药法"。其治胃病主张从三型论治，参用护膜法。徐老治疗以便泄为主症的慢性结肠炎，创"连脂清肠汤"内服和"菖榆煎"保留灌肠法。徐老治疗脾胃病重视疏肝理气，用药注意刚柔相配、升降相须等法，不断提高临床疗效。其对中医理论、江苏历代名医诊疗脾胃病的经验、脾胃病古今文献以及慢性胃炎、上消化道出血、肝病、慢性结肠炎、食管病等疾病的研究从未中断，并取得较好的临床疗效。其发表的 130 余篇学术论文中，绝大部分为脾胃病专业性论文，有的论文已被日本书刊全文转载。其著有《徐景藩脾胃病治验辑要》等，其部分经验、方论被收入《当代名医临证精华》《现代名中医内科绝技》等 10 余本医集中。其参加编写了《中医内科学》《现代中医内科学》等 4 部教材。

二、老年病理论发挥

徐老在诊治老年胃病的过程中，根据老年人的生理病理特点，总结诊断治疗方面的经验主要有以下几点。

（一）病证特点

由于老年人的生理特点，一是气血不足，二是阴液易亏。患者既患胃病，胃气易虚，胃阴亦常不足，脾胃功能受损，但仍须摄食水谷，气机失于调畅，故常表现为本虚标实的证候。况且老年人的胃病又往往常兼他脏病变，出现脏腑兼病，但其各有主次之别，常见的脏腑兼病如下。

肺胃同病。肺主气，老年人患肺疾慢性咳嗽、气短者，肺气失于宣肃，气道不利，痰阻气道。兼有胃病者，每于咳喘发作或加重之际，引起胃病复发。胃病加重，食少脘痞，胃气郁滞而上逆，亦易引动肺疾，两者常相互影响。

胆胃同病。胃邻肝胆，木能疏土，肝胆失于疏泄，容易影响及胃。胃气虚弱，又兼气滞，或因胃阴不足而致郁热内结，湿与热合，蕴于肝胆，正如《灵枢·四时气》所言："邪在胆，逆在胃。"临床常表现为上脘及右胁疼痛、口苦、脉弦等症。胃镜检查常见胆汁反流入胃，超声检查常伴有慢性胆囊炎，部分患者还伴有胆结石。

心胃同病。胃居心下，胃中气滞，胃气上逆，可以影响心主血脉的正常功能。心气不足、心血瘀阻的患者，可表现为心悸怔忡，甚则心痛、胸痹。气血运行不畅，食少不易消运，且由于经络之间相互联系，疼痛及于心下。有的患者原系胃痛，由于湿阻气滞，胃气不和，上犯于心，湿浊痹阻，胸阳不振，每于胃病发作之时出现胸闷、心痛等症。

此外，因"肾为胃之关"，老年人肾气也会有不同程度的虚衰。胃病久发，水谷少进，气血不足，肾气尤亏，或摄纳无权而致短气、夜尿频多；或因开阖不利而引起溲少、跗肿；或肾失温煦，畏寒怯冷，灶中无火，谷不易熟，脘痞腹胀便泄，使脾胃病加重。

（二）症状特点

徐老认为，老年人胃病的临床表现多端，但一般表现为以下几种情况。

一是胃脘痞胀、饮食减少多见。痞胀位于心下、中脘或整个上腹部。有的在进食初时似有所缓解，但隔不多时，又觉痞胀不适。有的患者在食后加重，常需在餐后走动方觉胃中舒服，有的患者希望"饿透"后才欲进食。所以，一般患者的饮食均有所减少，以致神倦、头昏、短气，也可因胃中不和而影响睡眠。

二是胃脘隐痛，嗳气则舒。胃脘隐痛往往见于痞胀加重之时，痛时喜伛坐，喜安抚。得嗳气脘痛改善，有时欲嗳不遂，其痛尤甚，此症状以老年女性尤为多见，若遇情志不畅之际，上述症状更加明显。

三是苔腻不易骤化，舌红不易恢复。由于患者消化功能差，易夹湿、滞而致苔腻，或寒湿，或湿热，或痰湿。加之老年人脱齿者较多，上颌有缺齿，舌面不易洁净，腻苔也难脱化。舌质红者，每先见于尖边，约有半数的红色舌呈暗紫状。虽内服滋阴养胃的方药，舌红也不易转淡。若红干而起裂纹，提示胃津枯竭，往往由于阴虚而兼瘀热，因瘀热内燔，灼津耗液，提示其预后不良。如果调治护理得当，红舌逐渐转淡，常示其病变有好转趋势。反之，在短期之内舌色突然由红而转淡白，应警惕合并上消化道出血。临床约有1/4的患者舌质红而舌苔腻，阴虚夹湿，给治疗带来困难，每属预后不良之征。

四是腑行不畅者占多。有半数老年胃病患者大便干结难解，或虽不甚干但不易畅解，有的大便不畅却不成形。这些都是由于老年胃病患者的气化功能不良、肠腑津液失濡所致。以上是常见而主要的一些症状特点，至于兼有他脏病变者，症状的出现常因人、因病位不同及病变轻重而异，不再详细列述。

（三）治疗注意要点

关于老年人胃病的治疗，应注意以下几个要点。

首先是须常兼顾气阴。由于老年患者生理特点的影响，胃气虚者易伴胃阴虚，阴虚者其气亦虚，唯其各有侧重而已。所以在处方用药时应注意补气勿过温，滋阴佐以益气勿过于滋腻滞气。例如补气用黄芪者，配用白芍；用党参、白术者，配用山药。老年女性患者可以先用太子参，如服后感觉舒服，再改用党参。养胃阴常用麦门冬、石斛、北沙参等，也可参用太子参、山药以兼顾气阴。或与白芍、乌梅、甘草、山药、茯苓相伍，酸与甘合，酸甘化阴，和胃调脾。阴虚较重者，可酌配生地黄、百合、枸杞，再加少量白术。

其次是理气宜调升降。老年人胃病表现为肝胃气滞证者，治法宜疏肝和胃。在疏和之中，应注意调其升降，掌握恰当的配伍，也要防其辛燥过多，以冀气机调畅而不致耗伤阴液。临床常用理气药如苏梗、柴胡、陈皮、佛手片、木香等，配以桔梗、枳壳；或以杏仁、广郁金宣肺开郁；或用竹茹配刀豆壳降胃气，除烦热；或用木蝴蝶、娑罗子宣通肺胃。这些都是有升有降、升降相伍的"药对子"，在理气之中注意调其升降，常可提高疗效。

再次是化湿防辛燥过度，清热勿过于苦寒。老年人气阴不足，气虚及阳，湿浊易生。湿郁、气郁可能化热，阴虚亦易生热，所以湿热之证需化湿清热。化湿常用苦温、芳香之药，如炒苍术、厚朴、藿香、佩兰等，尽量不要重用、久用。为使湿浊宣化，可佐以石菖蒲、郁金。若胸脘痞闷有湿者，以杏仁、蔻仁、橘皮、桔梗、法半夏开宣之。若肝胃郁热者，选用左金丸时，黄连用量不宜过大，小剂量的黄连，配伍化肝煎中的牡丹皮、白芍、浙贝母，再加蒲公英、石见穿之类，可避免过寒以伤脾胃。

此外，老年人胃病多运化不力，容易引起食滞而导致胃病发作或加重。故应根据患者症状而加一些消滞药物，并注意饮食的质、量与温度，以利胃病的防治，常用药物有鸡内金、神曲、山楂、麦芽等。由于老年人中阳不足，饮食稍冷或进食生冷食品稍多，就会影响胃的腐熟功能。若遇生冷所伤，可佐用温胃之品如肉桂、公丁香或高良姜之类，药量不必过大，旨在温中祛寒以消生冷瓜果之滞。凡脾胃气虚而兼食滞者，配用炒白术；胃阴不足而兼食滞者，佐以白芍、乌梅；若脘腹痞满甚者，上述诸药未效，或豆制品积滞不消，暂用莱菔子以消之；因乳制品所伤者，可重用山楂；多食甜食而致消化不良者，可用佩兰、炮姜、橘皮。

胃气久虚，摄血无权，胃阴不足，里热易损胃络。故老年人胃病更应注意护膜、宁络。如有大便隐血阳性，少量出血者，根据患者症状可配用白及粉、三七粉，加温开水调成糊状服，效果甚良。平时方中可加地榆、白及，防患于未然。有黑便干硬，兼有瘀血者，可配用少量大黄以导瘀。

老年人胃病，尚有脾胃气虚兼肝阳上扰化风者，治宜"培土宁风"。徐老擅用白术、山药、甘草、茯苓、桑叶、决明子、天麻、钩藤、豨莶草等随症配用之。至于前述肺胃、胆胃、心胃同病等患者，由于证候不一，虚实比重各异，应分清主次，随时辨证治之。

三、验案举隅

案一

蔡某，女，89岁。1991年11月12日初诊。

主诉：呕吐间作 2 个月。

病史：患者于 4 个月前胃脘痞胀隐痛，畏寒喜暖，饮食渐少，经服药治疗，症状稍有好转，未做进一步诊治。2 个月前因患尿路感染，服清利湿热之剂八正散加黄柏、荔枝草、六月雪等，旬日而愈。旋即又见胃脘痞胀复发，胃中辘辘有声，不思饮食，恶心，继而呕吐，吐出未消化食物及清水痰涎，每日呕吐 2 ~ 3 次。10 月 29 日行胃镜检查见幽门管充血、水肿而变窄，浅表性胃炎，间质性十二指肠炎。检查后呕吐更频，进食即吐出，甚至不食也吐，以致精神萎靡，卧床不起。服中药连苏饮、旋覆代赭汤及西药止吐、解痉、镇静、抗炎药等均不能控制呕吐，靠输液维持营养，病情趋重，求诊中医。

诊查：患者面色萎黄，两目无神，消瘦，皮肤干燥，按其胃脘部有水声振响。脉细，重取无力，舌质淡红，苔薄白。

临床分析：患者素有胃病，中阳不振，清利湿热治淋证，苦寒之剂复伤胃气，中阳更虚，胃气上逆，痰饮内停，气滞血瘀，加之连续呕吐不能进食，则胃之气阴也不足。

治法：温阳化饮，通降胃气。

处方：川桂枝 5g，炒白术 10g，猪苓、茯苓各 30g，泽泻 25g，姜半夏 15g，炒陈皮 10g，蜣螂 10g，川通草 5g，麦冬 20g，芦根 30g。

每日 1 剂，浓煎 250mL，药煎成后，先嚼生姜片，知辛为度，吐去姜渣，即服汤药，右侧卧位，臀部垫高。

服药 2 剂后，患者呕吐止而渐进流食。又按原方加减续服 8 剂，呕吐完全控制。随访 3 个月未见复发。

按语：本案主症为呕吐，因吐而不能进食，二便俱少。《金匮要略·呕吐哕下利病脉证治》所载茯苓泽泻汤、泽泻汤等方均有温阳化气、行水止吐之功，本案即以此二方合小半夏加茯苓汤治之取效。

温阳利水之方药能消除幽门管之水肿，胃中之液得以入于小肠，故服药后患者小便增多而呕吐也止。方中蜣螂、通草散结利尿，麦冬、芦根甘凉濡润，益胃生津，与甘温药合用能刚柔相济。服药方法，先取生姜嚼服，防其服药即吐；取右侧卧位，臀部垫高，冀其药液能达于幽门管部，容易发挥治疗作用。

案二

胡某，男，64岁。2006年1月9日初诊。

主诉：胃脘隐痛间作5年，伴口咸。

病史：患者5年来胃脘隐痛，痞胀，口味异常，以咸为主，近5个月来体重减轻，2005年4月29日胃镜示食管炎、慢性轻度浅表性胃炎，2005年10月24日胃镜示浅表性胃炎、幽门螺杆菌阳性。曾服诸多中西药治疗乏效。

刻诊：胃脘隐痛，食后为甚，痞胀嗳气，时泛酸，口咸，大便尚调，夜寐尚安。患者6年前发现血压偏高，服复方降压片，现改服珍菊降压片，血压维持在140/90mmHg左右，2006年1月4日心电图示窦性心律、左室高电压。

诊查：舌质暗红，舌苔薄白，脉细。腹软，上脘轻压痛，按之则甚。

临床分析：患者年过六旬，肝脾肾渐虚，高血压病史6年，素体阴亏，肝阴不足，失于濡养，气机郁滞，肝气乘脾，脾虚失运，湿邪内生，湿为阴邪，易阻气机，湿阻气滞，故见胃脘隐痛痞胀；口咸属肾阴不足、湿浊上泛之候。当属湿阻气滞肾虚之胃痛、口咸。

治法：化湿行气，健脾益肾。

处方：徐氏化湿和胃汤加减。

佩兰20g，蔻仁3g（后下），橘皮、橘络各6g，法半夏10g，莱菔缨15g，鸡内金10g，山药15g，山茱萸10g，冬葵子10g，木蝴蝶5g，茯苓15g。

二诊：服药17剂，患者胃脘痞胀渐消，近日泛酸，口中酸，酸多时可从牙缝中渗出，右胁隐痛，时有心悸，有空虚感，进食后可缓解，两次胃镜均示浅表性胃炎，但症状持续不消，大便量少。舌质暗红，舌苔薄白，脉细弦。心率78次/分，下肢不肿。此为肝胃不和，郁久化热。

治法：疏肝和胃制酸。

处方：柴胡疏肝散合化肝煎加减。

柴胡6g，枳壳10g，白芍10g，陈皮6g，法半夏6g，煅瓦楞20g，象贝10g，茯苓15g，莱菔缨15g，炙甘草3g，仙鹤草15g，木蝴蝶6g，黄连1.5g。

每日1剂，水煎2次。另予三七粉，每晚2.5g，调服。

三诊：服药10剂，患者脘痛泛酸，口中异味稍有改善，近日夜间噩梦，多发于子时，噩梦时心前区隐痛，昨夜服丹参滴丸，心痛改善。舌质微暗，舌苔薄白，诊脉小弦。既往有浅表性胃炎病史，服药 1 年余症状未减，此为心胃同病。

治法：理气和胃，宣痹宁心。

处方：橘皮、橘络各 6g，法半夏 6g，浙贝母 10g，制香附 10g，娑罗子 6g，佛手 10g，酸枣仁 15g，茯苓 15g，白芍 15g，炙甘草 5g，龙齿 15g，玉竹 15g，建曲 15g，仙鹤草 15g。

每日 1 剂，水煎 2 次。继以三七粉 2.5g，每晚调服。

四诊：服用上方半月余，患者夜寐得安，噩梦已消，胃脘隐痛、泛酸稍减，夜间隐痛，位于胸骨后及上脘，发于子夜。舌质微暗，舌苔薄白，脉小弦。此为肝胃气滞，久痛入络，不通则痛。

治法：疏肝和胃，行气化瘀。

处方：苏梗 10g，制香附 10g，赤芍、白芍各 10g，炙甘草 3g，橘皮、橘络各 6g，法半夏 10g，黄连 1.5g，太子参 15g，茯苓 15g，煅瓦楞 30g，刀豆壳 15g，丹参 10g，五灵脂 10g，焦山楂、焦神曲各 15g，白蒺藜 12g。每日 1 剂。

按语：诸多因素可致湿阻之证，胃既有病，则气化升降失常，胃中津液聚而成湿。湿为黏腻之阴邪，不易骤化，而胃中湿邪又有碍升降，湿阻气滞尤甚，致湿阻与气滞互为因果，恶性循环，加重病情。徐老认为此证当化湿与理气和胃并投，俾湿祛而气降，气行而湿化。本证属脾虚夹湿，治宜化湿行气。首选佩兰、蔻仁化湿醒胃之品；陈皮、法半夏既能化湿，又能和胃，为徐老治胃病兼湿的常用药物；茯苓、山药既能健脾化湿，又有淡渗利湿之功。咸味属肾，肾阴亏虚，水湿上泛，乃致口咸，取六味地黄之意，如《医方论》所云："此方……实三阴并治之剂。"用山茱萸、山药补养肾肝脾之阴；冬葵子淡渗利湿，而泄肾浊。全方组成，寓有深意，取效也捷。复诊时患者胃脘痞胀、口咸即缓，然又兼有胸痹、心悸之症，胃居心下，《灵枢·经脉》云："心手少阴之脉……络小肠；其支者，从心系上夹咽……是动则病嗌干心痛。"故心胃在生理病理上相互影响，心胃同病，治当兼顾，故又拟疏肝和胃，宣痹宁心，佐以丹参、五灵脂行气化瘀之品，症状得以缓解。该患者的治疗过程，体现了中医辨证施治的灵活性。

第四节　张静生

一、医家简介

张静生，辽宁沈阳人，幼时有疾，其父颇赞中医，皆携医视之，遂顺意好学。1961 年考入辽宁中医学院（现辽宁中医药大学），数年寒窗，通岐黄之秘，精脉理之诀，识人所不能识之病，用人所不敢用之药，屡起疑难重症，确系明医高手。潜心著述《伤寒论方证研究》《急救广生集》等诸篇。张老临床擅治心脑血管及神经系统等疑难之症，尤其对头痛、中风、重症肌无力等疾病的治疗有独到之处，对中医事业做出了卓越贡献。张老潜心医学 60 余年，治学严谨，勇于创新，医术高超，是力倡中西医汇通的代表者，其在防治老年病方面亦有颇多独到之处。2019 年张老获"全国中医药杰出贡献奖"，2021 年张老被授予"辽宁省抗击新冠肺炎疫情先进个人"称号，2022 年张老获"国医大师"称号。

二、老年病理论发挥

（一）营卫相和，阴阳相长

老年病以虚者为多，张老继承并发扬《医林改错》之说，在治疗老年病时尤其重视胸痹的发病缘由，视其为气阴两伤，气伤无力推动血行，阴伤无以化赤濡血。卫属气，营属血，气伤卫外不固，一则心气不足，二则心火外延。营亏化血无源，一则脉道空虚，二则神明失摄。心气乏力，营阴乏源，脉道失充失润是胸痹发病的病理基础，也是其根本所在。气阴两伤并非单纯的心气、心阴受损，肺气、肺阴、肝气、肝阴、脾气、脾阴、胃气、胃阴等脏腑经络之气阴受损都会影响心气心阴之亏虚。

（二）祛痰化瘀，调畅气机

张老认为冠心病早期和中期多与痰湿和气机不畅有关，痰气与气机相搏，阻滞心脉，故在气阴两伤的基础上演变成痰气交阻证。痰有外痰和内痰之别，外痰者由湿聚而来，内痰者由脾化而成。痰和瘀虽然为两种物质，但其却属同源，痰为津化，瘀为血凝，二者同为机体气血津液运化失司的病理产物。其作为病理产物产生于胸痹发病的不同时期，早期中期多与痰有关，后期多与瘀有关，或形成痰瘀互结之势。无论是外感六淫疫毒之邪气，还是脏腑经络失和之邪气与外痰或内痰交阻于心之本脏本脉、心经心络或旁经旁络等，阻滞气机，形成痰气交阻之势，即早期、中期胸痹。

（三）攻补兼施，酌情施药

张老治疗胸痹因人因地因时制宜，患者体质有强弱偏禀之别，生活环境又有流动区域之分，加之四季交替、寒暑更替，治疗上虽攻补兼施，但是鉴于上述情况之变以及病邪浅深、病势轻重、病程长短、分期分型之异，攻与补之间的轻重变化应临证审因，明晰病机，酌情施药，辨证化裁。攻者，祛邪也；补者，扶正也。在胸痹的临床治疗中，扶正即益气、养阴、补血、生津，祛邪即化痰、清热、凉血、消瘀。张老明确冠心病早中期的基础病机为气阴两伤，拟用丹参生脉饮加减治疗，加入生地黄、百合、北沙参等滋阴生津之品，或加入生黄芪、人参、太子参、白术等健脾益气之药，益气配伍滋阴，一阴一阳，阳得阴助生化无穷，阴得阳升泉源不绝，在性味上甘寒、甘凉、甘温层次分明，用量精当，补气不伤阴，滋阴不碍气。临床上多选用生地黄、珍珠母、玄参等咸寒或甘寒的清热凉血之品，很少选用芩连栀柏等苦寒折中之品，恐伤气太过，化血无源，运血无力；多选用石菖蒲、远志等化痰散湿、定志安神之品；多选用佛手、香橼、砂仁、枳壳等理气之品，但用量较小，病去药减，恐辛温耗气伤津。张老在胸痹的临证用药上精当无比，审时度势，寒热统筹，虚实兼备，既攻又补，相得益彰。

（四）辨证施治，虚实兼调

张老认为中医精髓在于辨证论治，辨证论治的基础为理、法、方、药体系，以理、法为纲，构成中医治疗学的辨证思维，以方、药为目，针对性地论治各种病证。冠心病发生的根本在于五脏虚损、气血不足，病位在心，涉及五脏，属本虚标实之证。本虚指气虚、阳虚、阴虚及气阴两虚；标实指痰浊、血瘀、寒凝。本病虚、痰、瘀三者相互关联，虚是根本，虚可致瘀，瘀可致虚，因虚因瘀导致痰浊阻滞。所以本虚标实、虚实相兼是冠心病的主要病理机制。

三、验案举隅

案一

一蔡翁，年六十一，肩背痛三月余，动则胸闷气短，口干，便正常，舌暗齿痕苔腻，脉沉弦缓，予以丹参生脉饮加减。

处方：太子参 15g，麦门冬 15g，五味子 15g，丹参 5g，菊花 15g，羌活 10g，夏枯草 6g，葛根 30g，生牡蛎 30g，苏子 15g，桑白皮 15g。7 剂，水煎服。

二诊：诸症好转，唯胃反酸，动则颈部发紧，大便成形，舌红齿痕，脉沉弦。予以原方加莲肉 25g，蒲公英 30g。21 剂，水煎服。

三诊：患者仅行走快时胸部不适，便略成形，舌暗苔腻，脉沉无力。诸症明显好转，治法同前。按二诊方加红景天 10g，鸡矢藤 30g，炒薏苡仁 30g。21 剂，水煎服。

服药后患者诸症缓解。

按语：患者胸闷气短，气虚也，口干，阴虚也，舌脉者，皆为气阴两虚兼血瘀也。气为血之帅，气虚血行迟缓，脉道不利，不通则痛，故肩背痛。此外，年老肾阴不足，肾阴不能上滋心阴，心失所养，不荣则痛，故肩背痛。本证为本虚标实，故应标本兼治，补气养阴，同时活血祛瘀。予丹参生脉饮化裁。

案二

一曹翁，年八十，胸痛反复发作七年余，加重一日。时有胸闷，动则气短，睡眠差，二便正常，舌暗润有光泽，脉沉缓。予以丹参生脉饮加减。

处方：太子参 15g，麦冬 15g，五味子 5g，丹参 25g，佛手 10g，香橼 10g，远志 10g，石菖蒲 15g，炒枣仁 25g，首乌藤 10g。7 剂，水煎服。

二诊：睡眠好转，二便正常，舌红润苔腻，脉沉弦有力。予上方加苏子 15g，炒桑白皮 15g。14 剂，水煎服。

三诊：服药 2 周后仍时有胸闷，伴失眠，不欲饮食，二便正常，舌红暗苔腻，脉沉弦滑。

处方：太子参 15g，麦冬 15g，五味子 10g，丹参 25g，苏子 15g，炒桑白皮 15g，炒枣仁 30g，合欢皮 25g，首乌藤 25g，鸡内金 15g，焦三仙各 15g。14 剂，水煎服。

四诊：患者服药后胸闷、气短、不欲食等症状较前明显缓解，现仅见腹胀、反酸，大便成形，舌紫暗，右脉沉弦细。

处方：太子参 15g，麦冬 15g，五味子 5g，丹参 25g，广木香 10g，砂仁 5g，鸡矢藤 25g，蒲公英 30g，厚朴 15g，大腹皮 15g。14 剂，水煎服。

按语：患者气阴两虚，不能推动血液运行，导致血液瘀阻，加之患者平素饮食不节，过食肥甘厚味，以致脾失健运，聚湿成痰，痰瘀互结而成胸痹。患者患病日久，耗伤正气与阴液，出现气短及夜寐差的症状，属气阴两虚证。予以丹参生脉饮加佛手、香橼为主方以益气养阴、活血化痰。

案三

一姜翁，年七十二，因情志不遂，出现胸闷气短，偶有胸痛，周身乏力，入睡困难，面色少华，头晕头痛，体型偏胖，食欲减退，咳吐白痰，舌胖大苔腻边红，脉弦数。

处方：太子参 15g，麦冬 15g，醋五味子 10g，丹参 25g，制远志 15g，石菖蒲 15g，百合 30g，砂仁 10g（后下），麸炒枳壳 15g，麸炒白术 15g，佛手 10g，香橼 10g。7 剂，水煎服。

二诊：服药 1 周后，患者胸闷气短、周身乏力明显缓解，食欲增进，入睡依然困难，舌体胖大苔腻好转，舌边红，脉弦数。拟上方改醋五味子 5g，加珍珠母 30g，茯神 15g。7 剂，水煎服。

三诊：服药 2 周后，患者胸闷气短、睡眠、食欲、头痛等症状明显改善，劳累后仍见胸闷气短、乏力倦怠等症状，舌体胖大苔腻好转，舌边红，脉弦略数。

处方：太子参 15g，麦冬 15g，醋五味子 5g，丹参 25g，制远志 10g，石菖蒲 10g，百合 30g，麸炒白术 15g，佛手 10g，香橼 10g，珍珠母 30g，茯神 15g。14 剂，水煎服。

患者服药 4 周，回访询问得知症状好转，并嘱其注意休息，调畅情志，清淡饮食，病变随诊。

按语：胸痹属本虚标实之证，本虚即气虚、血虚、阴虚、阳虚，标实即气滞、痰湿、血瘀等。张老认为本病病机为气阴两伤、痰气交阻。情志不遂为诱因，该患者气阴两伤在先，故而诱导发病，出现胸闷气短的临床表现。情志不遂属五志过极，过极者郁而化火，火性炎上耗气伤阴，加重胸闷气短症状。该患者前期服用了大量活血化瘀、扩张血管的药物出现头痛、恶心，乃是引火上行所致，后又口服中药出现周身乏力、入睡困难，乃是伤气耗阴之征兆。遂予丹参生脉饮加减，奏益气养阴、理气化痰之功，补益气阴，祛尽余邪。

第五节 杜 建

一、医家简介

杜建，教授，主任医师，首届全国名中医，博士生导师及博士后合作导师，曾任福建中医学院（现福建中医药大学）院长、福建中西医结合研究院常务副院长、福建中医药大学附属第二人民医院院长。1991 年被评为福建省优秀教师，1993 年享受国务院政府特殊津贴，2002 年获福建省优秀专家称号，2007 年获得卢嘉锡优秀导师奖，2013 年被评为"福建省名中医"，2021 年获"全省高校优秀共产党员"称号。"十一五"国家科技支撑计划"名老中医临床经验、学术思想传承研究"对象，第三、四、六、七批全国老中医药专家学术经验继承工作指导老师。

杜建教授于 1965 年毕业于福建中医学院（现福建中医药大学），从事中医药工作已有 50 余年。杜建教授常年身兼教学、科研以及繁重行政管理事务，依然坚持临床诊疗工作，擅长治疗肿瘤、老年性疾病及各科疑难病症，诊疗思路敏捷准确，处方用药灵活机变。

二、老年病理论发挥

（一）温病学术思想在老年疾病中的运用

杜建教授经过长期的临床实践，博采众长，把以温病为主的学术思想拓展应用到内科的诊疗上，将温病发展过程中出现"热、毒、瘀、虚、痰"的基本思路应用于老年病临床，并结合老年期生理病理的变化对上述几个病因病理特点的内涵加以引申拓展，形成了独具特色的老年病学观点。杜建教授提出"虚"在老年慢性疾病的发病过程中起着重要作用，临床上重视补虚泻实，其学术思想主要表现在以下几个方面。①治疗老年心血管疾病重视"补肾"。如在补肾的基础上配合补气温阳、活血通脉药物治疗冠心病；在滋养肝肾的基础上，调整阴阳平衡治疗高血压。②以"肾主髓"思想指导老年退行性神经系统疾病的临床诊疗。如运用补肾健脾养血活血法治疗血管性痴呆，运用补肾益髓法治疗老年帕金森病。③提出"因虚生痰，痰瘀互结"病机理论，强调中医治疗老年代谢系统疾病应配合补肾健脾药物。为了更好地将中医"补虚"思想指导临床，杜建教授将中医传统理论和现代营养学相结合，指导开设中医营养门诊，除中医中药的治疗外，给予患者合理、科学的饮食建议以改善患者的体质状况，配合治疗，其学术思想在临床中的实施应用取得了良好的临床疗效。在治疗血管性痴呆方面，杜建教授创造性地提出"血管性痴呆患者多虚多瘀，以肾虚血瘀为常见证型"的理论，制定了"补肾健脾，养血活血"的血管性痴呆治疗法则。在这一理论的指导下，杜建教授结合现代药理研究成果筛选了13味中药，创制的中药复方康欣胶囊获得国家药品食品监督管理局药品生产批号，经临床应用，康欣胶囊能减轻血管性痴呆患者的病情，延缓患者病程发展，提高患者生存质量，减轻患者家庭的护理负担，收到良好的社会效益。

（二）温病学术思想在肿瘤疾病中的运用

杜建教授运用温病学的理、法、方、药指导临床辨治恶性肿瘤辅助治疗取得了显著的疗效。其应用西医学研究方法，从微观病理生理变化入手，探讨温病急性热瘀证的病理实质，丰富了温病热瘀证的理论，并从《临证指南医案》中的辨证、立法、处方、用法中吸取其精髓，为临床辨证治疗打开了新的思路。杜建教授认为在温病的各个发展阶段，"热象"与"伤阴"往往同时并存，特别是在温病后期，阴伤的表现尤为突出。温病临床表现的又一特点是易内陷生变，若病邪较盛，正气不足，邪可内陷而发生各种变证、危证。恶性肿瘤在发展过程中可出现瘀毒内蕴而耗伤阴液，其发生发展及转归、邪毒的传变，与温病学说的论述颇有相似之处。肿瘤发病为内虚而邪毒留著，其发展经历了邪正相争、肿瘤毒盛而蔓延的过程。在肿瘤进展期邪盛毒深之际，火毒炽盛、内热伤阴尤其突出，治则不离清热解毒、益气养阴。温病发病过程中易伤津耗液，温病瘥后虽然邪热已除，但机体多未恢复正常，需要进一步调理。肿瘤手术、放化疗后，邪虽祛除或者暂时消落，但是人体正气亏耗、阴液大伤，如不注意"瘥后"恢复期的调护，会"复发再燃"，使病情反复或变生他病。依据肿瘤治疗的不同时期，杜建教授创立三方。①解毒消癥饮：患者手术前毒邪久留体内，居于经络脏腑，清热解毒之药，可抑制患者体内毒邪的滋生及蔓延。②扶正抑瘤方：手术后及放化疗过程中，治以补气养阴、增强免疫功能、消除放化疗毒副作用。③扶正清解方：攻补兼施，作为消化道肿瘤患者放化疗结束后的长期辅助用药。以上三方在临床上延缓了肿瘤患者病程发展，提高了患者的生存率，收到良好的社会效益。相关组方已获国家专利，已制成院内制剂在临床中应用。

三、验案举隅

某女，66 岁。2020 年 4 月 29 日就诊。

主诉：反复左肩后背酸痛、胸闷 4 个月。

既往史：真菌性肺炎、细菌性肺炎、反流性食管炎。

现病史：2019 年 12 月中旬因左肩后背酸痛、胸闷，至某医院查胸部 CT，提示肺部肿块 3cm×4cm，拟住院行手术治疗。术前血液检查发现血常规异常，经骨髓穿刺诊为老年急性髓系白血病 M2，遂行两次化疗。化疗期间经杜师远程医疗会诊，用益气养阴、扶正祛邪中药治疗后患者左肩后背酸痛、胸闷改善。

刻下症：无发热，无疲乏，无咳嗽，纳可，寐安，二便自调。舌淡红，苔微黄，脉细缓。2019 年 12 月 26 日查 CEA 6.46ng/mL。

西医诊断：急性髓系白血病、肺部占位、反流性食管炎。

中医诊断：血癌、聚病。

辨证：气阴两虚，痰瘀互结证。

治法：益气养阴，化痰祛瘀。

处方：黄芪 30g，女贞子 15g，灵芝 30g，山药 15g，夏枯草 15g，白花蛇舌草 30g，三棱 10g，莪术 10g，重楼 15g，全蝎 6g，浙贝母 10g，沙参 10g，麦冬 10g，生晒参 15g，白术 15g，茯苓 15g，甘草 3g。7 剂，水煎服，每日 1 剂，分 2 次服用。

二诊：患者服药后未诉明显不适，口不干，口不苦，纳可，寐安，二便自调。舌偏红，苔薄白，脉细弦。2020 年 7 月 16 日于某医院查胸部 CT 示①右肺上叶占位性病变，考虑肺癌可能性大；②双肺小结节 0.4cm；③右肺中叶及双肺上叶少量慢性炎症；④右侧胸膜少量增厚；⑤双侧腋窝多发小淋巴结。CEA

25.3ng/mL，HE4 108.2pmol/L，Cyfra21-1 4.75ng/mL。

辨证：气阴两虚，痰瘀互结证。

治法：益气养阴，化痰祛瘀。

处方：黄芪30g，女贞子15g，灵芝30g，山药15g，夏枯草15g，白花蛇舌草30g，三棱10g，莪术10g，重楼15g，全蝎6g，苦参15g，山慈菇15g，龙葵15g，浙贝母10g，生晒参15g，白术15g，茯苓15g，赤芍10g，山楂15g，甘草3g。7剂，水煎服，每日1剂，分2次服用。

三诊：患者未诉明显不适，纳可，寐安，二便自调。舌质偏红，舌苔薄白，脉细弦近数。复查CEA 37.5ng/mL，生化全套、血常规未见明显异常。

辨证：气阴两虚，痰瘀互结，热毒内蕴证。

治法：益气养阴，化痰祛瘀，清热解毒。

处方：黄芪30g，女贞子15g，灵芝30g，山药15g，夏枯草15g，白花蛇舌草30g，三棱10g，莪术10g，重楼15g，全蝎6g，苦参15g，山慈菇15g，鱼腥草15g，浙贝母10g，生晒参15g，鬼针草15g，白术15g，茯苓15g，金蝉花15g，山楂15g，甘草3g。7剂，水煎服，每日1剂，分2次服用。

四诊：晨起时痰中带血，近日感手足热，微汗出，纳可，寐安，二便自调。舌尖红，苔薄白而干，脉细弦数。

辨证：气阴两虚，热盛动血证。

治法：益气养阴，清热解毒，凉血止血。

处方：黄芪30g，女贞子15g，灵芝30g，山药15g，夏枯草15g，白花蛇舌草30g，三棱10g，莪术10g，重楼15g，全蝎6g，白及10g，仙鹤草15g，侧柏叶10g，紫珠草15g，牡丹皮6g，北沙参10g，麦冬10g，金蝉花15g，山楂15g，甘草3g。7剂，水煎服，每日1剂，分2次服用。

患者每周一次于门诊看诊，至2021年6月，患者身体状态良好，未诉明显不适，定期行相关辅助检查，指征相对稳定，坚持服用中药调理，未行西医相关治疗。

按语：该患者于新冠疫情暴发期间发病，因处于疫情期间，患者外出就诊不便，化疗后机体免疫功能下降，出现疲乏等不适。机缘巧合下患者找到杜师，行远程医疗会诊后拟以中药益气养阴、扶正祛邪处方共4次，患者诉疗效甚佳，遂从外地开车两天两夜至福州看诊。2020 年 4 月 29 日为患者第一次看诊，患者诊断"急性髓系白血病"明确，肺部肿块性质待查，虽病情较重，但患者身体状态良好，精神好，一般情况可，中医从症状上辨证证据不全，故可从西医诊断及相关辅助检查上考虑其中医病因病机，拟以相关处方用药。

从温病卫气营血看，白血病患者的辨证多处于营分与血分阶段。营分证是指温邪深入营分，灼伤营阴，扰神窜络而出现的身热夜甚、口干欲饮、心烦不寐、时有谵语、斑疹隐隐、舌质红绛等症状；血分证是指温邪深入血分，引起耗血动血，瘀热互结而出现的身热夜甚、躁扰不安、神昏谵语、吐血、衄血、便血、尿血、斑疹密布、舌质深绛等症状。白血病的临床表现为高热、出血、皮肤紫癜、骨骼疼痛、贫血等，与温病营分证、血分证的临床表现相似，故临床可从营分证、血分证进行辨证论治。该患者急性发病，病势急，考虑为邪热由营分直入血分，导致血分热盛，从而发病。经两次化疗后，患者相关血液指标转至正常，但机体疲劳，经中药介入扶正祛邪后，患者损伤之气血渐渐恢复，生理功能恢复正常。患者检查癌胚抗原出现升高趋势，建议其行西医相关治疗，但患者及家属拒绝，遂用中药全蝎、重楼、苦参、山慈菇、浙贝母、三棱、莪术等药物，以期能控制肺部肿块的增大，经定期的复查，疗效较为满意。在治疗过程中，患者曾出现咳血症状，考虑肺部肿块引起的上焦血热妄行，在益气养阴的基础上，用白及、仙鹤草、侧柏叶、紫珠草凉血止血，后未再出现咳血现象。该患者在中药治疗的基础上，结合营养门诊的饮食指导和坚持运动，目前身体状态较好，未诉有明显不适，仍嘱其注意观察身体是否有紫癜、咳痰是否带血等情况，以便出现特殊情况时及早处理。

白血病是恶性消耗性疾病，故白血病患者的基础代谢率会较普通人增高，机体对各种营养素的需求量也会增加。白血病饮食最重要的元素是蛋白质、维生素、铁，因此白血病患者必须尽可能食用高蛋白、高热能、含丰富维生素和铁元素的食物。以下是给予该患者的饮食建议。

首先，白血病患者要补充优质高蛋白。这类患者机体内蛋白质的消耗量远远大于正常人，只有补充足够量的蛋白质，才能维持各组织器官的功能，才能保护机体免受细菌和病毒的侵害，提高机体抵抗力。所以患者应该选择消化与吸收率高的食物，如鱼、肉、蛋、奶、豆制品等。此外，动物肝脏中含有丰富的蛋白质、多种维生素和矿物质等，白血病患者日常饮食可适量食用动物肝脏，对疾病的恢复也是有益处的。

其次，注重铁的摄入。由于白血病患者会有贫血的症状，铁能促进血红蛋白的生成，所以应注重铁的摄入。鼓励患者经常食用一些富含铁的食物，如紫菜、菠菜、香菇、黑木耳、芝麻酱、蛋黄、红枣、花生等。

第三，维生素和微量元素的摄入也是需要关注的重点。由于白血病患者处于高消耗高代谢状态，易丢失钠、钾、钙、磷等微量元素，造成体液酸碱失衡，故应注意补充适量的富含维生素及矿物质的食物，如小麦、干果、谷类、酵母、水果以及新鲜绿叶蔬菜等。

第四，丰富营养食物的摄入。对于刚结束化疗体质较弱、免疫力较低的患者，建议食用较清淡、富含营养、易消化吸收的食物，忌生冷、腌制、不新鲜、不易加热的食品，同时要保证个人卫生，避免引起继发性感染。患者进入恢复期后对营养的需求开始增多，此时应以摄入高营养的食物为主。白血病患者身体一般比较虚弱，化疗期间要适当增加蛋白质的摄入，少食高脂肪、高胆固醇类的食物。

第五，增加水分的摄入。白血病患者在化疗期间由于胃肠道反应，水分丢失较多，因此水的需要量比平常增加。适当多饮水有助于排毒和减轻化疗副作用。建议饮水量 2～2.5L。

总之，要根据患者的实际情况，合理搭配食物，注意营养全面均衡，以清淡食物为主，避免煎炸、油腻。忌生冷、腌制、不新鲜以及含有浓厚调味品的食物，注意色、香、味的调配，根据患者口味经常变换烹调方式，吃容易消化的食物，并采取少食多餐、三餐三点式的进食方法。

第六节　张发荣

一、医家简介

张发荣，教授，博士生导师，首届全国名中医，首届四川省名中医，全国老中医药专家学术经验继承工作指导老师，享受国务院政府特殊津贴专家，四川省劳动模范、四川省医疗卫生终身成就奖、中华中医药学会中医药学术发展成就奖获得者。1963 年张老毕业于成都中医学院（现成都中医药大学），留校从事教学、科研、临床工作。张老筹建了四川省中医药学会糖尿病专委会并担任主任委员，指导拟订的 2 型糖尿病中西医防治方案在四川省推广，并率先在中医院创办内分泌科，是中医内分泌学科的奠基人之一。

张老从医近 60 载，坚持博采众长，继承发扬，开拓创新。其倡导寒温统一论指导治疗外感热病，研制散寒解热口服液。张老研究糖尿病 40 多年，创新性地提出消渴病"阴虚燥热、燥热伤津、阴损及阳、阴阳俱损，热瘀互结贯穿始终"的病机学说，丰富和发展了糖尿病中医辨治理论，对糖尿病并发症提出"补脾肾，益气阴，清虚热，通瘀络，虚瘀并治"的独特治法。张老从"痰瘀"论治急性中风，认为化痰逐瘀是挽救中风危重证的关键。张老还根据"相火亢旺，痰火燔灼三焦"的病机论治甲亢，用经验方甲亢甘露饮内服，瘿瘤散外敷，内外合治，相得益彰。在其学术思想指导下，形成了中药新药 2 项、院内制剂13 种，指导制（修）定国家、行业标准规范如《糖尿病足病中西医结合临床诊疗专家共识》《糖尿病视网膜病变病证结合诊疗指南》等 13 项。

二、老年病理论发挥

（一）认清生长壮老已乃人生规律

张老强调，人之一生如太阳之起落，旭日初升，艳阳高照，日落西斜，沉入地底，此乃自然规律。《素问·上古天真论》中"女子……七七""丈夫……八八"的一段论述，即是以肾气的自然盛衰规律来说明人体生长、发育、衰老的过程与先天禀赋的关系，描述了随着年龄增长，肾气由盛至衰，人体逐渐衰老的过程。《素问·阴阳应象大论》曰："年四十，而阴气自半也，起居衰矣。年五十，体重，耳目不聪明矣。年六十，阴痿，气大衰，九窍不利，下虚上实，涕泣俱出矣。"人的寿命是有限的，这是由于人体在生长、发育、衰老过程中，各个脏腑器官的功能逐渐下降，气血运行逐渐减弱，抵抗外邪的能力也逐渐减弱，容易致病。而人到老年，气血阴阳虚衰，御邪抗病之力大不如前，容易患上各种慢性疾病，如高血压、糖尿病、冠心病、脑卒中等，这些疾病的治疗和康复需要长期的药物治疗和身体调养，对老年人的身体健康和生活质量产生持久的影响。

天人相应，人会衰老，并且衰老的程度随着时间的流逝只会有增无减。对于老年人来说，疾病多是叠加状态。张老认为，医疗行为的目的无非是尽力推迟疾病的叠加，延缓其发展，提高患者生活质量，增加寿命。医学的能力是有限的，辨证丝丝入扣，方药与证相符，也不一定能立竿见影，这在老年病领域更为明显。患者疾病错综复杂，病邪深陷，医者所做的也只是于逆流中挽舟，能延缓其发展已是万幸，继续发展也是常事。每有患者对此认识不足，询问所患疾病可否痊愈，质疑用药为何没有逆转病势，此乃医学之界限，疾病之规律也。医者也需明白此发展规律，无须常常自疑。

（二）抓住中医治疗老年病的重点

老年病常多病相兼，虚实夹杂，或发病突然，变化莫测；或正不胜邪，疗效欠佳。针对老年病的特点，如何高屋建瓴，防微杜渐，扶正祛邪，统筹兼顾，突出重点，有序治疗，把握预后转归，做到心中有数，乃是各科专家的奋斗目标。

中医治疗老年病需要研究的问题众多，张老重点提出了两个临床棘手的问题：一是患者就诊，一来就是拿出一大堆检查资料，所患疾病若干，从头到足，五脏六腑，四肢百骸，多有疾病，少则几个病，多则十个八个，甚至二三十个病。对于现代检查结果，中医能全面解读者不多，即使读懂了，是否根据检查资料处方用药，见解可能不一。检查报告是参考值，所谓参考，即并非绝对，即使超出范围一点，都可能是正常的。若作为刻板的诊断治疗依据，就将复杂的医学奥秘简单化，边缘化了医生在临床工作中所起的主导作用。近代西医检查诊断治疗方法发展快，部分中医工作者与时俱进，衷中参西，扩大视野，取长补短，拓展了中医诊断治疗思路，对继承发扬中医具有重要作用。术业有专攻，尽力而为即可，中医不必为读不懂某些检查报告着急，西医临床各科之间互相读不懂报告者，也是屡见不鲜的，何况中西医之间呢。当然，作为中医，秉持开放思维，海纳百川，学习一些西医诊疗知识，对传承发扬中医宝库，无疑是很重要的。中医在长期的临床实践中，对疾病预后转归，积累了丰富的经验，而中医若能借鉴参考西医对疾病预后转归的知识，定会如虎添翼，丰富中医内容。如哮喘是一个中医病名，包括急性喘息性支气管炎引起的咳喘，也包括了顽固的支气管哮喘病等。前者疗效好，后者疗效差，即使辨证论治丝丝入扣，其治疗效果也未必如预期。作为一个中医师，若能以发扬古义、融会新知、衷中参西的治疗思路指导临床实践，就能高屋建瓴，成竹在胸，定会提高中医辨证论治水平。

二是患者疾病头绪繁多，治疗从何入手？老年患者疾病逐渐叠加，且病机常常虚实夹杂，寒热并见，多个脏腑的损伤同时存在，如何抽丝剥茧，找出中心病机，辨证论治，体现了医者的功力。对于大部分患者而言，解决其最苦恼的症状，以主诉为导向即可。而对于病情复杂，一时无法明晰治疗着手点的，张老认为总体治疗思路首先是着眼于最危及患者生命的病证。部分老年患者缺乏医学专业知识，对疾病的严重性和预后认识不足，主诉往往跑偏，通过较为详细的问诊和患者提供的检查报告，可以帮助我们明确需首先解决的问题。如一患者因体检新发现甲状腺 3a 类结节前来就诊，查阅报告发现其甲功正常，而糖化血红蛋白 8.5%，尿蛋白（++），询问得知患者不规律注射胰岛素治疗，已近半年未监测血糖，此时甲状腺结节与糖尿病相比，孰重孰轻一目了然。

我们应着手于中医最能帮助患者的部分。西医与中医作为两大医学体系，各有侧重，作为中医，要承认西医对部分疾病治疗的优势，中西并用，取长补短，才是最佳的选择。在面对多病兼见的患者，病因病机不同，难以取舍之时，西医擅长的疾病可以先由西医处理，中医发挥自己的特长优势，才能达到最好的效果。如患者患恶性肿瘤合并多种基础病，既可以针对放化疗的不良反应施治，也可以针对患者的全身情况调理。总体来说，老年病冗杂繁复，难以面面俱到，必须要熟悉病情，理清思路，用药主次分明，相互协调，以收疗效。

（三）多法并用以提高疗效

张老临床常用食疗法、熏洗法、贴敷法配合内服中药，多管齐下，相辅相成。对于水肿、蛋白尿、肾病等疾病，张老推崇孙思邈《备急千金要方》中的千金鲤鱼汤，鲤鱼亦可用其他蛋白质含量高的鱼类替代，如鳝鱼、鲫鱼等，汤中多加健脾益气逐饮之品，以资补虚利水之效。对于皮肤瘙痒、肿疡等疾病，张老喜用熏洗法，常以五味消毒饮为基础方，加用千里光、蛇床子、苦参、僵蚕等清热解毒、息风止痒之品。对于甲状腺结节、弥漫性甲状腺肿，张老自拟甲瘤散（皂角刺、黄药子、山慈菇、猫爪草等），用行气化痰、消肿散结药物打粉，蜂蜜、蛋清调和贴敷于颈部，临床疗效甚佳。

三、验案举隅

案一

刘某，男，68岁，原某单位党委书记。1991年初诊。

患者患有糖尿病20年，其儿媳是某医院西医内科专家，一直口服西药治疗。近4年来，经常出现头目眩晕，心悸气短，肢体浮肿，下肢麻木，皮肤颜色青紫。血压在180~150/110~90mmHg之间，心电图示T波倒置、心肌缺血，尿常规示尿糖（+++）、尿蛋白（+++），肾功能检查示尿素氮11mmol/L，肌酐在170~210μmol/L之间，肌电图示下肢坐骨神经、腓总神经等严重损害。患者近半年加用了胰岛素治疗，空腹血糖控制在5~7mmol/L之间、餐后2小时血糖控制在8~10mmol/L之间，服硝苯地平、卡托普利降压，血压控制尚可。患者肢体水肿曾反复应用氢氯噻嗪、呋塞米等，初始消肿效果满意，之后效果逐渐变差。长期服用B_1等多种维生素、肌醇片、血管扩张剂等，肢体麻木疼痛仍然有增无减。患者因水肿、下肢麻木疼痛深感忧虑，不堪其苦，求治心甚切。

初诊时症见患者面色晦暗，颜面浮肿，眼球肿胀，少神，心悸气短，咳逆上气，痰多，呈风泡状，腹胀，食少，四肢欠温，大便干燥，2~3日一行，小便量少，混浊。舌淡，舌胖大，舌苔厚腻，色黄白相间，脉沉细无力。查体示中度腹水，移动性浊音阳性，下肢凹陷性水肿，向心性延伸，已发展至膝关节以上，足背肤色青紫，小腿肿胀发亮。

西医诊断：糖尿病并发高血压、冠心病、肾病、周围神经病等病。

中医诊断：消渴、水肿、支饮。

辨证：消渴日久，阴损及阳，阳虚水泛，水饮射肺。

治法：温阳利水，泻肺逐饮。

在维持原西医治疗方案的基础上，用真武汤合葶苈大枣汤加味。

处方：白术15g，制附片15g（先煎），生姜15g，葶苈子15g，大枣20g，椒目10g，车前子30g，桑白皮20g，地骨皮20g，桂枝15g，黄芪30g。3剂，水煎服，每日1剂，分3~4次服用，每次100~150mL。

方中真武汤温阳利水，葶苈大枣汤泻肺逐饮，加椒目、车前子、桑白皮、地骨皮、桂枝诸药，意在增强化气行水功效。黄芪既可益气，又可利湿，有扶正祛邪之功。

二诊：患者服药 3 剂后，心悸气短、咳喘大减，已能平卧，痰量减少，水肿消退至膝关节以下。效不更方，原方再服 3 剂。

三诊：因患者前次服药后腹胀减轻，食欲好转，故放宽饮食控制，水果、油腻杂进，现自觉腹胀有所反复，口淡乏味。观其舌苔加厚，减去方中大枣甘味滞湿药物，意欲增强轻灵化湿的作用。

四诊：患者服药 2 剂后，自觉心悸气短较前明显加重，腹中嘈杂难受，其余症状亦无改善。故改服第一张处方。

五诊：患者服药 2 剂后，自觉诸症皆明显改善，效果更甚于首次投药后。

在之后的治疗过程中，张老有意识地对用不用大枣进行了多次重复对比观察，都印证了处分中不用大枣，患者服药后就感觉难受。用了大枣，患者服药后就感觉舒服。说明患者感受并非偶然巧合。

按语：本案以中医辨证论治理论为指导，治疗糖尿病及并发症取得了良好的疗效，说明中医辨证的有效性。案中用大枣之类的甘味药治疗糖尿病，并无不良影响，说明治疗糖尿病亦能用甘味药，当用就用，并无禁忌。今之糖尿病，《内经》称消瘅，后世多称消渴。历代中医积累了许多理论知识和治疗经验，古代有甘味药瘫中的记载，有些专家认为党参、黄精、大枣之类的甘味药不适用于治疗糖尿病，本案表明甘味药与蔗糖、麦芽糖之类的甘味不可相提并论，大枣之类的甘味药也是治疗糖尿病重要的有效药之一，大枣每日剂量 30~60g，对调节患者口感、抑制食欲、降低血糖可收到令人满意的效果。

案二

廖某，男，69 岁，转业工人。

青年军旅生涯，壮年转业当工人。工资收入低，家里子女多，平素生活清苦，不饮酒，嗜烟如命，既往有 50 余年的吸烟史。患者 40 岁时患高血压病，偶尔口服复方罗布麻片、利血平降血压。反复咳嗽，咳吐黄稠痰，常因感冒而咳喘加重，经中西药治疗可以缓解。60 岁并发冠心病，心绞痛频发，发作时常口服硝酸甘油片缓解症状。

患者年过 50 之后，身体状况每况愈下，病情不断加重，贫病交加，饥饱不定，生活乏味，郁郁寡欢，病情逐渐进展成肺性脑病，胡言乱语，狂躁不宁，眼神逼人，经中西医结合治疗，服用清热化痰开窍、镇静安神之剂，治疗2周，病情得以控制。

时年不慎外感风寒，症见高热，恶寒，呼吸急促，胸闷气喘，不能平卧，咳吐黄稠痰，口唇发绀青紫，面色晦暗，全身浮肿，口干，口苦，大便干燥，小便黄赤。时而伴有心绞痛发作，胸闷有压榨感，烦躁不宁，时而神志模糊，时而嗜睡。舌苔黄厚少津，脉弦滑。家人急送医院住院治疗。

西医诊断：①肺性脑病、肺心病、肺部感染、心力衰竭；②冠心病、心绞痛；③慢性支气管炎、肺气肿；④高血压。

治疗经过：经用青霉素（第一代）抗感染、氨茶碱解痉平喘、硝酸甘油扩血管及降压、吸氧等综合治疗3日，病情未有明显改善。

患者虽有高热，咳吐黄稠痰，属邪热壅肺证，但四肢欠温，精神不振，病情已由太阳病，邪传阳明，现已传入少阴，四逆症已见，治宜清肺温肾，故以清肺化痰、振奋心肾之阳、化气行水之法治疗。

方剂：五味消毒饮、葶苈大枣泻肺汤、真武汤加减。

处方：金银花20g，连翘20g，蒲公英20g，鱼腥草20g，紫花地丁20g，瓜蒌皮15g，杏仁10g，葶苈子15g，法半夏20g，茯苓25g，猪苓15g，泽泻25g，车前子20g，白附片15g（先煎），干姜15g，党参30g，麦冬15g，甘草15g。2剂，每日1剂，每剂分4次服用，每次150mL。

患者服药后咳喘、口干口苦及水肿减轻，痰量减少，病情缓解。

原方再服3剂，患者咳吐黄稠痰明显减轻，症见呼吸气短，心悸乏力，食欲欠佳，脉缓乏力，舌苔微腻。此为痰热壅肺之病机已减，现属肺脾气虚，痰湿余邪羁留，改用六君子汤加藿香、鱼腥草、矮地茶、百合、麦冬、瓜蒌皮、郁金等健脾化痰之药，以巩固治疗。

按语：此病案是1976年的治案，当时慢性支气管炎、肺气肿、肺心病此类心肺系统疾病发病率和病死率较高，属古今难治性顽症，难以根治，一旦急性发作控制后，坚持应用肃肺健脾补肾法巩固治疗，可提高抗病能力，降低急性发病频率。

第七节 罗 铨

一、医家简介

罗铨，云南中医药大学终身教授、主任医师。1962 年毕业于广州中医学院（现广州中医药大学），1963～1965 年师从云南省名中医吕重安。罗铨教授为第二批、第三批全国老中医药专家学术经验继承工作指导老师，第二届全国名中医，"十二五"中医老年病重点专科学术顾问，"云南罗氏调气理血学术流派"创始人，云南省名中医。罗铨教授曾任云南省中医医院内科主任、业务副院长，云南中医学院（现云南中医药大学）中医系副主任兼内科教研室主任，云南省中医学会常务理事。罗铨教授以师带徒、临床带教、专题讲授等方式，先后培养全国优秀中医临床人才、云南省名中医、学科带头人 6 人，三代学术继承人 50 余人，带教进修生、研究生、规培生等 300 余人。其助力医疗卫生事业传帮带，扎根基层建立工作站，提升了县级中医医院诊治能力，并为基层医院培养了众多技术骨干和学术继承人。罗铨教授参与省级内科提高班、西学中班、中医经典班等教学工作，始终坚持行医助教，利用其经验方配制的院内制剂"参附健心胶囊""灵芝益肾丸""十味消渴丸"在云南省中医医疗集团内 60 多家医疗单位中广泛使用，获评云南省卫生科技成果三等奖，取得较好的社会经济效益。罗铨教授中医药理论造诣深厚，根植中医经典医理，酌古参今，广采众家之长，传承广州中医药大学邓铁涛教授及云南省名中医吕重安先生学术思想，融会贯通，发挥创新，强调在辨证基础上运用方药，对生姜、附子、人参、黄芪、丹参、三七等药的运用尤具心得，对冠心病的诊治研学深透，在中医药治疗心脑血管病方面积累了丰富的临床经验，得到国内专家认可，在广大群众中享有较高声誉。

二、老年病理论发挥

（一）病因病机

罗铨教授认为，老年病多为气血虚损，隐袭起病。气血乃人身之根本，气血运行正常，则周身百脉通畅，五脏安和，身体健康，即《灵枢·天年》所言：

"五脏坚固，血脉和调，肌肉解利，皮肤致密，营卫之行，不失其常。"而老年之人，脏腑亏损，气血不足者居多。如气虚不用或血亏失于濡养，则致身体状况低下；或卫外失固，邪气乘虚侵犯人体；或生化不及，精乏气养而脏腑功能亦损，均可导致疾病发生。因有外邪侵袭，"壮者气行则已，弱者着而为病"，常人尚未受感，但老年人因气血虚弱，则病已隐袭于内，虽未知晓，其病已发。且老年人常多病相兼，病程病势缠绵难愈。年高之人，脏腑亏损，气血不足，患病容易祛病难，一病未愈，而另一病又生，常波及他脏，其致病原因，除脏腑增龄而逐渐虚损外，尚由于高年之人易于激动，情志多变，如怒伤肝，喜伤心，思伤脾，忧伤肺，恐伤肾等七情所伤，亦可导致脏腑亏损，而致诸病丛生。老年患者所患之病不仅不易痊愈，而且各病之间亦相互影响，从而使病势缠绵不已，甚至势至沉疴。在辨证时，罗铨教授认为，阴阳失调、易生突变是老年病的基本特点，即"年高之人，或阴虚阳盛，或阴阳失和，或阴阳两虚"，均可导致体内阴阳失调。而阴阳之变与生命活动密切相关，《素问·宝命全形论》云："人生有形，不离阴阳。"若阴或阳有一方虚损，亦导致另一方也同样虚衰，即所谓"阴损及阳"或"阳损及阴"，出现阴阳两虚的情况。年迈之人，阴阳失调及至两虚，或阳气虚而累及阴精生化不足，或因阴精亏损而波及阳气生化无源，均可导致体力虚衰，偶因外邪侵袭，或七情不遂，或饮食劳倦，皆可致病。因其阴阳失去平衡，故受邪之后，病势发作甚重，易生突变。同时，老年人易受外邪，多为虚实夹杂，四时气候变化无常，风、寒、暑、湿、燥、火在正常情况下可以适应，而老年人身体本虚，腠理不密，顺应能力低下，易于受邪，正常人与老年人相异之处亦在于此，正如《素问·评热病论》所云"邪之所凑，其气必虚"。且老年人脏腑功能虚弱，感受外邪，易生痰浊瘀血等病理产物，而成虚实夹杂之证。故有"老年多虚""老年多瘀"之说。

（二）治疗原则

罗铨教授认为，老年病的治疗及用药原则是由老年人的体质特点和老年病的病理特点所决定的。年老之体，身体抵抗能力低下者多，有阴阳失调、气血不足、脏腑虚损之情况。因此，对于老年病的治疗，主要包括以下几方面。

1. 补虚重在脾肾

老年病与脏器组织功能减退密切相关。中医学认为，五脏虚损、精气神渐减是老年人发病的主要原因之一，如《灵枢·天年》论述了人体自五十岁后，五脏功能逐渐减退。因此，五脏虚损是人体衰老的原因，也是导致疾病发生的重要因素，但是五脏之中，尤以脾肾为关键。因为脾为后天之本，气血生化之源，肾为先天之本，水火之宅，能调节阴阳。治疗老年病，脾肾二脏功能保持正常，则其他脏腑病变就容易恢复。所以在治疗老年病时，调补五脏，尤重调补脾肾。罗铨教授常以四君子汤、香砂六君子汤、参苓白术散等方治脾，以肾气丸、六味地黄丸、左归丸、右归丸等方治肾。又因老年人脏腑功能逐渐老化迟钝，因此，用药不宜过重、过偏，宜调补，而不宜纯补，罗铨教授主张在辨证施治的基础上，可适当加入调补脾肾、兼顾阴阳的药物，既可促进补药吸收，又可鼓舞人体正气，使邪不伤正。

2. 祛邪宜攻补兼施

老年人脏腑生理功能衰退，虚证固多，但因抗邪之力减弱，机体调节适应能力锐减，易受外邪侵袭，故病多寒热虚实夹杂，阴阳平衡失调，所以治疗老年病应做到寓攻于补，攻补兼施。如治疗老年久咳、咳痰、喘息者，以补肾纳气之药，参在肃肺化痰方剂之中，常以肾气丸或六味地黄丸与泻白散、定喘汤化裁。再如治疗老年便秘，常以润下通便之麻仁润肠丸为主方，配以益气、滋阴增液之品，如黄芪、肉苁蓉、熟地黄、当归等药。总之，老年病多是体虚而感，因虚致病，治疗宜攻补兼施，攻邪不伤正。

3. 用药以疏通为贵

年迈之人，气血多有郁滞，即所谓"老年多瘀"。盖因老年人脏腑功能衰退，气机升降出入不畅，气滞则血凝或人入老年，性情多趋抑郁，致肝气不疏，百病皆生于气，致气血失于条达而为郁滞，或老年多病，致气血衰少而郁，如《素问·痹论》所云："病久入深，荣卫之行涩，经络时疏，故不通。"因此，临床治疗老年病多配以调理气血、解除郁滞之品，常用逍遥散、柴胡疏肝散、四逆散等方以疏理气机，以达"疏其血气，令其调达，而致和平"。

4. 调养当重食疗

注意饮食调摄，不仅是健身长寿的一项重要措施，同时也是治疗老年病的一大疗法。正如《养老奉亲书》云："高年之人，真气耗竭，五脏衰弱，全赖饮食，以资气血。"故治疗老年病时不能忽视饮食在治疗和调养中的作用。重视食疗,首先要考虑食物在疾病治疗过程中与药物的配合作用。其次,应在病退邪祛,正气尚弱时,以食疗进行调补。再次,老年之人,身体虚弱,元气不足,通过食疗可以增强抵抗力,预防疾病的发生。

三、验案举隅

案一

万某,男,62岁。2018年11月27日初诊。

患者5年前在家中无明显诱因突感头晕,左侧肢体麻木,继之活动不利,遂由家人送至某医院就诊,查头颅CT示左基底节区脑梗死。经治疗,左侧肢体活动不利有所改善,生活能自理,但近半年来,神情逐渐呆滞,面容呆钝,记忆力锐减,常与家人争吵,思维迟钝,言语謇涩,行动迟缓,步履不稳,木呆枯坐,懒于动作,二便失禁。曾服用都可喜,效果不佳,遂来求诊。现症见表情呆钝,记忆力差,性格孤僻,对光反射灵敏,口唇左偏,左下肢肌力为Ⅲ级,肌张力正常,病理反射未引出。舌暗淡,苔白腻,脉弦滑。

中医诊断:中风后遗症、痴呆。

辨证:痰浊蒙窍证。

治法:豁痰开窍,健脾化浊。

处方:自拟经验方南星散加减。

胆南星15g,法半夏15g,茯苓15g,陈皮10g,天麻15g,细辛5g,全蝎5g,蜈蚣2条,钩藤30g,防风15g,降香15g,丹参15g,竹茹1团,生甘草10g。

患者服药6剂后,精神稍有好转。续服2月余,面部逐渐有表情,主动与人交谈,二便能自控,记忆力渐恢复,舌苔薄白,脉细弱,遂更方为灵芝益寿丸。以滋养肝肾,填精益髓。

药物:灵芝15g,炙首乌30g,熟地黄15g,果杞15g,桑椹子15g,鹿角胶15g,粉葛30g,口芪30g,丹参15g,三七粉6g,黄精15g,炒枣仁20g,砂仁6g,生甘草10g。

按语:痴呆多由髓减脑消、神机失用而致。本案患者脑梗死后出现呆钝,言语謇涩,行动迟缓,舌暗淡,苔白腻,脉弦滑,此乃痰浊蒙窍证,罗铨教授治以豁痰开窍、健脾化浊,后期痰浊化后,施以滋养肝肾、填精益髓,达到了攻补兼施之功，故疗效显著。

案二

韩某，女，68 岁。2019 年 1 月 20 日初诊。

患者近半年睡眠差，伴腰酸、头晕、耳鸣，自服安定后，疗效欠佳，近日加重，彻夜不眠，头晕目眩，烦躁不安，口干津少，舌质红，少苔，脉细数。

辨证：肝肾阴虚，虚火上扰证。

治法：滋阴降火，清心安神。

处方：自拟经验方。

灵芝 15g，炙何首乌 30g，生地黄 10g，磁石 30g，果杞 15g，桑椹子 15g，丹参 15g，炒枣仁 20g，麦冬 15g，炙远志 10g，茯神 15g，石菖蒲 10g，五味子 10g，琥珀末 3g，生甘草 10g。

患者连服 6 剂后，症状减轻，睡眠转安，头晕消失。

按语：罗铨教授认为老年人失眠多因肝肾阴虚、肝阳偏亢、火盛神动、心肾失交所致，故罗铨教授治以滋阴降火、清心安神，着重从肝肾论治，调补肝肾，临床疗效显著。

第八节　田维柱

一、医家简介

田维柱，国家名老中医，彭氏眼科继承人，辽宁中医药大学附属医院主任医师、教授。其生于业儒书香门第，少时好学，常涉猎经书子集，年少曾阅《本草纲目》，遂生兴趣于中医，自幼立志学医，1967 年毕业于辽宁中医学院（现辽宁中医药大学），从事中医、针灸之临床医疗、科研 30 余年，临床善用针灸、中药治疗外、妇、儿之诸病，对眼针有所长，擅长治疗风疾、不寐、郁证、癫痫等疾病，经验颇丰。1990 年田维柱教授拜彭静山教授为师，其全面继承了彭静山教授之学医心得。他出师后，力学，励精治，勇于持满，重理论，善研究，改善眼针疗法，使之日臻完善，提高了观眼诊病的准确度，并撰写了《中华眼针》专著。其在临床实践中审病求因、辨证施治，使眼针之疗效益盛，是为针灸术不可分之术也。如病中风，以药为本救患于急，合以辨证取穴，更显诊治之功。

二、老年病理论发挥

（一）肾虚为本，强肾健体

人之衰老与五脏功能衰减密切相关，然其根本在于肾脏的虚衰，肾为先天之本，内藏元阴元阳，为人体阳气之根本、阴液之基础，肾脏一衰，其他四脏便失其根本，正如《医学心传》所言："老年人多脾虚之症，实由命门阳衰。"西医学对老年人的生理研究也证实了生殖系统功能衰弱是人体衰老的主要原因之一，因此强肾健身是抗衰老的主要方法。如老年人常见的脑萎缩、老年性遗尿、老年性听力减弱等均与之有关。

（二）脾虚为要，健脾化痰

老年人脾气虚，饮食减，气血化生不足，其他脏腑功能也随之衰减，脾虚土不涵木，虚风扰动，则易出现震颤。脾气虚，运化失常，水湿停聚，郁而成痰，若遇诱因则可发病。如老年人常见的中风、眩晕、老年性精神病、帕金森、脑萎缩、老年性慢性支气管炎等都与脾虚有关。

（三）阴液易伤，滋阴补液

老年人多肝肾亏虚，阴液不足，如有外邪侵袭更易伤阴耗液。老年人患病后，余邪未尽，体元未复，肺胃之津最易耗伤，所以治疗老年病应重视阴液，滋阴法为治疗老年病的重要法则。常见的冠心病、高血压、中风、老年糖尿病、老年动脉硬化症等，在治疗上无不涉及此法。

（四）气血易亏，益气活血

老年病当重气血辨证，因老年人随着年龄的增长，脏腑功能逐渐衰弱，阳气亦随之减弱，气之不足，无力推动血液运行，则血流缓慢，一旦遭受外邪侵袭或久病则更易引起血流瘀滞，气之不足，则气机不畅，胸闷心烦，常见的老年冠心病、脑梗死、噎膈等无不与此有关，因而益气活血、调畅气血是治疗老年病的主要法则。

三、验案举隅

案一

徐某，男，年逾六旬，常劳倦，素体弱。

患者自 1 个月前无诱因出现失眠，多梦，服安定片方能寐，日间则汗，面色不华，目赤口苦，胸胁胀满，余未见异常。舌红，苔薄黄，脉弦细。

处方：党参 15g，白术 15g，砂仁 20g，茯神 15g，当归 15g，龙眼肉 15g，香附 15g，乌药 15g，远志 15g，炒酸枣仁 30g，柏子仁 30g，五味子 15g，枸杞子 15g，首乌藤 30g，合欢花 30g，龟甲 15g，鳖甲 15g（先煎），龙骨 15g（先煎），牡蛎 30g（先煎）。10 剂，共煎汤一大盅，夕夜温服。

针刺眼部之肝区、肾区、心区、脾区，合体针之百会、四神聪、三阴交。上诸穴针刺 10 日，日 1 次，每次留针 30 分钟。

复诊：患者诉睡眠转佳，每夜睡 6 个小时，面色红润，目赤口苦、胸闷胁胀等症均改善。

按语：不寐多劳倦，脾虚，心亡养，故以归脾汤为方，以龙骨、牡蛎为调养，肝主疏泄，调畅气机，肝失疏泄，郁久则热，伤人情志，故不得眠。心主神志，心主火在上，肾主水在下，心火降，肾水升，水火既济，神宁得寐，神清而不眩仆，虚感乎神，唯寐不沉，肝郁日久，致人不寐。故取眼部之肝区、肾区、心区、脾区，合体针之百会、四神聪、三阴交，补益心脾，气血得补，心神乃安，不寐乃愈。

案二

杨某，女，年近七旬，平素体弱，常见头眩。

患者平素体虚，近月余时感头晕目眩，头重如裹，伴视物旋转，胸闷恶心，呕吐痰涎，偶有纳呆，口中黏腻，多梦，夜寐差，二便常。舌淡胖，苔薄白，脉虚滑。

处方：茯苓 15g，半夏 15g，陈皮 15g，龙眼肉 10g，白术 15g，黄芪 30g，党参 15g，当归 20g，赤芍 20g，茯神 10g，远志 10g，甘草 10g。10 剂，共煎汤一大盅，夕夜温服。

针刺眼部之脾区、心区、上焦区、中焦区，合体针之脾俞、丰隆、足三里、血海、膈俞，上诸穴针刺 10 日，日 1 次，每次留针 30 分钟。

二诊：患者头眩有所解，仍头重如裹，胸满，间有呕吐，多梦，夜眠差，二便常。舌淡胖，苔薄白，脉滑。

处方：茯苓 20g，半夏 20g，陈皮 15g，龙眼肉 10g，白术 15g，天麻 15g，当归 15g，赤芍 15g，桃仁 20g，红花 10g，远志 10g，甘草 10g。10 剂，共煎汤一大盅，夕夜温服。

针刺眼部之脾区、心区、上焦区、中焦区，合体针之脾俞、丰隆、悬钟、血海、膈俞，上诸穴针刺 10 日，日 1 次，每次留针 30 分钟。

再次就诊，患者自诉头眩之症皆消。随访半年，未有复发。

按语：本案患者平素体虚，久之伤心脾，心脾之气两虚，无以充养脑窍，心气浮之则无以推动胸中之阳而胸满，亦不能推动血于脉道内行，血行迟，久之为积。脾虚则运化水谷、运化水湿之力减，无以推动津液运化，久留则内停，化而为痰。痰积相阻，上阻脑窍失于充养则发为眩，故有头重如裹，吐痰涎恶心，偶有纳呆之症。气不满，不能养其脑窍，则睡眠差，多梦。舌淡胖，苔薄白，脉虚滑，为心脾两虚之象。就其本，从痰瘀论治，以温胆汤加减为基础方，以化痰逐瘀。但该病为本虚标实之证，心血虚、脾虚为本。又以赤芍与当归相伍，一温一寒，参合而血瘀并祛，兼以甘草调和诸药。太阴病在头，脏腑在心脾，故取眼针上焦区、脾区、中焦区，体针选脾俞、丰隆、悬钟以补脾胃化痰，兼以血海、膈俞化瘀，以循经远取、近治远治相结合。故针药相合，共奏补脾益心之功，内逐瘀而标本兼顾，眩止，故病乃愈。

案三

王某，男，年逾七旬，平素体弱。

患者自 1 年前无诱因出现胸膈痞满不适，胸骨后疼痛，咽下不利，近 2 个月来，感病愈发加重，汤水不入，需以鼻饲维系，伴神疲乏力，大便干结，形体消瘦，肌肤干枯。舌红少津，脉沉涩无力。

处方：当归 15g，生地黄 15g，川芎 15g，赤芍 10g，柴胡 10g，香附 15g，枳壳 15g，桃仁 15g，红花 15g，桔梗 10g，甘草 10g。7 剂，共煎汤一大盅，夕夜温服。

二诊：药后病势不减，症见胸闷，呕恶，舌红，脉沉弦。虑其呕恶，药物难留，改以针灸论治，针刺眼部之双上焦区。针刺 7 日，日 1 次，每次留针 30

分钟。

三诊：针刺后胸痛症减，可饮牛奶、豆浆之流食，舌质红，脉沉弦有力。继续针刺眼部之双上焦区，合之以灸膻中穴。针刺7日，日1次，每次留针30分钟。

四诊：患者胸膈痞满不适、后胸痛之症消，可饮稀饭，鼻饲已除，舌微红，脉沉弦。

处方：生地黄15g，桃仁10g，红花10g，枳壳15g，赤芍15g，柴胡15g，川芎15g，桔梗10g，牛膝10g，炙甘草10g。7剂，共煎汤一大盅，夕夜温服。针刺眼部之双上焦区，针刺7日，日1次，每次留针30分钟。

五诊：患者饮食如常，病愈。

随访半年，未见复发。

按语：噎膈初期，症见咽下不顺，重时饮食不下，系由肝气郁结、气滞血瘀、阻于食道而致，治以益气散结、活血祛瘀。然药后病势不减，反见加重，为瘀重而药轻，祛瘀不能。因呕吐格拒不纳，予以针灸以助药力，取眼部之双上焦区，因上焦区主膈肌以上之疾，其有通经活络之功，刺之使经络得通，故病情得缓。又膻中为气之海，灸膻中可使郁气得散，再配以血府逐瘀汤以活血祛瘀，使气结得散，瘀血得消，故病愈。

第九节　赵冠英

一、医家简介

赵冠英，中国人民解放军总医院中医科主任医师，教授，国家级名老中医，第一、二、三、四批全国老中医药专家学术经验继承工作指导老师。赵老先后毕业于白求恩医科大学和北京中医药大学中医系，从事医疗工作已有70余年。其医术涵盖中西医，积累了丰富的内科疾病治疗经验。特别是在治疗老年冠心病方面，有着独特的见解和创新的治疗法则，并且取得了卓著的疗效。

赵老不仅具备扎实的医学知识，而且注重实践经验的积累。其通过多年的临床实践，对老年病的治疗进行了深入的研究和探索。赵老采用独特而创新的治疗方法，通过个性化的中医调理结合西方医学的现代化技术，有效提高了治疗效果。同时，其关注患者的整体健康状况，注重从根本上调理患者的身体，重视预防和治疗相结合。

赵老在老年病治疗领域的成就被国内外专家所肯定，其多次参加国际学术交流，并在国内外发表了大量的学术论文。赵老以其杰出的医术和卓越的贡献，为全军中医界树立了榜样，并为众多国内外患者解决了病痛。

二、老年病理论发挥

（一）审证求因，气血为主

赵老认为，老年病多属本虚标实之证。本虚指气虚、阴虚、阳虚以及五脏虚损等，标实指血瘀、痰浊、气滞、寒凝等。在老年病中，气虚血瘀是导致老年心肌梗死等疾病发生的主要因素。中医学认为，随着年龄的增长，人体各脏腑逐渐衰退，再加上思虑劳伤以及过度劳累等原因，会导致气血的损伤。若长期如此，气血会变得虚弱，气虚无力推动血液运行，从而造成血液循环缓慢，形成瘀血，进而导致心脉瘀阻，出现老年心痛等症状。赵老提出，益气活血法在老年心脏疾病的治疗中占有重要地位，治法以益气为主，兼顾活血，通过补益气血，促进阳气和阴凝的消散，同时通畅经脉，恢复血液运行，以缓解心痛的症状。

（二）溯本求源，阴阳为要

赵老指出，阳气的虚损是老年病发展的根本原因，阳气在人体中具有推动血液运行、温养五脏六腑的作用。当阳气无力时，无法正常温养气血，导致血液寒凝而表现为胸痛难忍、四肢不温等症状。阴阳相互依存、相互转化，调理阴阳是治疗老年病的重要法则。不论是温养阳气还是滋养阴液，都需要兼顾双方，补充阴阳。正如张景岳所言："善补阳者，必于阴中求阳……善补阴者，必于阳中求阴。"只有这样，才能使阳气与阴液相生相长，从而挽救危重之中的患者。

（三）理虚固本，脾肾为先

赵老认为老年病在临床表现中，一脏的虚损往往伴随着他脏的虚损。例如，在治疗心肌梗死时，要时刻关注调理五脏的虚损，尤其注重脾肾的培补。心脏位于上焦，属于阳气主火的范畴；而肾脏位于下焦，是阴气主水的所在。心脏的火气通过下沉温养肾阳，肾脏的水气通过上升滋养心阳，这样可以共同调节阴阳，相辅相成，实现阴阳协调、水火相济。心脏的血液靠肾精进行营养和补充，心阳随着肾阳的充盛而推动血液运行。可见，心痛的发生与肾脏的阴阳虚损有密切关系。因此，赵老提出在治疗心肌梗死时要"欲养心阴，必滋肾阴；欲温心阳，必助肾阳"。

（四）老者保健，调和气血

阳主气，气足则精神旺盛；阴主血，血液充盈则形体强壮。随着人体年龄的增长，老年人的五脏逐渐虚损，气血日渐亏损，失去了调和的状态，容易产生各种疾病。正如《灵枢·营卫生会》所言："老者之气血衰，其肌肉枯，气道涩，五脏之气相搏，其营气衰少而卫气内伐，故昼不精，夜不瞑。"赵老深谙人体衰老的特点和规律，强调调和气血对于老年人的保健至关重要。只有保持气血的平衡和协调，才能延缓人体衰老的进程，有效预防和治疗老年疾病。例如赵老认为心律不齐多为心阳虚衰或气血两虚，需采取温阳益气活血或益气养血祛瘀的治疗方法，以获得良好的疗效。老年慢性支气管炎可以运用健脾温肾配合行气活血的方法进行治疗，这种治法效果显著。针对慢性肾炎的治疗原则，对于隐匿型患者，以滋阴益气为主，辅以活血化瘀法，可以获得良好的临床效果；对于水肿型患者，以健脾益气、温阳利水为主，并结合活血通络法，可以有效改善患者症状；对于血栓闭塞性脉管炎患者，通过益气活血法来治疗，通常能够取得较好的效果。

三、验案举隅

案一

江某，男，64 岁。

患者被诊断为冠心病心绞痛 12 年、急性前间壁心肌梗死 2 年余。近半年出现没有明显诱因的胸闷和气短，伴有自汗，心绞痛经常发作，尤其在阴天或晚间更为明显，每次发作都需吸氧。近半个月以来，患者心绞痛发作频繁且难以缓解，住院体检显示心脏界限未扩大，第一心音低钝。心电图提示陈旧性前间壁心肌梗死和慢性冠脉供血不足。患者先后接受硝酸甘油、潘生丁和烟酸肌醇片治疗，症状有所改善，但仍然容易反复发作，因此邀请赵老会诊。症见心绞痛反复发作，每日发作 4~5 次，伴有胸闷，气短，面色苍白，畏寒，四肢乏力，大便偏溏，唇色发紫，舌肥大淡暗，舌苔薄白，脉沉细。

辨证：阳气不足，心脉瘀阻证。

治法：温阳益气，和血通脉。

处方：附片、川芎、延胡索、淫羊藿各 10g，炙黄芪、白术、补骨脂、丹参、党参、石菖蒲各 15g，红花 12g，干姜 6g，三七粉 3g（冲服）。

服药半个月后，患者的临床症状基本消失，心电图提示 T 波转为低平，心脏供血不足得到了较明显的改善。继续在此基础上略做调整，服药 1 个月后，患者病情稳定出院，并进行了 1 年的随访，未再发作。

按语：赵老重视治本，但也注意到老年冠心病患者常出现的特定病证，并经常根据具体情况进行加减。对于同时伴有寒凝和气血滞涩的患者，可以选择香附、郁金、檀香、甘松、薤白、降香、赤芍、川芎、丹参、红花、延胡索等药物进行理气活血化瘀治疗；对于阳虚寒凝心脉明显的患者，可以加入细辛、高良姜等药物；对于伴有痰浊的患者，可以加入半夏、瓜蒌、陈皮等药物；对于脉搏沉细、心悸怔忡的患者，可酌情加入石菖蒲、远志、鹿衔草、炒枣仁、柏子仁、合欢皮等药物来养心和安神；对于心肾阳虚并伴有水饮上凌心肺的患者，可以选择真武汤进行治疗。从该案例中可以看出，赵老辨证准确，治法严密，随证用药灵活多变，不拘一格。

案二

李某，男，83 岁。

患者素患冠心病、心绞痛、糖尿病、慢性支气管炎和肺气肿等多种疾病。患者由于腰部跌倒受伤，急诊入院确诊为第一腰椎压缩性骨折。在治疗过程中出现了便秘，大便连续 3 天未解。曾尝试使用番泻叶、麻仁润肠丸、开塞露和灌肠等方法，但未见效。诊断结果显示骨折致肠麻痹，急邀赵老会诊。现症见精神时清时昏，循衣摸床，心悸，呼吸急促，腹胀如鼓，大便 3 天未排出。舌苔黄而无津液，脉细弦。

辨证：气阴两虚，阳明腑实证。

治法：益气养阴，通里攻下。

处方：黄芪 20g，白术 30g，当归 20g，厚朴 10g，枳实 9g，酒大黄 8g，桃仁 9g，玄参 20g，火麻仁 30g，杏仁 6g，元明粉 15g（冲服），焦槟榔 9g。1 剂。

二诊：药服半剂，大便通畅，神志转清，呼之能应，腹胀消失。脉细弦，舌苔薄。继以益气健脾、生津养阴之品调治以善其后。

按语：本方益气健脾、滋阴养血润肠与清热攻下之药同用，以达补气行滞之功，而无破气之虑，清热攻下而无伤阴之弊。虽然方中有攻下的大黄，但由于合理配伍，取长避短，可充分发挥药效，所以即使患者已经年 80 有余，仍然能够通过通里攻下的治疗方法取得效果。

第十节　刘永年

一、医家简介

刘永年，南京市中医院主任医师，南京中医药大学教授，师承制博士研究生导师。曾任中华中医药学会名医学术研究会理事，江苏省中医药学会理事，江苏省中医痛证学术研究会主任委员，南京中医药学会副会长，内科专业委员会主任委员，南京自然医学会副会长、名誉会长，第二、三、四、五批全国老中医药专家学术经验继承工作指导老师。1984 年被评为"南京市六五期间优秀科技工作者"，1993 年享受国务院政府特殊津贴。

刘永年教授师从杏林耆宿张简斋先生之弟子傅宗翰先生，深得其传，从事医疗、教学和科研工作 60 年，擅治内科疑难病及自身免疫性结缔组织病。其提出了疑难病的中医治疗思路和方法，即要突破思维定式、创立新理论、开拓新治法，要重视体质辨识、顺应个性特征，要明察病势所趋、调节升降平衡，要借鉴西医学研究成果，多种治法相结合，发挥各法所长。对干燥综合征的诊治，刘永年教授认为体质因素的影响在本病的发病中占有极其重要的地位，津伤液燥是本病的重要病理基础，致燥之因尤以瘀血和虚损为要，创立和发展了"瘀血致燥学说"和"（阳）气虚致燥学说"，突破了单纯滋阴生津的传统治法，以益气养阴、解毒祛瘀、生津润燥为基本大法，创制专方"燥毒清"。

二、老年病理论发挥

(一)多虚多瘀,通补并施

刘永年教授认为老年病的发生和机体的衰老密不可分。《灵枢·天年》云:"五十岁,肝气始衰,肝叶始薄,胆汁始灭,目始不明。六十岁,心气始衰……九十岁,肾气焦,四脏经脉空虚。"衰老伴随着五脏气血阴阳的亏损,同时痰湿瘀血等病邪内生,形成了老年病虚实夹杂的病机特点。肾脾为先后天之本,相互为用,因此脾肾虚衰对老年病的发生至关重要。治疗时以补虚为本,扶正祛邪,通补并施。治疗过程中要时时注意顾护中州脾胃,凡有纳谷不馨或腹胀便溏者,应注意调其脾胃,即便脾胃功能正常者,亦须时时顾护胃气。盖因"脾胃者,仓廪之官",主受纳和运化水谷,乃人体生、长、化、收、藏之源泉,脾胃健则元气充沛,正盛自能胜邪,如不顾护脾胃,饮食少进,气血日减,元气日衰,则不利于疾病的祛除和机体的康复。

干燥综合征是中老年女性多发的结缔组织疾病,在老年人群中,因免疫功能缺陷,发病率明显升高。老年干燥综合征患者病程较长,虚象明显,虚多邪少,常合并脏腑病变,刘永年教授认为该病既有阴虚,又有气虚,是阴虚型和气虚型的复合证型。该病燥毒内伏是发病原因,而正气虚损是发病基础。正气亏虚责之于五脏,主要与肝脾肾相关。肝藏血,体阴用阳,肝气的疏泄适度和肝血的充盈畅达是津液输布的重要保障。脾为后天之本,为气血津液生化之源,脾通过散布津液将水谷精微灌溉四旁和布散全身。肾为先天之本,藏精气,是生命活动的原动力,肾中精气的气化功能对水液代谢输布起着重要作用。肝脾肾气虚,津液生成、输布、气化功能失调则会出现四肢百骸、官窍失于濡养而致皮肤干燥、口干、眼干等症状。因此刘永年教授强调扶助正气的根本在于调补脾肾,临床常用七味白术丸、二至丸等药物。刘永年教授临床多用生黄芪,他认为该药不温不燥,善治干燥综合征脾肾亏虚、气虚血滞、气阴两虚之证。老年患者在疾病后期还会表现出一系列瘀血内阻的特征,如口虽干渴而不欲饮,四肢关节疼痛,关节肿大畸形,肌肤甲错,皮肤紫斑,舌紫暗,脉细涩。刘永年教授认为一方面由于肝脾肾三脏亏损,气虚血行不畅而成瘀;另一方面由于燥毒损伤脉络亦可成瘀。瘀血阻络,经脉不通,造成津液输布障碍,还可影响脏腑气血运行，损伤脏腑功能。因此要重视活血化瘀，刘永年教授常用丹参、赤芍、当归等活血调经之品，加用莪术、三棱、穿山甲、水蛭等破血通络之品以活血祛瘀、疏通津道。刘永年教授以益气养阴、祛瘀通络为治疗大法，自拟燥毒清方，药用生黄芪、玉竹、紫草、丹参、赤芍、白芍、土茯苓、卫矛、生甘草，本方适用于干燥综合征燥毒滞络、气阴两虚证，坚持治疗可缓解症状，减轻和延缓脏腑病变的出现。

（二）气机失调，平衡升降

升降理论源于《内经》，《素问·六微旨大论》云："气之升降，天地之更用也……故高下相召，升降相因，而变作矣。"升降出入是人体气机运行的基本形式，亦是机体进行新陈代谢、维持生命活动的基本过程。老年人由于五脏亏虚，气机升降失常，升降动力不足，加上情志不遂，肝气郁滞，更容易出现气机升降失衡而导致疾病的发生，如高血压、脑梗死、脑出血、胃下垂、便秘、泄泻、反流性食管炎等。因此从调畅气机、平衡升降入手治疗老年病，常获得奇效。如胃下垂为老年常见病，多因长期饮食失节，情志内伤，或年老体衰，劳倦过度诸因，导致脾气虚乏，失于托举，胃腑垂坠。刘永年教授认为若单以补中益气汤升阳举陷，非唯清气难升，恐徒增痞塞之浊气，胀增纳减，化源不及，脾气益虚，胃腑愈垂。依据"治中焦如衡，非平不安""病有宜补，以泻之之道补之"，治当调节中焦气机，升降并举，以降促升，于益气健脾之剂中加枳壳、佛手、莪术之药，降浊通胃，推陈致新，使胃肠动力得以增强，如是胃气得降，清气得升，中焦升降有序，痞塞之气得通调，脾气升举，弛缓胃体乃有复位之望。慢性传输型便秘是老年便秘中常见类型之一，系结肠运动障碍，结肠内容物排泄减慢，粪便水分被肠黏膜大量回收，导致大肠干燥，排出困难。腑行不畅，浊气不降，大肠传导失职是其基本病变，此类患者多病延日久，临床多表现为虚实夹杂，病机关键在于脾胃，大肠之传导变化亦受脾升胃降的影响。刘永年教授认为肾为胃之关，肾气有赖脾胃的充养。故治疗一般以通降为原则，仿济川煎、通幽汤方意，取调节升降之法，使肠道气机流通，恢复通降之常，清升浊降，大便得下。眩晕是老年人常见病，刘永年教授认为眩晕病位在脑，脑位居颠高，为中精之府，诸阳之会，"六腑清阳之气，五脏精华之血，皆会于头，为至清至高之处……至清而不可犯也"。气机失调、清阳不升、浊阴不降是本病的重要病机特点。调节气机，平衡升降可使清阳得以上达颠顶，浊阴不再扰动清窍，眩晕可止。从"升降失衡"立论，不仅可以涵盖虚实立论的病因病机，而且更加切合中医观察疾病重视"病势"，惯于逆势而治的特点，发挥中药升降浮沉的特色，利于升降的平衡，从而提高治疗效果。降逆之法包括平肝息风（天麻、钩藤、白蒺藜、稽豆衣），重镇潜阳（石决明、珍珠母、龙骨、牡蛎、灵磁石、代赭石），清肝泻火（桑叶、牡丹皮、栀子、槐米），息风化痰（天麻、半夏、白术、茯苓、竹茹、瓜蒌），活血化瘀（川芎、丹参、红花、桃仁、三七），清热通腑（大黄、黄芩、枳实、生山楂）等。升清之法包括补益中气（黄芪、太子参、白术），益肾填精（地黄、山萸肉、沙苑子、龟甲）。常用升清药物有葛根、荷叶、桔梗，即所谓舟楫之品是也。升清降浊相反相成，不可截然分开。刘永年教授创制升清活血定眩汤，药用丹参、葛根、天麻、川芎、赤芍、荷叶、三七、山楂等祛瘀以通络，降浊以升清，寓通于补，寓补于行，用于老年脑动脉硬化、颈椎病、椎基底动脉供血不足、高脂血症等疾病的治疗。

（三）病久难愈，可从肝治

《素问·举痛论》云："百病生于气也。"刘永年教授认为肝喜条达，以疏泄太过的病机常见，多实证。肝藏血，肝之虚证以血虚、阴虚多见，对于肝气虚，医籍中较少述及。《素问·上古天真论》云："七八，肝气衰，筋不能动。"肝气虚可出现四肢懈怠痿软、屈伸不利、爪甲不荣、步履蹒跚、动作迟缓、毛悴色夭、目视昏瞻、耳无所闻、神机呆滞等症状，因此老年病的发生与肝气虚密切相关，治疗老年病亦可从肝入手。如甲状腺功能减退多见于老年女性，表现为表情淡漠、动作迟缓、畏寒怯冷、黏液性水肿。《素问·金匮真言论》指出"病在肝，俞在颈项"，考虑该病为肝气不足，疏泄不及，阳气失于温煦所致，治当补益肝气，药多取酸甘温养之品。某些老年糖尿病患者，罹病多年，血糖调控不稳，忽高忽低，且其易反复出现心慌、汗出、指颤、疲软等低血糖症状。此乃久病气阴两虚，肝体失养，肝用失调，阴阳失衡，投以太子参、山药、黄连、淫羊藿、地骨皮、白芍、三七、煅牡蛎、山萸肉、酸枣仁、茯神、淮小麦、乌贼骨、百合、绿萼梅等，养肝体，缓肝用，疏抑兼施，寒热并用，调燮阴阳获效。老年患者肝血本虚，加之长期患多种疾病，或夫妻不睦、子女不孝，极易导致情志所伤，肝郁气滞，从而合并焦虑、抑郁、失眠、神经衰弱等症状，即"因病致郁"。而这些情志病的出现亦会在一定程度上影响或加重原发疾病，即所谓"因郁致病"。有些老年患者表现为情绪低沉，表情淡漠，沉默寡言，目光滞钝，嗜睡神疲等抑制状态，此乃肝疏不及，气郁神伤；有些老年患者表现为周身痛无定处，乍作乍止，此乃肝气窜络；有些老年患者容易出现情绪激动，狂躁易怒，多言不休，面红气粗等兴奋状态，此乃气郁化火。更有甚者面红升火，口干舌燥却又形寒凛冷，肢端不温，上身躁热如蒸，下肢畏寒如冰，皆多肝之为病。刘永年教授宗《内经》"木郁达之"之意，以辛疏之品调达气机，解散郁结。其临床创制达郁煎治疗郁证，药用柴胡、香附、三七、合欢皮、白芍、生麦芽等以疏肝达郁、理气活血。其创制欢天达郁安神汤治疗失眠，药用合欢皮、郁金、牡蛎、远志、酸枣仁、丹参等解郁安神，同时提出午后和睡前服药以顺应天时。刘永年教授常用药物有柴胡、青皮、香附、郁金等，他提出选用药物需结合肝气郁结之部位。如气郁在上焦可选用木蝴蝶、苏梗、桔梗、白蒺藜；气郁在中焦可选用香附、佛手、娑罗子；气郁在下焦可选用乌药、茴香。肝气郁结有硬块者，可用夏枯草、橘核软坚散结；肝气郁结而有血滞者，可用玫瑰花、泽兰解郁化瘀。临床运用时需注意，疏肝药过量可耗气伤阴，用量不宜过大，可加入芍药以缓冲之，所谓开中有阖也。

三、验案举隅

案一

王某，女，66 岁。2002 年 1 月 24 日初诊。

主诉：口眼干燥 6 年余。

患者 6 年来口干眼干，外院诊断为干燥综合征。刻诊：口干饮不解燥，眼干基本无泪，外院查泪流量左右均为 0mm/5min，角膜荧光染色右（+），有龋齿，经常头晕，咽喉干痛，大便尚调。舌红，苔少，脉细弦。

辨证：阴虚液燥，燥毒滞络证。

治则：养阴生津，解毒通络。

处方：太子参 15g，玉竹 12g，赤芍、白芍各 10g，生甘草 5g，紫丹参 12g，卫矛 12g，石斛 10g，山药 15g，大黑豆 15g，牡丹皮 10g，木蝴蝶 3g。水煎服，7 剂。

二诊：患者服药后大便偏溏，日解 2～3 次，胃纳尚好，干燥症状如前，经常出现头晕，与体位有关，有颈椎病史，乏力，舌红苔少有裂隙，脉弦细。

辨证：气阴两虚，脾运不及，清窍失养。

处方：黄芪 15g，葛根 10g，生甘草、炙甘草各 3g，天麻 10g，紫丹参 12g，荷叶 10g，赤芍、白芍各 10g，山药 15g，大黑豆 15g，桑寄生 12g，黄精 10g。水煎服，14 剂。

三诊：患者口眼干燥略润，乏力，经常眩晕耳鸣，尤其在体位改变时明显，睡眠欠佳，便溏，面色欠华。舌小，舌红，苔薄，脉细。

治法：益气升清，活血润燥。

处方：黄芪 15g，葛根 12g，天麻 10g，潼蒺藜、白蒺藜各 10g，赤芍、白芍各 10g，珍珠母 15g，石斛 10g，丹参 12g，荷叶 10g，女贞子 12g，枸杞子 12g，首乌藤 15g。水煎服，14 剂。

四诊：患者口舌干燥、咽干、头昏渐缓，但在坐起卧下时，短暂眩晕，无耳鸣呕恶。舌红苔薄黄，脉细弦。

处方：黄芪 15g，葛根 12g，天麻 10g，潼蒺藜、白蒺藜各 10g，蔓荆子 5g，熟地黄 12g，赤芍、白芍各 10g，丹参 12g，红花 6g，女贞子 12g，枸杞子 12g，荷叶 10g，玉竹 10g。水煎服，14 剂。

五诊：患者眩晕渐缓，口舌干燥仍存，精神尚好，苔薄不均，治用原法。

处方：黄芪 15g，葛根 10g，天麻 10g，潼蒺藜、白蒺藜各 10g，熟地黄 10g，赤芍、白芍各 10g，玉竹 10g，石斛 6g，山药 15g，黄精 12g，菟丝子 12g，生甘草、炙甘草各 3g，丹参 12g。水煎服，14 剂。

六诊：患者眩晕已缓，口舌干燥亦较前减轻，大便偏干，舌脉如前，治用前法化裁。

处方：黄芪 15g，熟地黄 12g，赤芍、白芍各 10g，玉竹 15g，石斛 6g，山药 15g，甘草 5g，麦冬 10g，丹参 12g，潼蒺藜、白蒺藜各 10g，荷叶 10g。水煎服，14 剂。

七诊：患者口干渐有缓和，无口腔溃疡，精神尚好，眩晕未作，大便自调。舌质偏红，苔薄，脉细弦。处方以成药六味地黄丸、丹参片口服，石斛泡饮，以巩固治疗。

按语：此案为一名干燥综合征合并眩晕的患者，主要表现为口咽干燥，目涩无泪，体倦乏力，眩晕耳鸣，舌红苔少，脉细弦，中医辨证乃属气阴不足，肝肾亏虚，清气不升，虚阳浮越。治疗从益气升清、活血润燥、补益肝肾、摄纳浮阳着手，取得了满意效果。患者初诊时以口眼干燥症状为主要表现，予太子参、玉竹、白芍、石斛、山药益气养阴，赤芍、生甘草、紫丹参、卫矛、大黑豆、牡丹皮解毒活血，生津润燥。二诊至五诊，患者以眩晕为主要表现，伴有体倦，便溏，面色欠华，考虑为元气亏虚，肝肾不足，脾运不及，清窍失养，故以黄芪、葛根、荷叶、蔓荆子等补气升清；女贞子、黄精、熟地黄、枸杞子等补益肝肾；天麻、白蒺藜、珍珠母等平抑浮阳，平衡升降；丹参、红花、赤芍、玉竹等活血润燥。患者前后服药约 2 个月左右，眩晕基本缓解，口眼干燥亦有所减轻。六诊则继以益气养阴、活血润燥为主，兼以升清止晕巩固疗效。七诊以后症状较前进一步好转，以六味地黄丸、丹参片口服，石斛泡饮巩固治疗。随访 1 年余，患者眩晕未作，口眼干燥不甚，精神尚好。

案二

叶某，女，66 岁。1980 年 11 月 11 日初诊。

主诉：上腹作胀多年。

患者多年来常感脘腹撑胀，时或疼痛，食后尤甚，犹如有物阻塞其间，或干呃或呕吐，所吐皆为胃内容物，嗳气频频，纳少，饮食不馨，每顿主食不过 1 两之多，口干但不思饮，平素少言，常感头昏，血压偏低，形体修长，面色欠华。舌水红，苔薄腻，脉濡细。上消化道钡餐造影示胃呈鱼钩型，位置低脊，大弯低 14cm，小弯低 8cm，曾被诊为胃下垂。屡经诊治，药用黄芪、太子参、白术、茯苓、炙桂枝、熟附片、陈皮、半夏、白蔻仁、柴胡、炙升麻、当归、姜竹茹、佛手、娑罗子、大腹皮、佩兰、绿梅花、厚朴花、代赭石、旋覆花、生山楂等效果欠佳。患者由于病久，长期服药已有厌恶之感，诊时遂要求停用汤剂，而予成方调治，鉴于患者年近古稀，体质素弱，中虚之象已显。综观病史分析，症在胃，而病在脾，中阳运迟，胃动乏力，不相顺降，气机随之阻滞，复而夹浊上逆，升降失衡，故以散剂简方，升脾以助运，降胃以顺气，使升降有常，有望胀除纳增，诸症能平。

处方：生晒参 10g，白术 15g，枳实 15g，干姜 10g，炙黄芪 15g，陈皮 10g，鸡内金 15g，炒白芍 15g。2 剂，共碾细末，每日 3 次，每次 3g，米汤调服。

二诊：患者服药之后，胃脘痞胀逐渐消减，纳食倍增，每日主食达半斤之多。后因停药，再感胃脘作胀，纳食欠香，嗳气，苔薄，脉细。守用前法，原方加炙甘草 10g，姜半夏 15g，沉香曲 12g，制服如前。

三诊：患者自诉前症均已消失，胀消纳增，精神振作，面色红润，形体健朗，步履轻捷。患者要求续服巩固，予原方原量。

按语：《临证指南医案》云："脾宜升则健，胃宜降则和。"今脾胃俱病，阳土壅滞，胃动迟缓，不独影响受纳腐熟，而且上逆而为呕呃；久病及脾，阴土不健，脾阳不升，不仅谷海不举，气血不荣，遂致肌削无力，血色不荣。清代唐笠山在《吴医汇讲》中曰："治脾胃之法，莫精于升降。"是故升脾降胃，尤需协同而治，枳实、鸡内金、陈皮降胃顺气，水谷下降以促脾气升举，人参、白术、黄芪升运脾阳，磨谷输津，助胃气顺降。升降有序，乃治之要。法简而意切，药专而效彰也。

第十一节　林水淼

一、医家简介

林水淼，研究员，博士生导师，上海市名中医，第五、六批全国老中医药专家学术经验继承工作指导老师，上海市中医老年医学研究所所长，上海中医药大学专家委员会副主任委员，上海中医药学会老年病专业委员会名誉主任委员，曾任上海中医药大学副校长。其先后以第一负责人承担国家科技攻关、国家科技支撑、国家自然基金重点项目，国家中医药管理局、上海市科技重大项目等课题，曾获国家中医药管理局科技进步二等奖 1 项，国家教育部科技进步二等奖 1 项，中华中医药学会科学技术奖三等奖 1 项，上海市科技进步一等奖 1 项、二等奖 2 项、三等奖 3 项，上海市产学研工程项目优等奖 1 项，并获发明专利 3 项。林水淼教授从医 60 余年，1979 年创立上海市中医系统中第一个中医老年病科，提倡"肾精虚衰"的中医衰老机理。

二、老年病理论发挥

（一）补益精血延缓衰老

林教授认为，老年人是衰阴衰阳之体，衰老以精血虚衰为本。精血是生命产生的基础，是人体后天赖以生存的主要物质基础，精血虚衰是导致人体衰老的重要机制，在精血充盈的基础上，精血运行流畅才能达到健康、延缓衰老的目的，因而其将抗衰老的治则归纳为"补肾填精为主，健脾益气为辅，活血化瘀为佐"。

（二）补肾益气防治动脉粥样硬化

中医学没有动脉粥样硬化的病名，中医治疗该类病证多从痰、瘀入手。《脉经》云："脉来……弦者为中虚。"《证治汇补》亦云："痨脉或弦或大。"林教授则认为动脉粥样硬化当从"脉劳"论治，治疗注重从虚入手，不必拘泥于化痰、活血。正如张景岳所言"痰之化无不在脾，而痰之本无不在肾"，这二者之中尤以肾为要。

（三）补肾、调心治疗老年性痴呆

中医学虽无老年性痴呆的病名，但相类似记载散见于健忘、呆病等篇章。文献所载健忘、痴呆均有别于今所言之痴呆病。林教授认为《医宗金鉴》提出的神病的概念，类似于老年性痴呆病，当将本病归入神病范畴。

一般认为，老年性痴呆的病机主要与脏腑气血失和有关，治疗多从补肾填精、化痰开窍、活血化瘀入手。林教授认为痰浊、血瘀源于脏腑功能的衰退，治疗当以扶正为主，祛邪为辅。相对而言，阿尔茨海默病（AD）的发病与心、脾、肾三脏功能失调、痰浊蒙窍的关系更为密切；血管性痴呆（VD）的发病则与心、肝、肾，特别是与肝的功能失调及瘀阻脑窍密切相关。

林教授在 AD 的治疗中尤重调心和补肾两法，其进行了大量的临床和实验研究。在"脑为髓海"理论指导下，用补肾法治疗 AD 已是国内常用的治疗方法，而调心法则是以中医"心主神明"理论为依据，着重补心气、开心窍，此法在国内外的中医治疗 AD 的研究中独具匠心。《灵枢·大惑论》言："心者，神之舍也。"心主神明的物质基础是血，若心病无力行血，脑失所养，其功能不能正常发挥，就会出现不同程度的神志病证。因此，心主血脉的功能是维持大脑功能正常发挥的先决条件，正如《灵枢·平人绝谷》所言："血脉和利，精神乃居。"

（四）养生保健心法

除了运用中药进行抗衰老外，林教授还重视日常的养生方法，将养生法则归纳为顺天避邪、养性节食、动而中和、葆精爱气、培本防微。

1. 顺天避邪

"必先岁气，无伐天和"是中医学重要的学术观点之一，在养生中有其现实的指导意义。顺天是指要遵循自然界生长收藏、阴阳消长的变化规律来调整人体的生活规律，使之相顺应。避邪主要是指要回避来自外界的致病因素，目的在于保护正气，预防疾病。

2. 养性节食

养性主要指精神上的保养，是养生保健中具有重要意义的一环。要求人们能有高尚的道德并做到清静恬淡、乐观豁达、凝神自娱。节食是指对饮食要注意节制，食不过饱，味贵冲和，不宜偏食。

3. 动而中和

中医学认为，运动是重要的养生保健方法，运动包括体力运动和脑力运动，长期以来被历代养生家所高度重视。但运动必须有适度的节制，以达到中和为度，正如《养性延命录》所言："能中和者，必久寿也。"

4. 葆精爱气

爱惜元气，首先不应轻易耗失，省言是惜气的有效方法，养气主要指通过正确的吐纳呼吸、调气锻炼，使气息深长，元气充沛，运行流畅，以达到延缓衰老、增强体质的目的。

5. 培本防微

培本防微主要是指增强正气，早期及时地治疗疾病是养生的重要环节。《养生类要》言："人禀血气而生，故摄生论云摄生之要，在去其害，生者此名言也。"都一致强调及时防治疾病的重要性。中医学认为，增强正气是"去害"的中心环节。

三、验案举隅

案一

童某，男，88岁。2005年5月11日初诊。

患者近4年记忆力渐进性减退，做事前做后忘，买菜不会算账。今年患者症状加重，迷路，不识熟人。家人遂带其到某医院检查，CT示腔隙性脑梗死、脑萎缩。予以"安理申5mg，qd"，服药至今。否认高血压病史。

初诊：健忘，头痛，急躁易怒，大便艰涩，小便自遗，行走困难，定向障碍，不认亲人。舌紫暗，苔薄黄腻，脉关弦滑，尺细涩。

中医诊断：神病。

辨证：肾阴亏虚，痰瘀阻窍证。

治法：补肾养阴，豁痰化瘀。

处方：自拟方。

青礞石30g，制川大黄9g，炒黄芩10g，石菖蒲12g，远志9g，茯苓30g，北沙参30g，桃仁20g，桂枝10g，麦冬15g，丹参30g，生地黄30g，胆南星10g，天竺黄10g。14剂，水煎服。

二诊：患者头痛已除，近期记忆力改善，MMSE评分10分，行走困难，夜寐不安，腑行欠畅。舌紫减，脉左寸沉弱，关尺弦细。

辨证：肾精虚衰，心气不足证。

治法：补肾益精，养心安神，佐以活血。

处方：生地黄、熟地黄各30g，制何首乌30g，肉苁蓉20g，黄精30g，党参30g，麦冬15g，五味子10g，丹参30g，酸枣仁30g，生龙骨、牡蛎各30g，火麻仁15g，淫羊藿15g，桃仁15g。14剂，水煎服。

三诊：患者夜寐渐安，左足拘结难以行走，智力改善，能知身处何地，识家人。左寸尺沉细，舌稍暗，苔薄微腻。

辨证：心肾亏虚证。

治法：调补心肾。

处方：熟地黄12g，山萸肉12g，石斛12g，麦冬15g，五味子10g，党参30g，茯苓15g，远志9g，石菖蒲12g，黄连3g，黄芩10g，黄柏10g，淫羊藿30g，丹参30g。14剂，水煎服。

治疗3个月，患者症状较前好转，MMSE评分12分。继续施以前法。

按语：老年性痴呆是西医学的病名，在中医学中尚无相同名称，明代张景岳在《景岳全书》中列有"癫狂痴呆"专章，清代陈士铎在《辨证录》中有

"呆病门"。所以，有的学者把西医学的老年性痴呆归入中医的"呆病"范畴。从本病的临床表现和诊断方法来看，老年性痴呆与中医的"痴呆""呆病"有较大的差异。虽然老年性痴呆大多可出现中医"呆病"所描述的某些症状，但这不是本病的主要条件。老年性痴呆患者临床症状为隐匿起病、持续进行性的智能衰退，以及行为和神经系统功能障碍，其贯穿始终的是记忆、智能的障碍。中医学认为，记忆、认知、智能、精神活动均属"神"的范畴，《医宗金鉴·杂病心法要诀》更是明确提出"神病"一词，并把健忘、神志恍惚、癫狂等都纳入"神病"范畴，包括了 AD 的主要症状，因此林教授认为 AD 归属于"神病"范畴似更合理。

本案以肾立法，肾阴亏虚为其本，痰瘀互阻为其标。患者有头痛，急躁易怒，大便艰涩，舌紫暗症状，"急则治其标"，方用礞石滚痰丸泻火逐痰，加用桃仁、丹参活血化瘀。二、三诊"缓则治其本"，用生地黄、熟地黄、制何首乌、山萸肉、石斛滋补肾阴；"善补阴者，必于阳中求阴"，故加用温而不燥的补肾阳药淫羊藿、肉苁蓉；石菖蒲、远志化痰开窍，兼顾其标。本案用药，谨守病机，标本兼治，正复邪除而收功。

案二

史某，女，80 岁。2005 年 1 月 19 日初诊。

患者自述头部昏响轰鸣 4 个月，重而眩晕，并伴有入睡困难，夜寐多梦，时有胸闷气短。患者曾至某医院体检，心脏 CT 示左心室舒张功能减退，多源性室性早搏。TCD 示脑动脉硬化伴左大脑前动脉和两侧中动脉供血不足。脉两寸沉细，苔薄，舌淡红。

处方：玄参 30g，仙茅 30g，炮山甲 10g，当归 12g，五味子 10g，肉苁蓉 12g，党参 15g，黄芪 30g，葛根 20g，白芍 25g，炙全蝎 6g，石菖蒲 20g，羚羊粉 0.6g（吞服），天麻 6g，熟地黄 15g，麦冬 15g，远志 9g，巴戟天 15g。14 剂。

二诊：患者服药后，头晕明显好转，头部昏响轰鸣减轻，夜寐多梦，舌淡红，苔薄，脉两寸沉细。上方加山茱萸 15g，黄精 15g，继治。

三诊：患者服药 1 个月后，头晕未作，耳鸣响明显减轻，夜寐改善。

按语：患者年逾八旬，脾肾两虚，宗气不足，清阳不升，肾精亏损，则髓海不充，故发为眩晕。故方用党参、黄芪、葛根益气升清，玄参、仙茅、熟地黄、麦冬、远志、巴戟天补肾填精，羚羊粉、天麻镇肝息风。

眩晕的治疗原则主要是补虚泻实，调整阴阳。虚者以精气虚居多，精虚者填精生髓，滋补肾阴；气血虚者宜益气养血，调补脾肾。实证以痰火为常见，痰湿中阻者，宜燥湿祛痰；肝火偏盛者，宜清肝泻火；肝阳上亢，化火生风者，宜清镇潜降。本病的发生多以阴虚阳亢者居多，治疗当清火滋阴潜阳。

第十二节　李建生

一、医家简介

李建生，河南中医药大学教授，现任老年医学研究所所长，国家"万人计划"领军人才、长江学者、岐黄工程首席科学家、岐黄学者、中原学者科学家工作室首席科学家，第六、七批全国老中医药专家学术经验继承工作指导老师，全国创新争先奖、吴阶平医药创新奖、河南省科学技术杰出贡献奖获得者，呼吸疾病中医药防治省部共建协同创新中心主任，呼吸疾病国家中医药传承创新团队、慢阻肺国家中医临床研究基地带头人等。李建生教授长期从事中医内科学老年病方向的临床、科研及教学工作，以慢性阻塞性肺疾病、间质性肺疾病、老年肺部感染等为重点方向。其主持973、国家科技支撑计划、国家自然科学基金重点项目、国家中医药行业科研专项等22项，以第一完成人获国家科技进步二等奖2项、河南省及教育部科学技术进步奖一等奖3项、中国中西医结合学会科学技术奖一等奖2项，发明专利18项，中药新药临床研究批件3项。其以第一作者和通讯作者发表论文415篇（SCI 115篇），主编著作10部，培养硕士和博士研究生130余名。

二、老年病理论发挥

（一）老年病的发病特点

1. 衰老受邪，乱而相引

老年人正气不足，卫外不固，邪气入侵，衰老受邪，乱而相引发病。老年人正气日衰，机体脏腑衰弱，气血亏虚，肺气虚弱，卫气不足，故病邪易于侵袭而发病，即"衰老受邪"。《灵枢·天年》所言的"乱而相引"则高度概括了老年人感邪后的发病机制。老年人机体各脏腑功能衰退，外邪入侵，正气与邪气交争，气血阴阳逆乱而发病，可见衰老是老年人受邪发病的前提和基础。

2. 衰老正虚，宿疾积损

外邪侵袭是老年人发病的外在条件，衰老正虚是老年人发病的内在原因。衰老正虚中有脏腑不足如肾气虚损、脾胃虚弱或其他脏腑虚损，阴阳失衡，气化减弱等。在人体衰老过程中，衰老虚损与宿疾积损致衰共存，表现多虚实夹杂，并互为因果。虚则多为气虚或气阴俱虚，虚损积久难复，并为致痰、瘀所生之因；实则多为痰、瘀及其互结积蓄，不仅易受外邪引动，又可进一步损伤正气而积损。虚则卫外不固而易感邪，实则易受外邪引动而发病。

3. 易罹疾患，病程迁延

老年人个体体质具有特殊性，致使其易患疾病具有差异性，若形体肥胖痰湿之人，多患中风、胸痹等病；肾气虚衰之人，多患痰饮、咳喘。老年人的体质具有差异性，其疾病转化也不相同，如老年人若素体阳虚，得病之后易陷三阴而出现虚寒证；若素体阴虚，得病则易传心营。老年人患病多为正虚邪实，虚实夹杂，加之老年人机体日渐衰老，正气虚衰，无力抗邪，病邪顽固不易祛除，便形成了病程迁延、缠绵难愈的发病特点。

（二）老年病的病机特点

1. 一脏既病，多脏受损

老年人某脏发病，其他脏腑也易受损，受损脏腑或同时发病，或之后发病。多脏受损有减损与骤损的不同，老年人多为脏腑渐损，即虚损，多出现在肺脾肾三脏，五脏渐虚是致使老年人阴阳气血衰老的根源，易于发病且难以康复，如宋代陈直所言"危若风烛，百疾易攻"。而脏腑骤损常见于急症，后期多发展为多脏衰竭，以肺、心、肝为主，是老年病致死的主要病因，与年老五脏不坚，以及久病虚损、留邪有关。

2. 易感易传易变

老年人腠理不密，卫外不固，正气不足，易感邪气，随着年龄的增长，阴阳气血的匮乏与日俱增，无力抗邪，邪气留恋不能骤解，稍有起居不慎，就会出现宿邪未去，又感新邪，新邪与宿邪相引，搏结不散。老年人阳气不足，不能温运气血，寒从内生，外感以寒、湿阴邪居多，感受外邪后，常常易寒化。老年人患病后易传变，其人多真元亏损，阴阳衰残，若外感温病，易发生逆传突变，危及生命。

3. 易伤七情而多郁

老年人心力渐退，肝胆气衰，情绪容易变化，易产生忧、思、悲、哀、惊、恐等负面情绪而情志抑郁。七情所伤可直接影响脏腑经络功能，造成阴阳气血失调，直接影响着许多内伤疾病的发生与发展。

4. 阴阳并虚易竭

老年病以阴阳并损为病机变化特点，老年人发病后阴阳平衡遭到破坏，伤阴或损伤阳气，使阴阳更虚，阴虚不能养残阳，阳虚不能长弱阴，故而出现阴阳并损。亡阴或亡阳指阴液或阳气极度衰竭，是导致生命垂危的两类严重病证。老年患者的残阴与弱阳构成了老年病阴阳易竭的病理基础，若感受虚邪贼风，容易发生阴阳离决而猝死。

5. 虚实夹杂，多痰、多瘀、多风

老年人脏腑虚衰，感受外邪、七情内伤或脾胃内伤积滞所引起的疾病多为虚实夹杂，其虚实夹杂病机特点为正邪交争不利、正邪相持不下、虚实不断变化。多痰、多瘀、多风是老年病虚实夹杂的病机变化中的重要方面。老年人脾肾虚衰，水液代谢障碍而成痰饮，痰阻气滞，气为血之帅，气郁则成血瘀，血不利则为水，血瘀则水渗脉外，又可聚水聚湿而成痰饮。老年人痰浊、瘀血及外感等皆易化热，热盛风动，加之老年人肾虚肝旺易化风扰脑，故老年人多见风证。因此，老年病多见虚实夹杂之证，偏实证中，又以多痰、多瘀、多风为特点，且三者常同时出现，以痰瘀互结更为难治。

（三）老年病的治则特点

1. 治未病

老年病具有易传易变的特点，外感疾病，邪气相传易造成病情突变，内伤疾病由于脏腑相传，易同患数病，均易发生亡阴与亡阳，故要重视治未病防传变。治未病包括未病先防与既病防变两个方面，未病先防是在人体未病之前增强正气，防治疾病发生；既病防变是根据疾病的传变规律，安未受邪之地，如《金匮要略》所言"见肝之病，知肝传脾，当先实脾"，防止疾病蔓延加深加重。

2. 顾护脾胃

脾胃为人体后天之本，脾之健运对老年病的治疗及康复至关重要。老年人先天之本肾气已衰，需以后天水谷精微充养先天，故尤要重视脾胃的调理。治疗时用药不可过于寒凉或攻伐太过，应中病即止。补益脾胃亦不可过于滋腻，避免阻碍脾胃气机的升降，应遵循补而不腻、攻而不过、寒勿过偏、热勿过燥的原则。

3. 治分标本缓急，久病小剂图缓

治疗疾病当尊崇"急则治其标，缓则治其本"的原则，老年人患急性疾病时，常身患多病，互为因果，易发突变，故治以救急为主。若病情缓慢，病势缠绵，正气虚弱，要以缓补为宜，不可过补滋腻，老年人脏腑吸收运化减退，治疗难以求速，且正气虚损，故处方药量要小，亦可酌情考虑丸、散制剂，以达图缓的目的。

4. 扶正宜用调补，祛邪慎用峻剂

老年人体质多虚，治疗时应注意扶正，运用调补之法，《瘟疫论》所言"三春旱草，得雨滋荣，残腊枯枝，虽灌弗泽"，强调了老年病应缓慢调补，不可过于急猛。老年人运化无力，不任重补，除至虚暴脱者外一般不用峻补，否则滋腻碍胃，或温燥生火，促使气血不和而复生他病。老年病亦有因外邪袭表或因虚致实者，攻邪祛实当注意"衰其大半而止"的原则，不可攻伐太过损伤正气。

5. 治养结合，治病医心

治疗老年病，在合理用药的同时，应嘱其慎起居，调整饮食，重视食疗的作用，如陈直所言"高年之人，真气耗竭，五脏衰弱，全仰饮食以资气血"，可见食养的重要性。在进行食养之时，应注意食物的四气、五味、归经，使其与药物相配合，以促进机体的恢复。欲治其疾，先治其心，治疗疾病的同时，应注意老年人的精神调节和心理支持，对患者进行心理开导、心理暗示，以及运用以情胜情之法来促进身体康复。

（四）老年病临证

李建生教授在治疗老年病方面具有丰富的临床经验和深厚的理论造诣。李老认为，老年人由于正气虚衰，脏腑生理功能减退，防御功能下降，容易受到外邪侵袭或内伤失调而发病。

1. 社区获得性肺炎

在老年肺炎方面，李建生教授基于长期的临床实践与有关研究成果并结合老年人特点，其认为衰老积损、热毒损肺为老年人肺炎的主要病机，衰老正虚、宿疾积损为发病基础，热毒损肺为发病的关键因素。正气亏虚是发病的内在因素，外邪侵袭是发病的外在条件。人至老年，由于机体脏腑衰弱，气血亏虚，以致虚损，肺气虚弱，卫气不足，病邪易于侵袭人体而发病，如《备急千金要方》中指出"损与日至""衰退既至，众病蜂起"，衰老正虚是老年人发病的内在原因。老年人肺炎病机的关键为热毒损肺，其理有四。一是外邪侵袭损肺为发病条件。外感疾病中常见风热或风寒之邪，风热或风寒侵袭肺卫，热盛为毒，直袭于肺，风寒之邪入里化热酿毒，热毒之邪伤肺，影响肺之宣降。二是热毒损肺。热毒伤气耗阴，导致气虚、阴虚或气阴两虚，以致热毒损伤更甚。三是热毒可烁津为痰，化为痰热而酿毒，或淫及血脉而成血瘀。四是热毒易引动宿痰宿瘀，与痰瘀互结酿毒，进一步侵害肺之体用，产生气虚、阴伤、腑实、血瘀等一系列病理产物。简而言之，老年人素虚而易于感邪，邪气入里后化热成痰成毒，热、痰、毒胶着为患，耗伤气阴，热病迁延，伤阴耗气，正气更虚，则抗邪无力，痰毒壅滞肺中难出，郁久化热，热邪不尽，更伤气阴。可见，热盛为毒，痰因热起，热痰毒胶着为患，耗伤气阴而又助生热成痰酿毒。虚实夹杂是老年人肺炎的基本病机，且贯穿于老年人肺炎的整个过程中，但以热毒伤肺为关键。

在治疗上李建生教授提出清热解毒扶正的治疗策略，并根据不同病位和热、痰、瘀、毒的性质和兼夹的不同而采用不同的方法。偏于表而风热犯肺证者，应疏风清热、清肺化痰，方选银翘散加减；痰热壅肺者宜清热解毒、宣肺化痰，方选贝母瓜蒌散合清金降火汤加减；痰湿壅肺者宜燥湿化痰、宣降肺气，方选半夏厚朴汤合三子养亲汤加减；外寒内热者应疏风散寒、清肺化痰，方选麻杏石甘汤合清金化痰汤加减。老年患者实证中多兼见肺脾气虚证、气阴两虚证，疾病中后期多以正虚为主而常兼见邪恋未尽，如肺脾气虚兼痰浊阻肺、气阴两虚兼痰热壅肺等。因此，在诊疗中要注意老年肺炎患者兼证的临证加减。实证中兼见气虚或阴虚或气阴两虚证者，制方配伍中可佐以扶正之品，如益气之党参、太子参、白术、茯苓、山药等，养阴之沙参、麦冬、石斛、玉竹、五味子、地骨皮等，如此可奏益气养阴之效并有助热清、痰化、毒解。病情恢复期，以虚为主而热、痰、毒稽留未尽时，当以益气、养阴为主以扶正，肺虚及脾者应二脏并调；气阴两虚者，应益气养阴、润肺化痰；肺脾气虚者，应补肺健脾、益气固卫。正虚之中兼见热、痰、毒等邪实者，遣方配伍中必须佐以清热解毒化痰等品，如清热解毒之栀子、黄芩、白头翁、连翘、鱼腥草等，清热化痰之知母、全瓜蒌、川贝母等。对于热入心包之危重者，应清心解毒与开窍固脱并举。

2. 慢性阻塞性肺疾病

在老年慢性阻塞性肺疾病方面，李建生教授认为正虚积损为慢性阻塞性肺疾病的主要病机。肺脏感邪，迁延失治，痰瘀稽留，损伤正气，肺、脾、肾虚损，正虚卫外不固，外邪易反复侵袭，诱使本病发作，其病理变化为本虚标实。急性加重期以实为主，稳定期以虚为主。慢性阻塞性肺疾病急性加重期病机为痰（痰热、痰浊）阻或痰瘀互阻，常兼气虚或气阴两虚，虚实相互影响，以痰瘀互阻为关键。痰热日久损伤气阴，气虚则气化津液无力，津液不得正化反酿成痰浊而使阴津生化不足。痰壅肺系气机，损及肺朝百脉，可致血瘀，气虚统血无力也可致瘀，瘀血内阻而使津液运行不畅，促使痰饮内生，终成痰瘀互阻。痰壅肺系重者，蒙扰神明，表现为痰热、痰浊之分，多为重证。发作缓解，病情稳定，痰瘀危害减轻，但稽留难除，正虚显露而多表现为气（阳）、阴虚损，集中于肺脾肾三脏，气（阳）、阴虚损中以气（阳）为主，肺脾肾虚损以肾为基。故稳定期病机以气（阳）虚、气阴两虚为主，常兼痰瘀。

李建生教授对慢性阻塞性肺疾病临床常见证候及治法进行了规范化，形成了慢性阻塞性肺疾病中医证候诊断标准和诊疗指南，将慢性阻塞性肺疾病常见证候分为虚证类、实证类、兼证类三类十证候。慢性阻塞性肺疾病急性加重期常见风寒袭肺、外寒内饮、痰热壅肺、痰湿阻肺、痰蒙神窍等证，稳定期常见肺气虚、肺脾气虚、肺肾气虚、肺肾气阴两虚等证。血瘀既是慢性阻塞性肺疾病的主要病机环节，也是常见兼证，常兼于其他证候中，如兼于痰湿阻肺证中则为痰湿瘀肺证，兼于痰热壅肺证中则为痰热瘀肺证，兼于肺肾气虚证中则为肺肾气虚瘀证。治疗应遵"急则治其标""缓则治其本"的原则，急性加重期以清热、涤痰、活血、宣肺降气、开窍为方，兼顾气阴。稳定期以益气（阳）、养阴为主，兼祛痰活血。

慢性阻塞性肺疾病急性加重期属风寒袭肺者应宣肺散寒、止咳平喘，方选三拗汤合止嗽散加减；外寒内饮者，宜疏风散寒、温肺化饮，方选小青龙汤合半夏厚朴汤加减；痰热壅肺者，应清肺化痰、降逆平喘，方选清气化痰丸合贝母瓜蒌散加减；痰湿阻肺者，宜燥湿化痰、宣降肺气，方选半夏厚朴汤合三子养亲汤加减；痰蒙神窍者，宜豁痰开窍，方选涤痰汤加减。稳定期属肺气虚者，应补肺益气固卫，方选人参胡桃汤合人参养荣丸加减；肺脾气虚者，宜补肺健脾、降气化痰，方选六君子汤合黄芪补中汤加减；肺肾气虚者，宜补肾益肺、纳气定喘，方选人参补肺饮加减；肺肾气阴两虚者，宜补肺滋肾、纳气定喘，方选保元汤合人参补肺汤加减。兼见血瘀证者，宜活血化瘀，可选用川芎、赤芍、桃仁、红花、莪术等药物。老年人患病有时症状隐匿，应权衡虚实加以施治，用药时避免大量苦寒、滋腻之品，以防伤及脾胃，温宣避免过度，以防耗气伤阴。

3. 缺血性中风

李建生教授认为肾虚精亏、脑络瘀闭是老年缺血性中风的主要病机，肾虚易致瘀血等实邪内阻，因虚致实，肮脏功能失调，成为中风病的发病基础。缺血性中风之发生，主要因于患者年老体衰，平素肝肾阴亏、气血亏虚、脏腑功能失调而致瘀血阻滞，脑脉闭阻，加之六淫、七情等诱因而发病。临床或见气虚无力，血液凝滞，而致脑脉瘀滞不通，或见阴血亏虚，阴不制阳，阳化风动，携痰浊、瘀血上扰清窍，突发本病，正如王清任所言"亏损元气，是其本源"，《素问·生气通天论》所言"阳气者，烦劳则张"，过度烦劳，引动内风，或夹杂瘀浊而发病者亦为常见。肾虚是老年病的病机基础，而许多老年病如高血压、冠心病、糖尿病、中风等，其血液无不存在浓、黏、凝、聚的状态。另外，肾虚与血瘀均存在着免疫功能低下、内分泌功能紊乱、自由基含量增多和微量元素变化等共同的病理改变。补肾填精、化瘀通络为老年缺血性中风的重要治法，肾虚血瘀有其特点和侧重之处，在人体衰老及发病过程中，引起或诱发脑脉闭阻的因素或为气虚，或为阴虚，或为气阴两虚，或为阳虚，甚或为阴阳无所偏之肾精不足。故此，临床上须审其虚之性质而遣方用药。

4. 糖尿病

李建生教授认为，老年消渴病的病机以气阴两虚、阴阳虚损为主，时兼燥热、血瘀。其病位涉及五脏六腑，但以脾肾为主。消渴病多由于先天禀赋不足，五脏虚损，复因饮食失节、情志不遂或劳欲过度所致。人至老年，肾气渐衰，五脏无以滋养，阴虚热盛而内灼津液，外消肌肉，故善病消渴。加之饮食不节，过食肥甘，积热内蕴，化燥伤津；或长期精神刺激，以致气郁化火，灼伤肺胃阴津；或房事不节，损伤阴津，阴虚火旺，上蒸肺、胃，而病消渴。在治疗上以扶正祛邪为治疗原则，扶正以补脾益气、滋肾养阴，兼以温阳为主；祛邪以清热润燥、活血化瘀、祛痰泄浊为主。患者若为热盛津伤证，宜清热养阴生津，方选消渴方合玉女煎加减；气阴两虚者，宜益气养阴，方选玉液汤加味；阴阳两虚者，宜温阳滋阴补肾，方选金匮肾气丸加减；血瘀气滞者，宜理气活血化瘀，方选降糖活血方。

李建生教授治疗老年病的中医思想，体现了中医药的精髓和特色，也符合老年患者的实际需要和特点。他在临床上运用自己的中医思想，治疗了大量的老年患者，取得了显著的效果，受到了广泛的赞誉和认可。他的中医思想对于推动老年病的中医药防治，提高老年人群的健康水平，具有重要的理论指导和实践价值。

三、验案举隅

案一

常某，男，70岁。

患者2年前受凉后出现咳嗽咳痰，日30口痰，白黏难咯，气短，乏力，天冷时病情易加重，冬天干活时胸闷，平素畏寒，易感冒，纳可，眠可，大便可，平素食生冷易腹泻，小便可。舌胖大，舌暗，舌中根部苔白厚腻，脉沉细。

处方：人参6g，白术15g，茯苓30g，干姜9g，陈皮15g，半夏15g，浙贝母12g，炙紫菀20g，款冬花15g，紫苏子15g，炙百部15g，淫羊藿12g，赤芍15g，枳壳15g，生黄芪30g，生姜6片，炙甘草6g。6剂，水煎服，日1剂，早晚分服。

二诊：患者服药后咳痰较前减轻，现咳嗽、咯痰，白天2~3口/小时，夜间较少，痰白质黏稠难咯出，遇冷加重，纳眠可，二便调。舌暗，苔白腻，脉沉细。守上方，7剂，水煎服，日1剂，早晚分服。

三诊：患者现咳嗽10次/小时，咳痰，色白质黏，2口/小时，遇冷加重，快步行走则喘息，纳眠可，腹泻。予上方减紫苏子，加五味子9g、山药20g。12

剂，水煎服，日1剂，早晚分服。

按语：该患者为老年男性，首诊以咳嗽、咯痰为主要症状，中医诊断为肺胀。肺胀之名，首次出现在《内经》。《灵枢·经脉》言："肺手太阴之脉……是动则病肺胀满，膨膨而喘咳。"肺为娇脏，又为华盖，外感邪气经皮毛口鼻入侵，肺先受之，由于反复感邪，导致肺气日益胀满，最终发为肺胀，久之肺的宣发肃降和输布精气功能减退，导致肺气虚，日久损伤其母，导致肺脾两虚，久病深入耗伤肾精，最终造成肺脾肾三脏亏虚。该患者平素畏寒，易感冒，食生冷易腹泻，病变已由肺累及脾、肾。以补脾益肺、降气化痰为治法，予六君子汤合黄芪补中汤加减。二诊患者症状、体征减轻，余无不适，故守方。三诊患者出现腹泻、喘息，故去紫苏子减轻润肠通便功能，加五味子以收敛，辅以山药顾护脾胃。该方化痰与行气并施，益气与温阳并补，充分体现了虚则补之、实则泄之、标本兼顾的思想。

案二

李某，男，65岁。

患者7天前出现发热、咳嗽、乏力，至当地诊所给予药物口服后，症状未见明显减轻。3天前咳嗽加重，咳痰增多，痰色白，胸闷，今日于本院查肺CT示①两肺中叶大叶性肺炎；②右肺中叶支气管闭塞，左肺下叶轻度支气管扩张；③右肺上叶少许条索。现症见咳嗽，咯白色泡沫痰，进食辛辣、油腻、饮酒则咳嗽、咯痰加重，腰膝酸软，偶伴胸闷气喘，乏力，无畏寒，舌暗红，苔薄白，脉弦数，腹胀满，纳一般，眠易醒，大便溏，日1~2次。

处方：太子参20g，茯苓20g，陈皮20g，法半夏15g，川厚朴9g，浙贝母12g，白芥子9g，紫苏子9g，莱菔子9g，生薏苡仁20g，芡实15g，杜仲15g，菟丝子12g，生姜6片。7剂，水煎服，日1剂，早晚分服。

按语：中医学中并无肺炎的病名记载，大多数学者根据其主要临床症状和病机将其命名为"风温病""肺热病""风温肺热病"等。风温肺热病好发于冬春两季，多为患者在机体正气亏虚、肺阴不足的基础上感受风热病毒之邪内袭。老年人衰老正虚，脏器功能减退，多食肥甘厚腻之品后，因脾胃运化之力不足，易导致湿滞为痰，肺气亏虚，则痰湿停留于肺。老年患者"宿疾积损"，肺脏宣降水液的功能不足，痰湿阻于肺，则进一步导致肺失宣降。肺气被遏，又进一步加重肺内痰湿之邪壅滞，因此可见患者咳嗽，咳大量泡沫痰。故李建生教授以燥湿化痰、宣降肺气为治则，方选半夏厚朴汤合三子养亲汤。《素问·阴阳应象大论》曰："年四十，而阴气自半也，起居衰矣。"患者久病日久不愈，由肺及肾，导致肾气亏虚，加之老年人衰老受邪，肾阴阳俱虚，可见腰膝酸软症状，故李建生教授在燥湿化痰治疗的基础上，加芡实、杜仲、菟丝子补肾益精，以改善腰膝酸软症状。

第十三节 温伟波

一、医家简介

温伟波，二级教授，主任医师，博士研究生导师，博士后导师，云南中医药大学副校长，第七批全国老中医药专家学术经验继承工作指导老师，国家中医药管理局"十二五"重点学科、重点专科、区域中医老年病诊疗中心学科带头人。获云南省兴滇英才名医、云岭学者、云南省名中医、云南省有突出贡献优秀专业技术人才等称号。兼任中华中医药学会老年病分会副主任委员、糖尿病分会常务委员，云南省中医药学会副会长及糖尿病专业委员会主任委员等职。温教授从事老年病临床诊疗工作 30 余年，师从国医大师张震教授，曾跟随全国名中医孟如教授、云南省名中医苏涟教授学习，积累了丰富的临证经验。

温教授目前为生物医药重大项目——佤医等特色民族医药研究开发项目总负责人，主持国家自然科学基金课题 2 项、科技部中央引导地方发展专项课题 1 项，主持云南省基础研究重点项目 2 项，主持/参与省级课题 12 项，荣获云南省高等教育教学成果一等奖及二等奖、省科技进步三等奖、省卫生科技三等奖。其主编专著 5 部，副主编专著 3 部，参编国家规划教材 4 部，发表论文 93 篇，其中 SCI 11 篇。

二、老年病理论发挥

（一）基于"脾肾两虚、湿热内生"病机治疗代谢性疾病

目前肥胖、糖尿病、高脂血症、高尿酸血症等代谢性疾病已成为现代流行

病，除遗传因素作用外，环境因素的影响非常大，特别是饮食上嗜食肥甘厚味，而体力活动减少，进而引起现代人的体质变化和疾病谱的改变。

温教授认为，代谢性疾病总体上与脾肾二脏关系密切。饮食不节，必然伤脾，脾失健运，水液不能正常运化输布，痰饮湿浊蕴阻中焦，郁久化热，在此基础上形成的气滞、郁热、湿阻、血瘀等病理变化，又会进一步损伤脾胃运化功能。肾主水，主调节人体水液代谢，一是将水谷精微中具有濡养滋润脏腑组织作用的津液输布周身，二是将各脏腑组织代谢利用后的浊液排出体外，均有赖于肾的气化作用。若各种原因造成肾气不足，气化失司，清浊不分，则湿浊不能正常排出体外，湿热搏结，内聚为患。脾肾不足与湿热内生常相互作用，脾肾不足为本，湿热内生为标，脾肾不足导致湿浊内生，日久化热。由此，二者可形成虚虚实实、虚实夹杂的多种疾病与证型，各种代谢性疾病莫不与此有关。

张锡纯在《医学衷中参西录》中言："消渴一证，古有上、中、下之分，谓皆起于中焦而及于上下。"消渴虽与肺燥、胃热、肾虚有关，但关键在脾。叶天士在《温热论》中言："有舌上白苔黏腻，吐出浊浓涎沫者，其口必甜，此为脾瘅，乃湿热气聚。"温教授临床治疗糖尿病患者众多，其认为肥胖2型糖尿病患者喜食肥甘厚味，饮食无节，胃纳过盛，日久易致脾气亏虚，脾失健运，中满不消，湿浊内生，从而郁而化热，湿热交阻。其发病之根本在于脾虚，标实之证为湿热，多基于"脾虚湿热"论治，临床常用方由黄芪、黄连、太子参、炒苍术、玄参、葛根、翻白草、丹参、干姜等12味药物组成，治以益气健脾、清热燥湿，兼以通畅气机。配伍上常寒热并用，制约平衡，临床疗效甚佳。而对于病程较长的老年糖尿病患者，常以"肾虚湿热"论治，常用知柏地黄汤加减。对于糖尿病患者的诊治，温教授亦注重饮食运动，不拘于一方一药，使用中药汤剂、茶饮、中医外治等多种形式综合治疗。

（二）谨守"脾胃升降、寒热平调"治疗老年脾胃病

《温病条辨·治病法论》曰："治上焦如羽，非轻不举；治中焦如衡，非平不安；治下焦如权，非重不沉。"老年病往往多脏受损，同时合并多种疾病，防治老年病须随时不忘脾胃升降气化功能，在临证治疗时建议从脾胃论治或兼治脾胃。脾胃为后天之本、气血生化之源，老年患者，脾胃功能多有不足，再加

上饮食不节、情志失调等，则脾胃易伤。脾胃气虚是根本，脾胃居中焦，脾气主升，胃气主降，是气机升降的枢纽，老年人脏腑功能衰退，故易出现脾胃运化失常，痰湿内生，气机阻滞。气机失调是基础，老年脾胃病多为脾与胃的润燥、寒热、升降等不协调而共同发病。

温教授治疗老年脾胃病谨守"脾胃升降、寒热平调"，临证常用辛开苦降、寒热平调法，胃热非苦降不得清，脾湿非辛开不能化，故辛开理脾，苦降平胃，才能遂其升降之常。用药讲究精当，宜性味平和，寒热适中。临床常用半夏泻心汤加减，寒散热清，上下调和，升降复常。升降同用，如柴胡与旋覆花、代赭石同用治嗳气、泛恶、泛吐酸水或苦水等胃气上逆之症，如柴胡升少阳清气，配合黄芩之苦降而泄胆热以治口苦、胁痛、泛吐苦水等胆汁反流之症。

另外可根据脾虚、气滞、胃阴不足等偏重适当加减，益气健脾建议选用清补之品，使补而不滞，促进脾胃功能的恢复，如黄芪、炒白术、茯苓、扁豆、炙甘草等药，四君子汤是健脾益气的基础方。理气和胃可选用苏梗、柴胡、枳壳、陈皮、香附及木香等药，方剂选用香苏散或柴胡疏肝散等。养阴和胃多用甘淡之品，如北沙参、麦冬、芦根、白芍、玉竹、竹茹、乌梅等药。老年患者往往气阴两虚居多，故多选用益气与滋阴兼顾的药物。

（三）顺应"肺主宣发肃降"之功能辨治老年慢性咳嗽

咳嗽为临床常见病，老年慢性咳嗽患者多伴发慢性支气管炎、慢性肺炎、慢性阻塞性肺疾病等，一般病程较长，较难治愈。正如清代徐灵胎所言"诸病之中，惟咳嗽之病因各殊而最难愈，治或稍误，即贻害无穷"。温教授认为，肺主宣发肃降，内外之邪侵袭则宣降失常，肺气上逆，发为咳嗽，故咳嗽不止，于肺而不离于肺。治疗咳嗽需根据"肺主宣发肃降"之功能辨治，再根据患者的个体差异适当加减药味。

临床可选用宣肺降逆中药，以恢复肺之宣发肃降之功，常用炙麻黄、杏仁配伍其他宣肺止咳药为基础方，以开宣肺气、降逆止咳。易过敏的患者可再加上既可敛肺止咳，又有抗过敏作用的五味子、乌梅；有胃食管反流的患者则配伍降逆止咳的旋覆花和制酸的乌贼骨等药物；年老、体虚者则以炙麻绒易麻黄，使开宣之力不致太过。肺朝百脉，调节全身的气机而肺中的宗气有"贯心脉"以推动血液运行的作用，因此肺气壅塞日久，宗气不足，不能助心行血可导致心的血脉运行不畅，以致血脉瘀滞，在辨证分型的基础上，可加上宣肺降逆、活血化瘀的药物，以丹参、当归等药活血化瘀，且当归本身也有止咳作用。久咳气阴两伤者可合用黄芪生脉散以益气补阴；体虚易感咳嗽反复发作者，则合用玉屏风桂枝汤；久咳不止而邪气不盛者，则可适当配伍敛肺止咳中药如五味子、乌梅、灵芝等，甚则罂粟壳以敛肺止咳；脾虚湿盛、痰湿壅肺者可配伍健脾渗湿化痰之方，常与二陈汤合用。对于反复发作的患者，控制症状后再根据患者体质予以健脾、补肺、补肾等方巩固治疗。

（四）注重民族医药推广和应用

云南作为一个多民族省份，云南民族医药包括傣医药、藏医药、彝医药、佤族医药等，在临床诊疗中，温教授非常注重民族医药的推广和应用。

1. 云南彝药翻白草：味甘、微苦，性平，归肝、胃、大肠经，不仅具有止血止痢、清火解毒、消肿止痛、祛风除湿等作用，还有降低血糖的功效，近年来广泛用于治疗糖尿病，温教授治疗肥胖 2 型糖尿病经验方中，翻白草是方中非常重要的一味药。

2. 猫须草：猫须草又称之为肾茶，属傣药类，具有清热祛湿、排石利尿、清热解毒的功效。当代药理学研究表明猫须草具有降尿酸的作用。温教授在治疗高尿酸血症、痛风性关节炎、肾结石疾病时常用此药。

3. 蜘蛛香：纳西族传统药用植物，在《滇南本草》中有记载，具有消食健胃、理气止痛、祛风解毒的功效。现代研究发现，其含挥发油、黄酮、生物碱等成分，可用于治疗轮状病毒肠炎，具有较好的止泻作用。温教授在治疗胃肠病时常用蜘蛛香，在新冠病毒肆虐时，温教授将其用于抗疫院内合剂的配方中，疗效甚佳。

4. 兰花参：《滇南本草》言兰花参"补虚损，止自汗、盗汗，又止妇人白带""调养元气，治五劳七伤，诸虚百损，益气滋阴"，临床针对脾弱肝旺、盗汗的患儿，温教授常以兰花参作为方头组方。

5. 荠菜花：味微辛、苦，性平。有清肺热、消痰、止咳嗽、除小肠经邪热、利小便的功效，临床常用治疗小儿肺热咳嗽、咯黄稠痰。荠菜花也有平肝除烦的作用，对小儿夜卧不安、烦躁亦有良好的作用，常与兰花参配伍使用。

6. 佤药聂良给：学名瓜子金，具有祛痰止咳、活血消肿、解毒止痛的功效，佤族医家认为聂良给具有强筋健骨、壮阳之效。通过现代药理学研究发现，聂良给具有治疗急性上呼吸道感染、抗抑郁、调节脂代谢的功效，对阿尔茨海默病、帕金森具有改善作用。

三、验案举隅

李某，男，62 岁。2018 年 5 月 30 日初诊。

患者身高 170cm，体重 83kg，BMI 28.72kg/m²。反复口干苦、疲乏无力 3 个月。2 型糖尿病病史 2 年，平素未控制饮食，运动亦不规律，一直服用"二甲双胍，0.5g，tid"控制血糖，监测血糖波动在"空腹 7~8mmol/L、餐后 9~11mmol/L"之间，患者诉近 3 个月来无明显诱因反复出现口干苦、头昏、身困重、疲乏无力等症，为求中西医结合诊治求诊于温教授门诊。既往血脂异常、高尿酸血症病 10 年，高血压病 8 年。现症：口干、口苦，常感身体困重，头昏头晕，脘腹胀满，乏力汗出，大便黏滞不爽，舌暗红，舌体胖大，边有齿痕，苔黄腻，脉濡数。门诊随机微量血糖（约午餐后 3 小时）10.9mmol/L。

中医诊断：脾瘅。

辨证：脾虚湿热证。

治法：益气健脾，清热燥湿。

方剂：自拟脾瘅健清饮。

处方：粉葛 30g，黄连 15g，炒黄芩 15g，天花粉 15g，玄参 30g，炒苍术 15g，太子参 20g，山药 30g，翻白草 30g，炒荔枝核 30g，黄芪 20g，桑叶 15g，茯苓 30g，生地黄 20g。7 剂，水煎服，日 1 剂。

嘱西药照前继服不变，饮食宜清淡，加强运动。

6 月 8 日二诊：患者服药后腹胀、汗出减轻，大便成形，仍觉头昏、口干、口苦，舌胖大，边有齿痕，舌质稍紫暗，苔腻微黄，脉濡缓。上方加郁金、石菖蒲各 15g，丹参 20g，黄连增至 20g。

7 月 11 日三诊：患者以上方出入共服药 20 剂后，近 1 个月空腹血糖控制在 6.5mmol/L 左右，餐后 2h 血糖为 8.0mmol/L 左右，体重下降至 79kg，BMI 27.34kg/m²。原方去炒黄芩，增加黄连量至 30g，加干姜 10g。继服 30 剂，自觉神清气爽，诸症皆除，亦无胃脘不适之症。自测空腹血糖控制在 6.0mmol/L 左右，餐后血糖在 8mmol/L 左右，体重下降至 77kg，BMI 26.64kg/m²。

之后患者间断服中药，节制饮食，坚持运动，体重保持在 77～78kg 左右。

按语：该患者平素嗜食肥甘厚味，饮食无节，运动过少，胃纳过盛，日久脾胃功能减弱，脾失健运，中焦湿浊之气壅滞，中满日久化生内热，致湿热内蕴。脾气虚多见乏力、汗出；湿热蒙蔽清窍，清阳不升，则见头昏头晕；湿浊之气壅滞可见身体困重、脘腹胀满；湿热内蕴故口干苦，大便黏滞不爽；舌暗红，舌体胖大，边有齿痕，苔黄腻，脉濡数为脾气亏虚、湿热内蕴之舌脉象。治以益气健脾、清热燥湿。纵观全方，辛甘与味苦药合用，泄阴浊，降胃腑，升清阳，健脾土。健脾益气与升脾脏清阳之药合用，则脾脏升清之功复，脾脏亏虚之气可补。燥湿与清热药并用，则能祛中焦湿热之邪，使湿与热邪俱去。加重味苦的清热药能清胃腑湿热之邪，亦可加强肺脏宣发肃降以助脾散精的功能。燥湿与滋阴药同用可防过燥伤阴之弊，补益药稍加性温行气药，即不会因峻补而壅滞太过，又能防止寒凉伤胃，行气药与活血药物同用则气行血畅，气血和顺，脏腑安和，三焦通达无阻，有助于精微四布之功。而除湿热之外，本病日久还存在瘀血、气郁之证，舌质暗红为内有瘀血之象。因此，治疗本证，当抓住脾虚之本，湿热、瘀血、气郁之标，标本同治，故取得满意疗效。

第十四节　黄源鹏

一、医家简介

黄源鹏，主任医师、教授、医学博士、博士生导师、博士后合作导师，主要研究方向为中医治疗老年性疾病和肿瘤疾病的研究。全国优秀中医临床人才，福建省名中医，福建省卫生健康突出贡献中青年专家，福建省高层次人才，厦门市领军人才，厦门市 A 类人才，兼任中华中医药学会老年病分会委员，中华中医药学会名医学术研究分会副主任委员，中华中医药学会膏方分会常务委员，福建省中医药学会常务理事，厦门市医学会副会长，厦门市中医药学会副会长，全国老中医药专家学术经验继承工作指导老师，福建省老中医药专家学术经验继承工作指导老师，福建省基层老中医药专家师承带徒工作指导老师，厦门市中医专家基层师带徒指导老师，厦门市优秀中青年中医后备人才指导老师等职。

黄源鹏教授长期从事中医治疗老年性疾病 30 多年，主持国家自然科学基金面上项目、福建省科技重点项目、福建省自然科学基金、厦门市科技项目等 10 多项研究工作，在核心杂志发表了相关的研究论文 50 多篇，主编图书 6 部，以第一发明人获国家发明专利 3 项，分别为经验方"巴苯合剂""康泉方""芪络合剂"，临床疗效显著。

二、老年病理论发挥

（一）中医治疗老年病的理论发挥

黄源鹏教授在长期临床实践和研究基础上，总结提出肾虚血瘀、久病入络是老年病的基本病机，而久病入络为老年病的治疗重点。人体衰老，五脏俱虚，但肾主藏精，为元阴元阳所在，归根到底由肾元亏虚所致。随着人体年龄的增加，肾虚呈递增趋势，年龄渐高患者易出现肾虚为主的体质表现，《灵枢·天年》云："九十岁，肾气焦，四脏经脉空虚。"肾虚是老年病的根本病因，血瘀是老年病的重要病理变化，老年病的发生，不但与肾虚关系密切，而且与瘀血有着密切的联系，《灵枢·天年》曰："六十岁，心气始衰……血气懈惰。"徐灵胎亦曰："盖老年气血不甚流利。"血气由盛至衰，由通畅至凝滞的过程，是伴随着人体年龄的增长而自然出现的现象，老年人很容易形成血瘀之体质。同时由于老年病病程多较长，从潜伏期至发病期，病程日久，并呈不断进展的慢性过程，"初为气结在经，久则血伤入络""久病入络""久痛入络"，老年病具有久病入络的特点，同时由于久病入络，故病情缠绵难愈，治疗上须重视通络之道，《临证指南医案》强调"凡久恙必入络"，周学海在《读医随笔》中云："必疏其络而病气可尽也。"久病入络是老年病治疗的重点。

不治已病治未病，黄源鹏教授重视气络阶段的防治，目前治疗老年病还没有比较满意的治法和药物，因此预防就显得十分重要，要高度重视气络阶段的早期筛查和发现，并及时进行针对性的干预，在这方面，中医中药能发挥积极的防治作用，此阶段用代茶饮和外治法能起到积极干预的作用。

根据老年病肾虚血瘀、久病入络的基本病机，黄源鹏教授创新性地提炼出"补肾活血、通补兼施、虫蚁搜剔、藤类入络、辛香宣络"五联法治疗老年病的学术理论。①五联法中提倡应用平和的补肾药，如选用福建省南靖县特产药巴戟天等为君药，可针对老年病患者多肾虚的根本病因，使患者肾气充足。②沉顽固疾，结于络脉，非攻伐之品，邪不能去，然攻伐通利之剂，易伐伤人体正气，本病多属年老体衰久病多虚，难以胜攻，故宿邪须缓攻，当攻补兼施，攻邪而不伐伤正气，故叶天士认为"大凡络虚，通补最宜"，须讲究"络病功夫"。补虚药配合通络药，补而不滞，通达经络，通络药以补虚药为基础，则邪去络通而正不伤，使络脉通畅而复其职。③虫蚁走窜，剔邪通络，吴鞠通云："以食血之虫，飞者走络中气血，走者走络中血分，可谓无微不入，无坚不破。"络病之初，多属气机失调，尚可用草木类药物加以调理，而病久则血伤入络，阳动之气无以旋转，败瘀凝痰，混处络脉，以致痼结难解，因而必须用虫蚁之类剔邪通络。虫蚁之类药物为血肉有情之物，又有动跃攻冲之性，能深入隧络，攻剔痼结之瘀阻，旋转阳动之气。④藤类药其形如经络，对于络脉痹阻者，可以藤类药物行经通络，《本草便读》云："凡藤类之属，皆可通经入络。"⑤辛香者宣，横贯穿透，壅塞不通，宣而散之，非此无以入络，辛香之品不但可以走窜经络，还兼有引经通络、引诸药达于病所的作用。叶天士认为"络以辛为泄""攻坚垒，佐以辛香""辛香可入络通血"，可选用辛香通络、辛温通络、辛润通络等治法。

（二）中医治疗肿瘤疾病的理论发挥

黄源鹏教授通过长期的临床实践，并结合厦门地理等特点，总结提炼出厦门市肿瘤患者的中医重要病机为脾虚湿热内蕴、久病入络。治疗上以扶正为主，只有正气提上来，邪气才可能祛除，同时把肿瘤作为一种需要长期治疗的慢性病，故采用较大力度和比较平和的扶正药进行相对长期的治疗，中药组方中扶正与祛邪用药比例常保持在（3～4）∶1。治疗上重点在治脾，高度重视后天之本，药方中治脾的药物比重经常达到50%～70%。其擅用药对为黄芪、络石藤、浙贝母，剂量配比约为4∶1∶1，三者相辅相成，黄芪健脾补气，络石藤通络清热解毒，浙贝母清热化痰，散结解毒。补气药配合通络药和化痰药，补而不滞，通达经络，化痰散结；通络药和化痰药以补气药为基础，则邪去络通而正不伤，使络脉通畅而复其职，化痰散结。黄源鹏教授通过长期的临床实践观察发现肿瘤患者不仅容易出现脾虚，而且还容易兼见血伤入络的情况，在重视补脾清热利湿的基础上还必须重视治络，在临床实践中，采用健脾益气、清热利湿、化痰通络中药治疗肿瘤患者，能取得较好的疗效和安全性，尤其在改善患者体虚疲劳、睡眠、体重等方面有较突出的特色。

异病同治是在中医辨证论治思想的指导下产生的一种实事求是的治疗原则，是中医辨证的精髓之一。不同的肿瘤疾病，在疾病发展过程中如果出现相同的病机，则可以采用相同的中医治疗原则甚至相同的方药来进行施治。这种异中求同、客观个体化的治疗方式，也就是异病同治。但异病同治并不代表方药的直接挪用，仍然需要结合不同肿瘤疾病的特点进行优化和调整。

三、验案举隅

李某，女，72岁。

主诉：持续性耳鸣3年余。患者自诉3年来持续性耳鸣，容易头痛，头痛部位或左或右或颠顶闷痛，睡眠差或心情不佳时多发，无头晕恶心，无喷射状呕吐，无视物旋转，无寒战发热，无听力下降，无记忆力下降，无肢体偏瘫及意识障碍等，多次在外院耳鼻喉科等科室就诊，确诊为神经性耳鸣，经过西医营养神经治疗及针灸、中药治疗，收效甚微，经朋友推荐前来我院就诊。既往史无特殊。

刻下症：耳鸣如蝉，平素肢凉，食欲一般，睡眠欠佳，时有头痛，二便正常。舌暗略有齿痕，苔根部黄厚，脉来无力，双尺弱。

慢性耳鸣见尺脉弱而无力，诊断为肾虚耳鸣。肾开窍于耳，肾虚不能濡养耳窍，故持续耳鸣不止，治当补肾填精，方以六味地黄汤加减。方中熟地黄改为巴戟天，阴中求阳，阴阳双补。加用鸡血藤及地龙干，乃考虑患者久病血伤入络，适当予行血通络。

处方：怀山药10g，牡丹皮10g，云茯苓20g，盐泽泻10g，巴戟天10g，山茱萸10g，地龙干15g，鸡血藤15g，炙甘草5g。7剂，水煎取300mL，早晚温服，日1剂。

二诊：患者耳鸣较前略有好转，舌暗略有齿痕，苔根部黄厚，脉来无力，双尺弱。患者诉睡眠质量仍较差，予上方加用首乌藤，以养心安神助睡眠。

处方：怀山药10g，牡丹皮10g，云茯苓20g，盐泽泻10g，巴戟天10g，山茱萸10g，地龙干15g，鸡血藤15g，首乌藤15g，炙甘草5g。7剂，水煎取

300mL，早晚温服，日1剂。

三诊：患者诉耳鸣进一步改善，食纳一般，睡眠质量欠佳，头痛大致如前，舌暗略有齿痕，苔根部黄厚，脉象较前有力。经补肾治疗之后患者脉象较前有力，然而头痛睡眠症状改善不明显，舌苔根部仍黄厚，此为痰火作祟，于补肾之中加清降痰火、化痰开窍之品，并用川牛膝补肝肾，引痰火下行。

处方：怀山药10g，牡丹皮10g，云茯苓20g，盐泽泻10g，巴戟天10g，山茱萸10g，地龙干15g，鸡血藤15g，首乌藤15g，川牛膝15g，盐黄柏15g，胆南星6g，炙甘草5g。7剂，水煎取300mL，早晚温服，日1剂。

四诊：患者耳鸣明显减轻，食欲可，睡眠头痛好转，舌淡略有齿痕，苔根转薄黄，脉细。药既对证，痰火改善，前方黄柏减量至10g，其余不变。

处方：怀山药10g，牡丹皮10g，云茯苓20g，盐泽泻10g，巴戟天10g，山茱萸10g，地龙干15g，鸡血藤15g，首乌藤15g，川牛膝15g，盐黄柏10g，胆南星6g，炙甘草5g。7剂，水煎取300mL，早晚温服，日1剂。

五诊：患者诉耳鸣进一步减轻，头痛、不寐明显减轻，言语之中颇显意外，饮食正常，舌淡略有齿痕，苔根薄黄，脉细。患者平素头痛不发作，睡眠差或心情不佳时易发作，考虑与痰火相关，今已清降痰火，故不寐、头痛减轻。耳鸣虽改善，为肾虚不能濡养所致，仍治以补肾填精、清降痰火，但患者痰火之象较前减轻，故于前方去胆南星，再加墨旱莲15g，以加强补肝肾阴之功达治耳鸣之效。

处方：怀山药10g，牡丹皮10g，云茯苓20g，盐泽泻10g，巴戟天10g，山茱萸10g，地龙干15g，鸡血藤15g，首乌藤15g，川牛膝15g，盐黄柏10g，墨旱莲15g，炙甘草5g。7剂，水煎取300mL，早晚温服，日1剂。

六诊：患者服药后耳鸣基本消失，食欲、睡眠、二便均可，舌淡，苔薄白，脉细。诸症好转，舌苔转薄白，痰火已灭，以六味地黄汤合地龙干加减以巩固疗效。

处方：怀山药10g，牡丹皮10g，云茯苓20g，盐泽泻10g，巴戟天10g，山茱萸10g，地龙干15g。7剂，水煎取300mL，早晚温服，日1剂。

电话随访半年，嘱患者坚持服用中成药六味地黄丸，患者自述未再出现耳鸣。

按语：耳为肾窍，又为胆经所过，耳鸣新病多实，久病多虚。本案患者耳鸣如蝉，脉来无力，尺脉弱，肾虚证明确。考虑患者久病血伤入络，酌加行血通络之剂，初诊及二诊以六味地黄丸加减为主方，耳鸣有所改善，睡眠质量仍差，回顾病史，患者病情缠绵3年多，多治不效，舌苔可见根部黄厚，经养心安神治疗，睡眠质量差强人意，考虑该患者病机为肾精亏虚不能濡养耳窍为病，日久失治，痰火郁结，上扰耳窍，如王节斋所言"耳鸣盛如蝉，或左或右，或时闭塞，世人多作肾虚治不效，殊不知此是痰火上升，郁于耳而为鸣"，故三诊在原方基础上加黄柏、胆南星清降痰火、化痰开窍；川牛膝补肝肾，引痰火下行，标本兼顾，补泻同施。四诊及五诊患者清降痰火之后失眠、头痛症状明显减轻，舌象仍显薄黄，为痰火未尽，治疗仍以补肾填精通络、清降痰火为法。六诊患者诸症好转，舌淡苔薄白，痰火已灭，然脉象仍细，故以六味地黄丸加减巩固治疗。本案为久治不效之耳鸣，辨证当属肾虚夹痰证，初诊及二诊仅以补肾填精为法，耳鸣改善，但不寐、头痛收效不甚理想，且舌象中舌根黄厚与肾虚证不甚相符，考虑为痰火闭窍、扰神所致，于补肾通络药中加清降痰火、化痰开窍之品，以示服药参机变之灵活应用。